症例から学ぶ 中医婦人科

名医・朱小南の経験

朱小南=著／柴﨑瑛子=訳

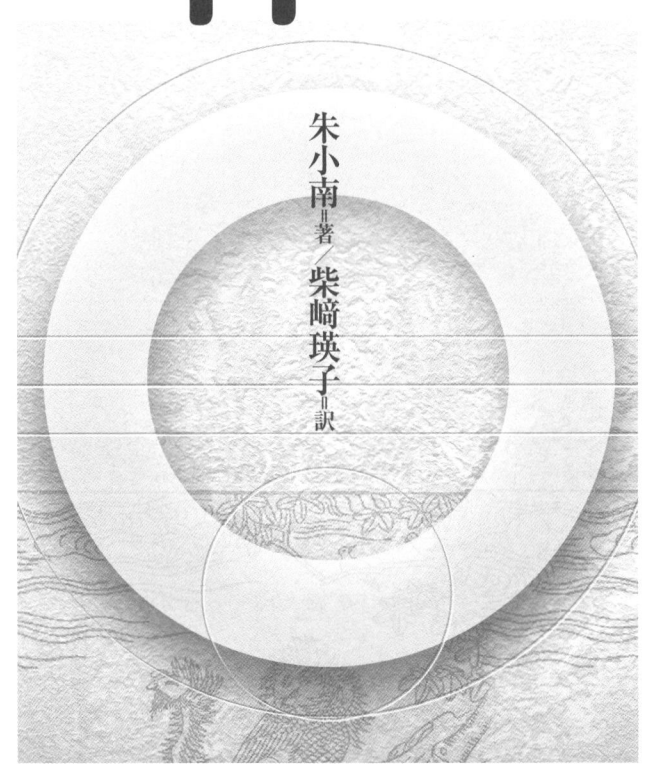

東洋学術出版社

[原　書]

書　　　名：朱小南婦科経験選
整　　　理：朱南孫　　朱榮達
整理協力：董　平　　楽秀珍
出　版　社：人民衛生出版社（1981 年刊）

[日本語版]

書　　　名：症例から学ぶ　中医婦人科　―名医・朱小南の経験
著　　　者：朱小南
訳　　　者：柴﨑　瑛子
装幀・デザイン：山口　方舟

はじめに

　父である朱小南は，本名を鶴鳴(かくめい)といい，1901年に生まれ1974年に永眠しました。幼少時の10年間，南通の私塾で勉強した父は，その後祖父である南山公(なんざん)について医学を学びました。そして研鑽を重ねた結果，20歳で上海に開院し，内科・外科・婦人科・小児科に携わり，中年以降は婦人科を専門とするようになりました。また1952年10月には，上海中医門診所（第五門診部の前身）に，婦人科の特別医師として迎えられました。

　診療にあたって父が心懸けたのは，疾病の根源を究明して臓腑の気を調整することであり，とくに肝の調整を第一としました。また婦人科疾患には微妙な点も多いので，詳細に観察して適切に診断を下すよう心懸け，必ず処方を的中させたといいます。

　1936年，父は祖父を助けて新中国医学院を創設し，人材を養成して全国各地に送り出しました。1961年ごろ，多くの同学者たちの提案を受け，私たちは父の治験例の収集と整理・浄書を開始しました。その大部分については，当時父が自ら目を通し，選別校正を行いました。1974年に父は病没しましたが，1977年に私たちは治験の整理を再開し，父の普段の会話や論述を加え，上海中医学院の『老中医臨床経験彙編』に収めました。

　このたび北京人民衛生出版社のご厚意により，この単行本を出版する運びとなりました。しかし私たちの未熟さゆえ，少なからず錯誤や欠落もあろうかと思われますので，貴重なご意見・ご教示をお待ちしております。

朱　南　孫
1980年6月

本書を読むにあたって

　本書は,『朱小南婦科経験選』(朱南孫・朱榮達整理,人民衛生出版社1981年刊)を底本として翻訳したものである。

　19世紀後半から民国時代(1911-1949)にかけて,上海で活躍した婦人科専門の中医家系として,陳氏婦人科・蔡氏婦人科・朱氏婦人科の3つの家系が知られている。本書の原作者である朱小南先生 (1901-1974) は,朱氏婦人科2代目の名医である。

　朱氏婦人科の特徴は,まず細かい問診を重視する姿勢があげられる。朱小南先生は父である朱南山先生とともに,明代の張景岳の「十問歌」に倣い,「婦人科における十問訣」を作り出した。また,朱小南先生は切診や脈診も重視し,按腹により妊娠や癥瘕などの有無を判断した。

　さらに,朱小南先生は女性の生理病理の特徴を踏えた弁証論治,具体的には中医学の気血理論・臓腑理論・経絡理論を有機的に結びつけ,婦人科診療における奇経八脈の重要性を強調し,それを臨床に活用したことが注目される。衝脈・任脈・督脈・帯脈・陽蹻脈・陰蹻脈・陽維脈・陰維脈という「奇経八脈」の生理病理と婦人科疾患の診療との関連については,朱小南先生によって初めて体系化されたともいえる。特に,衝脈・任脈・帯脈などの奇経と女性の経・帯・胎・産との関連や, 脾胃・肝腎などの内臓との関連, また, そのほか多種類の生薬の帰経および経穴との関連, 各奇経と関連した病機や疾患に関わる弁証治療について, 独自の理論を作り上げ, 臨床研究を行った。その内容と特徴は, 本書にも大いに反映されている。

　本書は「医論」と「医案」の2部から構成されている。「医論」には, 朱小南先生の中医婦人科に対する考え方が示され, 今日の婦人科診療に役立つポイントと心得が凝縮されている。さらに, 本書に記された多く

の具体的な「医案」を通して，朱小南先生の診療に対する姿勢や先生が説いた医説に対する臨床的な検証を読み取ることができ，先生の弁証論治を臨機応変に活用する発想とプロセスを知ることができる。平易な解説には興味深い理論や見識が秘められており，医論の内容に対する格好の参考例ともなっている。中医婦人科の学習は，医案より多くのヒントが得られるだろう。

＊本文中（　）で表記しているものは原文注であり，〔　〕で表記しているものは訳者注である。

編　集　部

目　次

はじめに…………………………………………………………… i
本書を読むにあたって…………………………………………… iii
目次………………………………………………………………… v

医論

婦人科肝病の弁証論治についての経験 …………………………… 3
　1．肝病のメカニズム ………………………………………… 3
　2．婦人科肝病の弁証論治 …………………………………… 4
　3．婦人科調肝方の応用 ……………………………………… 5

月経前の乳房部の脹満に対する臨床経験 ………………………… 7
　1．症状分析 …………………………………………………… 8
　2．症状にもとづく臨床類型 ………………………………… 8
　3．治療 ………………………………………………………… 9
　4．治療行程 …………………………………………………… 9
　5．臨床効果の観察 …………………………………………… 10
　6．症例 ………………………………………………………… 10
　7．考察 ………………………………………………………… 12

重症機能性子宮出血10例の治療経過観察 ……………………… 14
　1．症例の選択条件 …………………………………………… 14
　2．症状と病機分析 …………………………………………… 15
　3．治療原則 …………………………………………………… 15
　4．短期および長期の治療効果の観察 ……………………… 17
　5．症例 ………………………………………………………… 17
　　　1．血瘀型（暴崩） ……………………………………… 17
　　　2．肝腎虚虧型 …………………………………………… 18
　　　3．陰虚火旺型 …………………………………………… 19
　6．いくつかの認識 …………………………………………… 20

帯下病 ………………………………………………………………	21
1．白帯 …………………………………………………………	22
1．脾虚気虧型白帯 ………………………………………	22
2．脾虚気弱型白帯 ………………………………………	23
2．黄帯 …………………………………………………………	23
1．湿熱気滞型黄帯 ………………………………………	24
2．血虧有熱型黄帯 ………………………………………	24
3．赤帯 …………………………………………………………	25
一般的な赤帯 ………………………………………………	25
4．白淫 …………………………………………………………	26
5．帯下の外治法 ………………………………………………	27
6．外陰瘙痒症 …………………………………………………	28
妊娠悪阻の臨床経験 ……………………………………………	29
婦人科疾患治療のタイミング …………………………………	30
衝任研究 …………………………………………………………	31
1．衝任と脾胃 …………………………………………………	32
2．衝任と肝 ……………………………………………………	33
3．衝任と腎 ……………………………………………………	34
4．衝任の病機 …………………………………………………	35
5．薬物帰経 ……………………………………………………	36
6．衝任を補う薬とホルモンとの関係 ………………………	38
帯脈についての考察 ……………………………………………	40
1．帯脈の臨床応用 ……………………………………………	42
1．漏胞 ……………………………………………………	42
2．腎著と足痿 ……………………………………………	43
3．瘕疝 ……………………………………………………	44
4．帯下 ……………………………………………………	46
2．帯脈薬についての考察 ……………………………………	48
陽維と陰維についての考察 ……………………………………	50
1．陽維の臨床応用 ……………………………………………	52
1．寒熱を伴う無月経 ……………………………………	54
2．寒熱を伴う蓐労〔産婦の分娩後の虚労〕…………	54
3．寒熱を伴う産後の腰脊部の刺痛と血淋 ……………	55

2．陰維の臨床応用	…………………………………	56
1．胸悶・脇痛・腹痛・関節痛	…………………	57
2．陰部の疼痛	………………………………………	57
3．維脈薬についての考察	……………………………	58

陽蹻と陰蹻についての考察 …………………………… 59
　　1．蹻脈の臨床応用 …………………………………… 61
　　　　1．眼科疾患 ……………………………………… 61
　　　　2．癲癇 …………………………………………… 63
　　　　3．不眠と嗜眠 …………………………………… 65
　　　　4．足の外反と内反 ……………………………… 66
　　2．蹻脈薬についての考察 …………………………… 67

奇経八脈の婦人科における臨床応用 ………………… 68
　　1．奇経の実証 ………………………………………… 69
　　　　1．辛苦芳香法で癥聚を温通する ……………… 70
　　　　2．気滞瘀結に吸血虫類薬を使用する ………… 71
　　　　3．悪臭を伴う慢性の帯下に清潤法を行う …… 72
　　2．奇経の虚証 ………………………………………… 72
　　　　1．先天の虚虧には河車回春丸を使用する …… 72
　　　　2．崩漏が続いて止まらないものを填補奇経膏で治療する… 73
　　　　3．産後の陰分の損傷は柔養法で治療する …… 75
　　3．奇経療法についての考察 ………………………… 76
　　　　1．辛香温散薬で通じさせ，癥聚滞結を治療する ……… 76
　　　　2．下陥を昇提し，帯脈を固摂し，経絡の弛緩を治療する … 77
　　　　3．動物性の厚味薬で補い，奇経の虚衰を治療する …… 79
　　　　4．腥臭脂膏の〔生臭く脂っこい〕薬味で潤し，濁った帯下
　　　　　　と精の枯渇を治療する ……………………… 80

女性の癥聚についての弁証論治 ………………………… 81
　　1．癥聚についての古代文献 ………………………… 82
　　2．癥に属する病症 …………………………………… 84
　　3．瘕に属する病症 …………………………………… 85
　　4．まとめ ……………………………………………… 88
　　5．症例 ………………………………………………… 90

医案

月経病 …………………………………………………… 95
  1．月経時の発熱 ………………………………………… 95
  2．月経痛 ………………………………………………… 97
  3．月経時の腹痛昏厥 …………………………………… 101
  4．口と鼻の乾燥と疼痛を伴う月経痛 ………………… 103
  5．月経時，腰の周りに縄で縛ったような圧迫痛がある ……… 105
  6．月経時に両手の手掌と手背に水疱ができて痒くなる ……… 107
  7．月経時の頭痛 ………………………………………… 109
  8．月経時の失声症 ……………………………………… 112
  9．月経前の乳房部の脹り ……………………………… 115
 10．難治性崩漏（肝虚腎虧型） ………………………… 117
 11．陰虚火旺型の崩漏 …………………………………… 119
 12．暴崩昏厥（血瘀型） ………………………………… 122
 13．頻発月経 ……………………………………………… 124
 14．稀発月経 ……………………………………………… 126
 15．月経周期不順 ………………………………………… 129
 16．月経過多 ……………………………………………… 130
 17．過少月経 ……………………………………………… 132
 18．肝腎虚虧型の無月経 ………………………………… 135
 19．脾虚型無月経 ………………………………………… 139
 20．暗経〔無月経でかつ妊娠可能であるもの〕 ……… 142
 21．月経時の便溏〔水様便〕 …………………………… 145
 22．月経時の嘔吐と泄瀉 ………………………………… 147
 23．逆経〔代償性月経〕 ………………………………… 149
 24．月経時の心煩 ………………………………………… 151
 25．月経時の全身浮腫 …………………………………… 153
 26．月経時の頻尿 ………………………………………… 155

帯下病 …………………………………………………… 158
  1．黄白帯下 ……………………………………………… 158
  2．赤帯 …………………………………………………… 160

3．黒帯 …………………………………………………… 162
　　4．白崩 …………………………………………………… 164
　　5．黄水淋漓 ……………………………………………… 166
　　6．白帯（心腎不交型） ………………………………… 169
　　7．錦糸帯 ………………………………………………… 171

妊娠病 …………………………………………………………… 173
　　1．悪阻嘔吐 ……………………………………………… 173
　　2．子懸 …………………………………………………… 175
　　3．妊娠浮腫 ……………………………………………… 177
　　4．妊娠時尿閉 …………………………………………… 180
　　5．子嗽〔妊娠時の咳嗽〕 ……………………………… 182
　　6．妊娠時の下痢 ………………………………………… 185
　　7．妊娠時の下肢静脈瘤 ………………………………… 189
　　8．妊娠時の腰のだるさ ………………………………… 190
　　9．妊娠時の腹痛 ………………………………………… 192
　　10．胎漏〔不正子宮出血〕 ……………………………… 195
　　11．滑胎〔習慣性流産〕 ………………………………… 197
　　12．胎児が萎縮して成長しない ………………………… 200
　　13．稽留流産 ……………………………………………… 204
　　14．流産 …………………………………………………… 206
　　15．人工流産のあとに悪露が止まらず腰がだるい …… 208

産後病 …………………………………………………………… 211
　　1．産後の血暈〔血分に病変のある昏厥〕 …………… 211
　　2．産後の子癇 …………………………………………… 214
　　3．産後の悪露が止まらない …………………………… 216
　　4．産後の背部痛と四肢麻痺 …………………………… 218
　　5．人工胎盤剝離後に現れた下肢麻痺(胎盤残留による衝任の損傷)… 219
　　6．産後の寒瘀による腹痛 ……………………………… 221
　　7．産後の血虚腹痛 ……………………………………… 224
　　8．産後の風寒発熱 ……………………………………… 225
　　9．産後の潮熱 …………………………………………… 227
　　10．産後の不眠 …………………………………………… 230

11. 産後の自汗 …………………………………………… 233
  12. 産後の腰背部のだるさと痛み ………………………… 235
  13. 産後の排便困難 ……………………………………… 236
  14. 産後の瘧疾 …………………………………………… 238
  15. 産後の痢疾 …………………………………………… 240
  16. 産後の左脚のだるさと痺れ …………………………… 242
  17. 産後の浮腫 …………………………………………… 244
  18. 産後の乳汁欠乏症 …………………………………… 246

婦人科雑病 …………………………………………………… 248
  1. 月経不順による不妊症 ……………………………… 248
  2. 乳房部の脹満と不妊症 ……………………………… 253
  3. 気痕〔気滞で生じる腹部の積塊〕 …………………… 254
  4. 炙臠症（梅核気） …………………………………… 257
  5. 陰挺〔子宮脱〕 ……………………………………… 259
  6. 膣内が乾燥して引きつって痛む ……………………… 261
  7. 内性器炎 ……………………………………………… 263
  8. 臓躁症 ………………………………………………… 265
  9. 頻尿 …………………………………………………… 267
  10. 陰吹〔女子の陰道から空気が排出され音を発する病症〕… 269
  11. 外陰瘙痒症 …………………………………………… 270
  12. 頑癬 …………………………………………………… 272
  13. 吊陰痛〔陰部の引きつれた痛み〕 …………………… 274
  14. 妊娠中に皮膚が黒くなる …………………………… 275
  15. 子宮の外傷性腹痛 …………………………………… 277

索引 …………………………………………………………… 279

医論

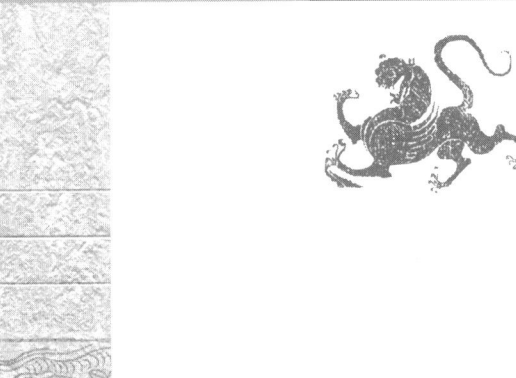

婦人科肝病の弁証論治についての経験

　肝は木に属し，風を主り，体は陰であり用は陽（血をもって体となし，気をもって用となす）であり，水から生まれ土に育てられる。また肝は蔵血の臓であり，条達を好む性質があり，情志と深く関わっている。

　『素問』霊蘭秘典論篇は肝について「肝とは将軍の官にして，謀慮ここより出ず」と述べているが，謀慮とは思惟機能のことであり，精神機能に関わる作用である。したがってたとえば気持ちが塞ぎ込めば気機が滞り，気が鬱滞すれば血も滞るので，あらゆる疾病が発生することになる。特に女性についてはその傾向が顕著であり，それは女性にとって血が最も重要な要素だからである。そして肝は血臓であり，衝任血海との関わりが強いので，肝経の気血に伸びやかさが失われれば，衝任を損って，月経・帯下・妊娠・出産に関するさまざまな疾病を発生させる。

　秦天一がこう述べている。「葉先生の医案をみると，奇経八脈はもちろん枢軸であるが，その最も重要な機能は，肝を調節することである。肝は女性の先天であり，陰性なので，凝結して鬱滞しやすい。すると気が滞って，血もまた滞る」。また『餳塘医話』は「女性は思い悩んでうつになりやすく，……肝経が病めば，月経が不調になって，子供ができにくくなる」といっている。また劉河間や王肯堂によれば，天癸が至れば厥陰病を病むという説もある。いずれもが，婦人病における肝病の重要性を説明している。

　そこで，ここでは肝病の病機を研究し，症状を分析し，治療法則を帰納し，方薬を紹介し，参考に供したいと思う。

1　肝病のメカニズム

　肝は筋を主り，目に開竅し，その華は爪にある。また肝は，血をもって

体となし気をもって用となす。肝には胆が付属し，その経絡はまず足の母趾の三毛に始まり，股の内側をめぐって陰毛に入る。次に陰器の周りをめぐって少腹に上り，肝臓に属して胆腑に連絡する。さらに上昇して横隔膜を貫き，胸肋部に分布し，乳頭を統轄し，目に連絡し，頭頂部で督脈と会合する。

　このように肝経は陰部の周囲をめぐって少腹部の両側から上昇するので，小腹部に集まる奇経八脈とは，相互に影響し合う。また肝は女性の先天であるという言い方があるが，これは肝が女性の発育と生殖に携わることを指摘した説である。また肝は乳頭部を管轄しているので，乳房部の疾患も肝経に関わっている。

　婦人科における肝病は，虚と実の2種類に分類することができる。実証の場合，精神的刺激により肝気が横逆し，月経時の腹痛・胸悶・脇部の脹り・乳房部の脹痛・不妊症などの症状を引き起こす。また肝鬱気滞からも月経不順が起き，肝気が上逆すれば，代償性月経や産婦の乳汁漏出症を招く。情志の失調や気の鬱滞に痰を伴えば梅核気を形成し，気が心に上逆すれば臓躁になる。また肝は蔵血の臓であるので，肝陰が不足して肝陽が亢進すれば，妊娠しても胎児を育てられず，子煩〔妊娠時の心中煩悶〕などの症状が現れる。肝が潤いを失うと，陽亢となり火を煽動して体内に風を生じ，それが頭頂部に上逆して，子癇〔妊娠癇証〕などの重篤な症状を引き起こす。また寒邪が肝経に停滞すれば，腹痛や疝気を引き起こす。

　虚証では，肝陰不足から衝任が虚損し，稀発月経や過少月経などの症状が現れる。

2　婦人科肝病の弁証論治

　月経不順は，精神的刺激などを契機として起きた肝鬱が原因となり，気が乱れ，気血の伸びやかさが失われて衝任が損傷されて起こる。症状は，月経が早くなったり遅くなったりする・出血量が多くなったり少なくなっ

たりする・経血の色が濃くなったり薄くなったりする・情緒不安定・胸悶・脇脹・食欲不振・舌質紅・苔白・脈細弦などである。これらは肝鬱血虚の証であり，脾の運化作用も失調する。治法としては，肝気を疏泄し，養血健脾する。『太平恵民和剤局方』の逍遙散（柴胡・当帰・白芍・白朮・茯苓・炙甘草・煨姜・薄荷）に，合歓皮・緑萼梅などを加える。

3 婦人科調肝方の応用

　成方の調肝方〔調肝作用をもつ方剤〕は非常に多いので，ここでは肝鬱を治療する方剤と肝陰を補う方剤の2種類のうち，婦人科で常用されるものを簡単に紹介し，その応用方法を説明する。その他のものについてはそこから類推できるので，詳細は省略する。

　肝鬱から発生した月経不順に最も多く使われるのは，逍遙散である。従来の方剤の中で逍遙散と名づけられたものには，4種類ある。現在婦人科においては，『太平恵民和剤局方』の逍遙散を採用している。この処方（当帰・白芍で養血柔肝し，白朮・茯苓・甘草で健脾和中し，清らかな芳香と流動させる性質をもつ柴胡で気滞を通じさせて肝木鬱を除いて伸びやかにし，少量の煨姜と薄荷を組み合わせる）は，肝鬱血虚や脾の運化作用の失調から起きた月経不順・月経時腹痛・不妊症などに適用され，補うだけでなく食欲を増進させる。また肝鬱血虚には火旺を伴うことが多く，頻発月経や産後の乳汁漏出などを引き起こすことがある。そのときには，上記の処方に牡丹皮・焦梔子を加えて（丹梔逍遙散）治療する。血虚で月経不順から無月経に発展した者には，熟地黄を加える（黒逍遙散）。傅青主（ふせいしゅ）などは，この処方をさらに大胆に応用し，婦人科のさまざまな疾患に活用している。たとえば湿熱下注を伴う肝鬱の青い帯下を，加味逍遙散（逍遙散から当帰・白朮を除き，茵蔯・山梔子・陳皮を加える）で治療している。また肝鬱火旺による血崩には，止血湯（逍遙散から茯苓を除き，生地黄・牡丹皮・参三七・黒荊芥を加える）で平肝解鬱している。

行気解鬱方のうち婦人科で常用されるのは，朱丹渓の越鞠丸（香附子・蒼朮・川芎・神曲・山梔子）である。処方中の香附子は，行気して鬱を除き，蒼朮は湿を乾燥させて湿鬱を除き，川芎は活血して血鬱をめぐらせ，神曲は積を消去して食鬱を除き，山梔子は清熱して火鬱を除く。気がめぐり湿が除かれれば，痰は自然に消滅する。これがいわゆる六鬱を統治するという方法である。逍遙散は，平性で潤す作用があり，肝が虚して気の伸びやかさが失われ，脾土もまた弱っている症状に適応するのに対し，越鞠丸は効果が強く燥性があるので，気鬱の実証に適応する。

　気滞によって引き起こされた月経時の脇部の脹りや腹痛，あるいは腹部に癥聚・疼痛がみられる症状には，『韓医道』の青帯丸（香附子・烏薬）を主方とする。薬味は2味だけだが，この病機に非常にマッチしており，香附子によって行気解鬱し，烏薬によって疼痛と脹満を消すことができる。この処方は『串雅内編』にも取り上げられており，鈴医たちが女性のさまざまな疾病の治療に本方を使っているのは，女性に鬱が多いからであると述べられている。またこの2つの薬味は，気滞による月経痛の処方にも主薬として常用されている。たとえば劉河間の紺珠正気天香散も，この2味に陳皮・蘇葉・乾姜を加えたものである。『女科準縄』の加味烏薬散は，砂仁・木香・延胡索・甘草を加えたものである。また気滞による癥聚の治療には，この2味に鬱金・枳殻・当帰・青皮・木香・川芎などの薬味を加えたものを使うことが多い。この処方には，気鬱や脹満を消し，寛中して痛みを止める効果がある。

　肝陰血虚の場合は，衝任が損傷されて血海が空虚になっているので，出血量が少なくなったり月経が遅れたりして，やがては無月経になることが多い。そこで治療は肝を補い月経を調整することを目標とし，四物湯を主薬とする。この処方は補いながらも滞らせず，調整しながらも強すぎないので，婦人科の常用方として活用されている。傅青主もこの処方を加減して，女性の月経や妊娠に関わるさまざまな疾患に応用している。たとえばこれに白朮・黒荊芥穂・山茱肉・川断・甘草などを加えたものを，加減四物湯と名づけている。この処方は，血虚で精が枯渇したために発生した月

経過多の治療に利用され，子母相生，乙癸同源〔肝腎同源〕の原則にのっとって養血滋水している。また白朮・牡丹皮・延胡索・甘草・柴胡を加えたものが加味四物湯であり，肝気の伸びやかさが失われ，血虚になって月経がきたりこなかったり，痛んだり痛まなかったりするものに対し，理血舒肝して月経を調える。川芎を除いて山萸肉を加えたものが養精種玉湯であり，血虚で水液が失われたために痩せ細り，不妊症になったものを治療する。薬味1味を変えただけで，補血塡精し月経を調えて妊娠させやすくしている。また川芎を除き，牡丹皮・黄芩・沙参・黒荊芥穂を加えたものが，順経湯であり，月経前の腹痛や吐血を治療する。上昇し走り回る性質のある川芎を除き，涼血潤燥作用のある薬味を加えることによって，血を下降させて血海に戻し，代償性月経を治療する処方となっている。

月経前の乳房部の脹満に対する臨床経験

　月経前の乳房部の脹満は，日常の診察においてよく目にする疾患であるが，歴代の婦人科書籍にはあまり取り上げられていない。その原因は，2つ考えられる。1つは，封建時代には乳房は隠すべき部分であり，脹痛があっても恥ずかしくて言い出せなかったこと。もう1つは，この症状が月経前だけで月経が始まれば自然に消滅してしまうので，問題視されなかったことである。しかし実際には，この症状は心身の健康を損なうばかりでなく，出産にも影響を与えるので，注目しておく必要がある。
　臨床の場では，この疾患の患者は不妊症を伴っていることが多い。しかし月経前の乳房部の脹満を治療するために来院する患者は少なく，不妊症のために訪れ，その問診過程で本症が発見される場合がほとんどである。そこでここでは，私がここ数年間記録してきた症例のうち，典型的な症例20例について分析してみよう。

1 症状分析

　この疾患は，月経前に発生するものである。通常は3～7日前に発生するが，稀には月経後半月前後で発生するものもある。症状の消失は，月経が始まって1～2日目であるが，なかには月経が終わるまで消滅しない場合もある。そして，次の月経前には再び発作を繰り返すというように，非常に規則的で周期的である。

　脹満の程度については，乳房部が脹るもの・乳頭が痛むもの・脹りにしこりを伴うもの・しこりと灼熱感を伴うものなどがある。このほか，ここにあげた症例では，腹脹や腰のだるさ・月経時の腹痛を伴うものが17例，納呆を伴うものが10例，胸悶するものが8例，小腹部の脇が引きつって痛むものが5例，性欲が減退するものが4例あった。また8例は婦人科検査を受け，卵管炎が3例，卵管閉塞が1例，子宮の発育不全が1例，子宮の発育不全に卵管炎を伴うものが1例，子宮頸管炎，性神経麻痺が各1例発見されている。20例の患者のうちほとんどに妊娠経験がなく，不妊期間が2～5年のものが11例，6～10年が6例，11～13年が3例であった。

2 症状にもとづく臨床類型

1．肝鬱脾虚型 （14例）	月経前の胸悶と乳房部の脹り・食欲不振・悪心・腹脹・小腹部が下垂して脹痛する・ときどき小腹部の両側が引きつれて痛む・脈弦細・舌質淡胖・苔薄白。
2．肝鬱腎虚型 （3例）	月経前の胸悶と乳房部の脹り・腰がだるい・四肢に力が入らない・普段から性欲淡白・初潮は16～20歳・脈沈弦・舌質淡・苔少。

3．肝鬱血虚型 （1例）	月経前の乳房部の脹り・頭昏・目眩・顔色が黄ばむ・精神疲労・月経が遅れる・出血量が少なく色が薄い・脈細弦・舌質絳・苔少。
4．肝鬱衝任虚寒型 （1例）	月経前の乳房部の脹り・腰がだるい・精神疲労・小腹部の冷え・脈細遅・舌質淡・苔薄白。
5．肝鬱火旺型 （1例）	月経前の胸悶と乳房部の脹り・口の渇き・内熱・小腹部の疼痛・小腹部の両側の脹痛・普段から濁った帯下がある・脈弦やや数・舌質淡紅・苔薄黄。

3　治療

　治療法は，行気開鬱・健脾和胃が中心になり，香附子・合歓皮・蘇羅子・路路通各9ｇ，広鬱金・焦白朮・炒烏薬・陳皮各3ｇ，炒枳殻3ｇを使用する。乳房部の脹りがひどい者には，青橘葉・橘核を加える。乳房部が脹痛する者は，川楝子・蒲公英を加える。脹満部にしこりがある者は，王不留行・炮山甲を加える。脹りとしこりに灼熱感を伴う者は，海藻・昆布を加える。腎虚を伴う者は，杜仲・続断を加える。血虚を伴う者は，当帰・熟地黄を加える。衝任の虚寒を伴う者は，鹿角霜・肉桂を加える。火旺を伴う者は，黄柏・青蒿を加える。小腹部の両脇が引きつれて痛む者は，紅藤・白頭翁を加える。

4　治療行程

　月経前胸悶と乳房部の脹りが現れたときから，月経が始まって脹痛が消失するまで服用を続け，これを1クールとする。3，4クール続けると，効果が現れる。

5　臨床効果の観察

　20例中，治療回数が最も少ないもので3回，最も多いもので41回であり，一般には10回前後のものが多かった。うち治療後全快し妊娠したものが13例，症状が好転したが妊娠までには至らなかったものが6例，効果がなかったものが1例であった。また肝鬱脾虚型14例のうちで，全快が11例（そのうち10例が妊娠した）であり，3例が好転した。肝鬱腎虧型3例は，2例が好転し，1例は無効であった。そのほかの3つのタイプの各1例は，いずれも全快し，妊娠した。

6　症例

■|症例1|■

患　者：賈○○，30歳

主　訴：結婚後1女をもうけたが，その後現在に至るまで12年間妊娠していない。子宮炎を患ったことがあるが，今は治癒している。現在月経周期は正常だが，月経前に乳房部の脹痛・胸悶・食欲不振があり，普段から空腹時に胸焼けがある。また月経が始まってからも乳房部の脹痛がある。脈細弦・苔薄黄。西洋医からは，卵管閉塞と診断されている。

弁　証：肝鬱脾虚型の乳房部の脹満および不妊症。

処　方：
- 月経前，乳房部が脹ったとき：香附子・鬱金・当帰・白朮・枳殻・蘇羅子・路路通・橘核・烏薬・青橘葉・陳皮。
- 月経が始まり腹痛があるとき：原方から蘇羅子・路路通・橘葉核を除き，白芍・延胡索・浄乳没・木香を加える。

予　後：9回治療して，6カ月後妊娠した。

■|症例2|■

患　者：程〇〇，30歳

主　訴：結婚して5年経つが，妊娠経験はない。月経周期は一定せず，月経の1週間前から乳房部が脹痛し，月経時には小腹部が脹痛する。普段から濁った帯下があり，ときどき小腹部の両側に鈍痛があり，月経時にはさらに引きつったような痛みになる。ほかに口渇・内熱・胸悶・腰がだるい・脈細数・苔薄黄などの症状がある。

弁　証：肝鬱火旺型の乳房部脹満および不妊症。

処　方：
- 月経前乳房が脹ったとき：香附子・鬱金・当帰・蘇羅子・路路通・橘葉核・白朮・紅藤・枳殻・柴胡・陳皮。
- 普段，小腹部の両側に鈍痛があり，黄色く生臭い帯下があるとき：白朮・茯苓・陳皮・樗白皮・白槿花・川黄柏・紅藤・白頭翁・淮山薬・山茱肉・白果。

予　後：8回続けて治療したところ，1年半後に妊娠し，月が満ちて出産した。

■|症例3|■

患　者：馬〇〇，35歳

主　訴：結婚して8年になるが，妊娠経験はない。月経は遅れがちであり，月経前に乳房部が脹痛し，月経時には小腹部が冷えて痛む。普段は，性欲が淡白である・帯下が止まらない・腰がだるい・精神疲労・脈細遅・苔薄白などの症状がある。

弁　証：肝鬱・衝任虚寒型の乳房部の脹満および不妊症。

処　方：
- 月経前乳房部が脹ったとき：香附子・鬱金・橘葉核・白朮・陳皮・合歓皮・枳殻・烏薬・鹿角霜・陳葉。
- 月経が終わって10〜20日の間：鹿角霜・肉桂・巴戟天・仙霊脾・当帰・川芎・白芍・杜仲・川断・阿膠。

予　後：17回の治療の後，妊娠した。

7　考察

　月経前の乳房部の脹満の病機は，主に肝鬱であると推測できる。肝は将軍の官であり条達を喜ぶので，情志刺激を受けると，気が鬱滞して疏泄することができなくなり，横逆して胃を犯す。すると肝鬱胃阻となって，肝と胃の両方の経絡に影響が現れる。つまり肝に属する乳頭部の疼痛や，胃に属する乳房部の脹りとなって現れるのである。

　臨床上からも，肝気の鬱結と乳房部脹満との関係を証明することができる。たとえば楊という患者は，結婚して11年間妊娠しなかったが，月経前になると胸悶と乳房部の脹りが現れ，月経が始まって2日後には消失していた。ところが1973年11月，月経後1週間である出来事に激怒して気鬱となり，やはり月経前と同じように胸悶と乳房部の脹りが現れたのである。

　また肝経の循行部位は，「股陰を循り，毛中に入り，陰器を過ぎり，小腹に抵り……」（『霊枢』経脈篇）とされているので，生殖器疾患の一部は肝経を原因として発生する。

　一方『素問』骨空論篇に，「任脈とは，中極の下に起き，もって毛際に上り，腹裏に循い，関元に上り…」と説明されており，任脈は妊娠を主っているが，その任脈とも肝経は深く関わっている。両経脈は小腹部に並行して入るだけでなく，任脈の腧穴である曲骨・中極・関元は，みな肝経と交会している。したがって，いよいよ月経が始まろうとするときには，血海が満ちて小腹部も緊張するので，肝経の鬱滞現象が顕著になり，上半身には胸悶と乳房部脹満が現れ，下半身には小腹部の脹痛が現れる。しかし月経が始まると，血海は次第に空虚になるので，それにつれて小腹部の緊張感も消失して肝鬱が緩和され，乳房や腹部の脹満も消える。このような周期的な反復発作が長い間繰り返されることによって，不妊症に至るのである。

　本疾患の治療は，月経前乳房部の脹りが現れたときに開始し，月経が始

まって脹痛が消失するまで続けなければならない。そしてこれを3，4カ月繰り返せば，効果が現れる。ところが一部の患者は，1度治療をして次の月に脹痛が出ないと，完治したものと思いこみ，薬の服用をやめてしまうことがある。すると翌月にはまた症状がぶり返し，もう少しというところで失敗してしまうのである。実に残念なことである。

　乳房部の脹満という症状は，肝経の影響が最も強いので，治療は通常疏肝理気を目標とする。たとえば『瑞竹堂方』の四制香附丸と『奇効良方』の一品丸は香附子単味の処方であるが，この香附子という薬味は理気して月経を調節することができ，婦人科の要薬である。朱先生はこれによく鬱金と合歓皮を加えて活用していたが，それらにも理気解鬱作用がある。また鬱金は活血して脹満を消し，合歓皮は憂うつ感を取り除くので，この3つの薬味を合わせれば，さらに効果を増強させることができる。そのうえで白朮・陳皮・枳殻を加え健脾和胃すれば，食欲を増進させることもできる。ちなみにこの組み合わせは，指迷寛中丸を手本としたものである。また経絡を疏通する蘇羅子（娑婆子・天師栗），路路通（九孔子）の2つの薬味も朱先生が常用していたものであり，これらを併用すれば，上からはげっぷが出，下からは放屁して，乳房部の脹りと腹脹がまたたく間に引いていく。また烏薬は香竄散気し，脹りを消し痛みを止めることができる。以上を組み合わせて使用すれば，舒肝開鬱して経絡を疏通し，月経を調節して痛みを止め，健脾和胃することができる。

　青橘葉には行気疏肝してしこりを消す作用があり，橘核は温めてしこりを消す。両薬は，もともとは乳房結核の専門薬であるが，乳房の脹りがひどい者にも利用することができる。川楝子・蒲公英は利気止痛し，腫脹やしこりを消失させるので，急性乳腺炎の治療に威力を発揮する。王不留行と炮山甲は走り回る性質があり，絡を通じさせてしこりを消失させるので，粉末にし，毎回1.5 gを服用すれば，乳房部のしこりを消失させることができる。海藻・昆布は味が鹹（しおから）く軟堅作用があり，性質が寒で熱を散逸させるので，乳房部の鬱熱を取り除く。紅藤（『本草綱目』茜草条付録にある血藤であり，省藤ではない）と白頭翁を合わせれば，月経前の乳房部

の脹りと小腹部両側の引きつった痛みを治療し，帯下を止めるのに効果がある。使用量はそれぞれ12ｇである。

重症機能性子宮出血10例の治療経過観察

　機能性子宮出血とは，よくみられる疾患の１つであり，中医学でいう崩漏にあたる。重症例では，泉が湧き出るように出血して衰えることがなく，きわめて短時間のうちに暴脱に陥る危険性がある。しかも難治性でいつまでも治らないので，健康が害され，仕事にも支障をきたす。この疾患に対し，中医学では総体観にもとづく治療法を採用し，生体と臓腑および陰陽虚実の失調を調整することを信条としている。ここでは，近年治療した重症機能性子宮出血10例を選び，長期にわたる治療観察経過を紹介する。

1　症例の選択条件

　以下の2つの原則にもとづいて症例を選択した。１つには重症の暴崩であり，何回か昏厥症状が現れているもの。もう１つは難治性であり，少なくとも60日以上，だらだらと続く少量出血がみられ，それが場合によっては数年に及ぶものである。ここで選ばれた症例は,病院で骨盤検査を受け，腫瘍やポリープ，炎症がないことが確認されており，機能性子宮出血であることが認められている。

　10例のうち，重症は３例，難治性は７例であった。観察期間は，最短で10カ月，最長で３年３カ月であった。

　患者の年齢は，12〜20歳が１例，21〜30歳が２例，31〜40歳が５例，41歳〜50歳が１例，51歳が１例であった。

婚姻状況は未婚者が2例，既婚者が8例であった。
　また、病院で搔爬手術を受けたことがあるものは4例，ホルモン治療を受けたことがあるものは2例であった。

2　症状と病機分析

　中医学では本症の発生原因を3種類に分類している。1つは内因七情であり，1つは外界の気候変化であり，もう1つは労倦と不摂生である。これらの要素が絡脈を損傷し，本疾患を引き起こす。
　ここでの10症例について，原因を以下のような各型に帰納した。
①脾不統血型3例，②気血両虚型1例，③肝腎虚虧型4例，④陰虚火旺型1例，⑤血瘀型1例。
　各型の主症状は，以下の通りである。

1．脾不統血型	ぽたぽたと出血が続く・食欲不振・顔面部と眼瞼部の浮腫・脈虚緩・苔薄白膩。
2．気血両虚型	多くは暴崩が原因である。めまい・目が眩む・顔色が萎黄・出血量が多い・脈虚芤。
3．肝腎虚虧型	慢性の出血・腰がだるい・脚と膝に力が入らない・めまい・精神疲労・脈沈弱。
4．陰虚火旺型	慢性の漏下・咽と口が乾燥する・潮熱・歯茎の腫れ・舌質紅・無苔・脈細数。
5．血　瘀　型	崩下〔突然注ぐような子宮出血〕で暗紫色の血塊が混じる・腹痛・舌やや紫色・脈細弦。

3　治療原則

　治療は「急すればすなわちその標を治し，緩なればすなわちその本を治

す」という原則にもとづき，暴崩の勢いが激しくて何日も止まらず，気随血脱現象に陥り，めまい・動悸・目の前が暗くなる・顔色が蒼白い・呼吸が浅い・四肢が冷える・しばしば昏厥する，などの症状がみられるものには，固脱し陽を助けることを目標とする。独参湯を使用するか，党参を中心に治療する，または黄耆・五味子・阿膠・仙桃草・仙鶴草・焦白朮・地楡炭・蒲黄炭・貫仲炭などを加え，濃く煎じて灌服し補気固脱すれば，すぐに効果が現れる。難治性で漏下が止まらない場合には，症状に応じて以下のいくつかの治療法を実行する。

1.	脾不統血型	脾土の運化作用が機能しなくなり，血を統轄することができず，中気下陥し，固摂することができなくなっている。治療は帰脾湯を使用し，症状に応じて仙鶴草・仙桃草・金桜子・山萸肉を加え，心脾を補い，血を源泉に戻す。
2.	気血両虚型	気血が虚衰したために，経血を固摂する能力が欠乏している。治療は，八珍湯から川芎を除き，当帰を帰身炭に換え，十灰丸を加えて，気血を大いに補って摂血する一方，血の流出をせき止めて標を治療する。
3.	肝腎虚慮型	肝は血を蔵し，腎は精を主るので，肝腎が虚損すれば，八脈が空虚になり，経血が漏れ出して止まらなくなる。治療は，固気湯（『傅青主女科』方：人参・熟地黄・白朮・当帰・茯苓・炙甘草・杜仲・山萸肉・遠志・五味子に，阿膠・亀板膠・牛角䚡・烏賊骨などの動物性の薬味を加え，肝腎を補填し，奇経を充実させる）を使用する。
4.	陰虚火旺型	陰虚のために内熱が生じ，その内熱が血液を押し出した（迫血下行）のである。治療は増損四物湯から川芎を除き・青蒿・阿膠・熟軍炭・側柏炭・地楡炭を加え，水の勢いを盛んにして火を制御すれば，火が消えて経血の漏出が自然に止まる。
5.	血瘀型	子宮に瘀血が滞まり，血が帰源できなくなる。治療は，失笑散に焦白朮・熟地黄・熟軍炭・震霊炭・平地木・烏賊骨を加え，養血して瘀血を除く。瘀血がなくなれば，新しい血液が生まれる。

4 短期および長期の治療効果の観察

　機能性子宮出血の重症例，10例の治療後の短期効果について，暴崩の3例は，すべて出血が停止し治癒した（2日間の治療で止まったもの1例，10日間で止まったもの1例，12日間で止まったもの1例）。難治性の崩漏7例では，出血が止まったものは6例（1週間で止まったもの4例，2週間で止まったもの1例，4週間以上かかって止まったもの1例），明らかに減少したものが1例であった。

　また以上の10例をその後も往診し，1963年4月末まで長期観察を続けたところ，完治したものが5例，明らかに改善したものが4例（崩漏現象はなくなったが，ときどき月経過多や頻発月経がある），無効が1例（出血が毎月15日間続いていたのが13日間に短縮）であった。

5 症例

1．血瘀型（暴崩）

■症　例■

患　者：顧〇〇，32歳，既婚，店員。
初　診：1962年2月14日
月経歴：18歳で初潮を迎え，月経周期は28日である。
月経期間：3日間。
妊娠歴：7回妊娠出産し，現在5人の子供がいる。
主　訴：患者は1961年12月4日，10日遅れて月経が始まり，出血が止まらなくなった。しかも性交を控えなかったために，1962年1月8日，突然大量の血塊を混じえた暴崩が始まり，めまいがし，目が眩み，人事不省に陥った。病院で救急治療を受けたところ，出血の勢い

はやや弱まったが，患者が入院を望まず帰宅したため，13～14日後，また大量に出血した。めまい・目がかすむ・腰がだるい・動悸・精神疲労・無力感などの症状のほかに，腹痛・顔色が蒼白い・脈弦数・苔薄黄などの症状がある。

弁　証：月経中に性交を行えば，悪血が内に押し込められて瘀滞するために，新しい血が経に帰ることができず，崩漏が止まらなくなる。

治　法：急すればすなわちその標を治すという原則にもとづき，まず気血をゆっくりと補いながら陽を回復させ，気を固摂する。

処　方：党参・白朮・陳皮・白芍・熟地黄・巴戟肉・仙桃草・地楡炭・蒲黄炭・十灰丸

予　後：2剤服用後，出血は少なくなったが，腹痛と動悸が残った。そこで養血して瘀血を除去するために，蒲黄炭帰身炭・炒蓮房・熟軍炭・震霊丹・女貞子・仙鶴草・平地木などを加減して使用した。

再　診：2月20日までに崩漏は止まったが，3月までの間に2回，短期の少量の出血があった。

治　法：さらに養血補腎・健脾止渋薬を投与した。

予　後：正常な月経周期を回復した。13カ月以上経過後も月経は正常であり，仕事に復帰した。

2．肝腎虚虧型

■症　例■

患　者：陸〇〇，38歳，既婚，教員。
初　診：1959年1月7日
月経歴：13歳で初潮を迎えた。
月経周期：結婚前は正常であったが，29歳で結婚してからは頻発月経である。
月経期間：3日間。
妊娠歴：なし。

主　訴：患者は，1957年過労のために出血が止まらなくなり，ひどいときには噴き出すように大量に出血する。経血はピンク色で，水のようにさらさらしており，めまい・目がかすむ・嗜眠・無力感・顔面部と眼瞼部の浮腫などの症状がある。ある病院の婦人科で検査を受けたところ，機能性子宮出血と診断され，ホルモン治療を受けたがあまり効果がなかった。この４カ月間出血が止まらず，すでに月経周期はなくなっている。腰がだるい・目の前が暗くなる・顔色が萎黄・腫れぼったい・唇の色が薄く艶がない・脈細軟・苔薄白などの症状を伴う。

弁　証：慢性の崩漏であり，肝腎がともに虧欠し，固摂機能が働かなくなったために，経血がいつまでも止まらない。

治　法：肝血が虚虧し，腎気が固摂できなくなったものであり，回復させるためには急いで補わなければならない。固気湯に阿膠・牛角腮・烏賊骨・炒貫仲などの動物性薬物を加え，肝腎を補填するとともに，奇経を治療し，血液の流出をせき止めた。

予　後：何回か治療した結果，出血は止まり，月経周期を回復した。治療後，１年間は月経周期が正常であった。1960年７月からまた次第に月経が早くなったり出血量が多くなったりしたが，1963年４月末には止まり，まだ血崩や出血が長期化するなどの症状は出ていない。

3．陰虚火旺型

■症　例■

患　者：胡○○，34歳，既婚。
初　診：1959年７月
月経歴：17歳初潮。
月経周期：非常に短く，月経期間が長い。
妊娠歴：なし。

主　訴：以前重い月経痛があり，20歳のときに出血が止まらなくなったことがある。この10年余り，常に月経が半月ほど早いうえに，半月間出血が続く。南京の病院で婦人科検査を受けたところ，機能性子宮出血症と診断された。1959年6月15日には，この病院で搔爬手術を受けた後，20日間余り出血が止まらなくなり，以前よりも症状が重くなり，来院時には黄色の帯下を伴うようになっていた。出血が多いので，病院では切除手術を勧められたが，患者がそれを望まず，当院に来院した。めまい・動悸・内熱・口の渇き・腰のだるさ・腹痛・全身の浮腫・顔色が萎黄・脈扎数・苔黄膩などの症状がある。
治　法：壮水制火法を行う。
処　方：奇効四物湯から川芎を除き，青蒿・黄柏・蒲黄・熟軍炭・党参を加える。
再　診：4剤服用後，出血は止まったが黄色帯下が続いた。
治　法：健脾束帯法を行った。
予　後：服用後，帯下は減少し，1年間の治療の後，月経は正常に戻った。現在月経痛は軽減し，月経周期も正常である。

6　いくつかの認識

『済陰綱目』の評注のなかで，崩漏の治療ポイントについて言及した部分がある。「止渋作用の中に清涼作用があり，清涼作用の中に瘀結を破壊する作用がなければならない」。このような見解は，実体験から出たものである。清涼で瘀滞を破壊する薬味としては，熟軍炭・蒲黄炭・震霊丹・益母草・参三七が常用される。

そのうち熟軍炭は最も効果が高く，使用量は0.3〜3gである。清熱涼血し，瘀滞を誘導して除去し，新陳代謝を促して血を経に戻すうえに，腹痛・下痢といった副作用がない。使用例としては，張路（ちょうろ）の『張氏医通』

で止血用として使われている十灰散があり，この処方に熟軍炭を君薬として使用したのは卓見といえよう。ほかにたとえば崩漏が長引いて体が虚弱になった場合でも，余熱がまだ残っていて補養止血薬が効かない場合には，補渋薬に上記の薬味を1味加えれば，止血することができる。

　震霊丹も朱先生が常用した薬であり，瘀血が残っていて腹痛があるものに使用する。『済陰綱目』の評注には，「震霊丹は止めることも行らせる(めぐ)こともできる」と評価されている。

　崩漏が長期化した場合は，当然体が虚欠するので，止血作用に強壮作用を併せ持つ薬品を選択する必要がある。そんなとき朱先生は，仙鶴草と仙桃草とを併用して，確実に成果を上げている。ただし肝腎が虚損し八脈が空虚な場合には，草木薬や鉱石薬だけでは効力が緩慢なので，味が濃く膠質の動物性薬品を使って補填しなければならない。たとえば阿膠・亀板膠・牛角腮などがその中心であり，その他の補養止血薬を加えて冬に服用すれば，長年治らなかった患者にも，効果を期待することができる。

帯下病

　帯下とは1つの症状名であり，中医理論では帯脈の疾患に帰属させている。『婦人良方』は「人には帯脈というものがあり，帯のように腰を取り巻いているので，ここから発生する疾患を帯と名づける」と述べている。また傅青主はこの疾患を「帯脈不固」と表現している。劉完素の六書にも「帯脈は季肋部の章門から始まり，帯を締めたようである」と述べられている。したがって湿熱が帯脈に残ったために粘った液体が帯のようにいつまでも途切れることなく流出するこの疾患を帯脈の疾患に帰属させ，帯下と呼ぶようになったのである。

　帯下の原因を帰納すると，虚実の2種類に帰着させることができる。王孟英は「湿熱下注は実であり，精液不守は虚である」と述べている。しか

しいずれにせよ，主たる原因は脾腎2経にあり，脾腎が虚衰して水穀を精血に化生できないために，脾湿が上半身に溢れて痰となり，下半身からは帯下として溢れ出たのである。そして脾陽が虚衰すれば帯下の色は白くなり，湿熱が下注すれば黄色くなり，体内で相火旺盛になれば赤くなる。つまり白帯は気の疾患であって虚に属し，黄帯は湿と熱に属し，赤帯は熱が極まったものである。これは大まかな分類であるが，治療法則は，実すればすなわちこれを瀉し，虚すればすなわちこれを補うという原則にのっとって行う。

1 白帯

病　因：脾虚湿盛，あるいは腎気虚損
症　状：帯下の色が白い・消化不良・顔に艶がない・舌白膩・便溏〔泥状便〕になりやすい・四肢の冷え・めまい・目がかすむ。
治　療：脾虚の者は，健脾補気する。腎虚の者は，固腎束帯する。
治　験：白帯は虚であることが多いが，ここでは2種類の症例を紹介する。前者は脾腎が虚欠したもので，治療は補気・温腎・健脾を行った。後者は脾気が虚弱な者で，治療は中気を補い健脾した。両者とも固腎束帯薬を加えることによって，高い効果が認められた。

1．脾虚気虧型白帯

■症　例■

患　者：21歳，未婚。
主　訴：帯下は黄色いときと白いときがあり，さらさらとして流れるように出る。腰がだるい・頻尿・食欲不振・精神疲労・めまい・目がかすむ・苔薄白・脈細無力。
処　方：白朮・党参・黄耆・杜仲・桑寄生・菟絲子・金桜子・烏賊骨・椿

　　　　　根皮・芡連須　4剤
予　後：治癒した。

2．脾虚気弱型白帯

■症 例■

患　者：19歳，未婚。
主　訴：普段から消化不良がある。便溏になりやすい・顔面部と四肢の浮腫・白帯で途切れることなく続く。
処　方：党参・黄耆・白朮・当帰・白芍・山薬・補骨脂　3剤
予　後：治癒した。

　以上の治療経過から，白帯の治療は補虚束帯が原則であることが認められるが，必要に応じて以下を加味する。
　気虚── 党参・黄耆
　脾虚── 白朮・山薬
　腎虚── 寄生・杜仲・菟絲子
　束帯── 補骨脂・芡連須・椿根皮・金桜子・烏賊骨など

2　黄帯

病　因：初期は湿熱に属していることが多く，長引けば気虚に移行する。
症　状：湿熱下注・帯下の色が黄色く粘り濁っていて生臭い匂いがする・少腹脹痛・苔黄膩・排便困難・尿量少なく赤い。
治　療：実証は清熱利湿し，虚証は補虚清熱する。
治　験：黄帯の初期は実証に属していることが多く，湿熱が原因である。
婦人科検査：子宮頸管炎のものが多い。理湿清熱薬を服用後，帯下が止まり炎症が消失した。

1．湿熱気滞型黄帯

■|症　例|■

患　者：30歳，未婚。
主　訴：帯下が多く黄色く濁り濃厚で悪臭がある・腹部の両傍が引きつれて痛む・苔黄膩・脈細弦。
処　方：赤猪苓（各）・沢瀉・車前子・木通・萆薢・黄柏・川連・延胡索・木香
再　診：上記の処方を3剤服用したところ，帯下は減少し，臭いも弱くなり，腹痛は消失した。
処　方：赤猪苓（各）・沢瀉・車前子・木通・黄柏・牡蛎・蓮須・椿根皮・焦山梔　6剤
予　後：治癒した。

2．血虧有熱型黄帯

■|症　例|■

患　者：23歳，未婚。
主　訴：月経周期が一定しない・出血量が多く血塊が混じる・帯下が止まらず黄色・舌薄絳・脈弦細。
処　方：知柏八味丸
予　後：月経周期は正常になり，帯下も減少した。

　王孟英が「帯下の原因には，虚寒・虚熱・実熱があるが，虚寒は少ない」と述べているように，黄帯の原因は湿熱が多いので，治療は黄柏を主薬として清熱する。葉天士が帯下の治療に黄柏を佐薬として使ったのも，そのためである。黄柏は帯下の常用薬であり，なかでも黄帯に適用される。たとえば1番目の症例では，初診時熱症状が強かったので，黄柏と黄連を

併用したうえで，化湿利気薬で補佐した。第2診では少し快方に向かったので，黄柏に山梔を加えて補佐し，化湿・止渋作用を強化したところ，疾病は治癒した。2番目の症例では，陰虧火旺による月経不順であったので，六味丸に知母・黄柏を加え，補血して月経を調節したうえで相火を除去し，虚証に相火を伴う帯下を治療した。

3 赤帯

病　因：当初の原因は湿熱が多い。長引けば気血を消耗し，虚証に転化する。
症　状：帯下の色が血のように赤く，ぽたぽたと滴り落ちて止まらない。
治　療：初期には清熱化湿を目標とし，地楡膏（地楡1味を煮詰めて膏剤にする）を使用する。長い年月をかけて虚証に陥ったものは，補虚渋帯する。
治　験：赤帯とは，帯下に血液が混じっているものなので，一般に治療は止渋を目標として止血薬を使用する。地楡は赤帯治療の常用薬であり，『女科指要』では，湿熱の強いものを地楡膏1味で化湿清熱し治療している。ここで紹介する3つの症例の処方でも，重要な役割を果たしている。

一般的な赤帯

■|症例1|■
患　者：39歳，既婚。
主　訴：月経のたびに赤帯が続く・精神疲労・無力感。
処　方：当帰炭・白芍炭・青蒿・仙鶴草・地楡炭・椿根皮・桑寄生・藕節炭　2剤
予　後：治癒した。

■|症例2|■
患　者：20歳，未婚。
主　訴：気虚腎虧型の赤帯・月経周期が一定しない・出血量が多く色が薄い・腰痛・めまい・帯下は希薄で量が多い・疲れると赤帯が出る・顔に艶がない・気血の衰え・気虚不固。
処　方：党参・白朮・五味子・白芍・地楡炭・仙鶴草・川断・桑寄生
　　　　3剤
予　後：治癒した。

以上の治験例から，赤帯の治療には以下のような薬を用いる。
止血──地楡炭・藕節・阿膠・仙鶴草
固渋──烏賊骨・椿根皮
月経の調節──当帰・白芍
気虚──党参・白朮
腎虧──五味子・桑寄生
養陰──生熟地・麦門冬
清熱──地骨皮・青蒿

4　白淫

病　因：普段から過労ぎみだったり思い悩むことが多いと，情志が抑うつされて起こる。
症　状：帯下が米のとぎ汁のように希薄になり，大量に出る。
治　療：一般には温壮渋帯剤を使用する。脾虚で血が少ないものには，帰脾湯で益血健脾する。
治　験：白淫は，虚証に属する。一般に血虧脾虚のものが多いので，補血健脾剤が有効である。

■|症　例|■
患　　者：22歳，既婚。
主　　訴：産後虚弱になった・消化不良・脾虚・帯下が多く希薄で無臭・精神疲労・めまい。
処　　方：香砂六君子丸・帰脾丸
予　　後：治癒した。

5　帯下の外治法

　黄色や赤い帯下がとぎれることなく続き，少腹部がだるくて痛むのは，湿熱下注型の帯下である。この病症は帯下のなかでも大多数を占め，病院で検査をすると，いずれも子宮頸管炎が発見される。これに対し，私たちは外治法を使用して高い効果を上げている。
処　　方：地楡・百部・川連・桔梗
用　　法：上記の薬味を濃く煎じ，ガーゼに包んだ綿に染み込ませ，膣に入れる。これを数回繰り返す。
作　　用：消炎・化湿・殺虫・排膿・収斂
治療効果：症状が消失した。
　以下に症例を紹介する。

■|症例1|■
患　　者：30歳，既婚。
主　　訴：出産後出血と帯下が6カ月間止まらず，病院で検査したところ，子宮頸管炎と診断された。
治　　法：外治法を6回施した。
予　　後：完治した。

■|症例2|■
患　者：27歳，既婚。
主　訴：膿状の帯下があり，陰部が痒く少腹痛がある。病院で検査したと
　　　　ころ，子宮頸管炎と診断された。
治　法：洗浄法も服薬も効果がなかったので，外治法を6回行った。
予　後：症状が消失し，病院で検査したところ，子宮頸管炎は治癒していた。

6　外陰瘙痒症

病　因：湿熱生虫
症　状：膣の瘙痒感・帯下の増加
治　療：殺虫収斂剤で薫洗する。

　帯下の増加を伴う瘙痒症は，病院で検査をすると，そのほとんどがトリコモナス腟炎である。これは臨床上よくみられる疾患であり，瘙痒感がひどくていても立ってもいられず，精神が萎縮する。
　治療は殺虫収斂剤で陰部を薫洗し，薬液を直接患部から吸収させることで即効性を得る。
　以下に症例を紹介する。

■|症例1|■
患　者：27歳，既婚。
主　訴：陰部の瘙痒感・帯下の増加。病院で検査したところ，トリコモナ
　　　　ス腟炎と診断され，洗浄を行ったが効果がなかった。
処　方：百部・川連・蛇床子・土槿皮・川椒・枯礬
　　　　上記の薬味を濃く煎じ，12回薫洗した。
予　後：症状が消失したので，病院でトリコモナス検査を行ったところ，
　　　　2回とも陰性であった。

■|症例2|■
患　者：21歳，既婚。
主　訴：陰部瘙痒感・帯下の増加。発症から数カ月が経つ。
処　方：蛇床子・百部・土槿皮・川椒・枯礬
予　後：薫洗を3回行ったところ，痒みが止まり，帯下も少なくなったが完全ではなかったので，愈帯丸を140錠服用したところ，帯下も完全に止まり，治癒した。

妊娠悪阻の臨床経験

　妊娠悪阻のうち軽症のものは，通常薬を服用する必要はない。しかし重症で激しく嘔吐し，長期間食べることができなかったり，嘔逆して昏厥するような場合は，薬を服用して治療する必要がある。

　朱先生がこの疾患を治療するときには，焦白朮・姜半夏・姜竹筎・橘皮・砂仁（後下）・淡黄芩・烏梅・左金丸などを加減して常用した。胃寒があれば黄芩を除いて生姜・伏竜肝を加え，胃熱があれば姜川連・活水芦根を加え，嘔吐を伴えば鮮生地・藕節炭を加えて涼血止血する。

　薬を服用する際には，あらかじめ生姜の汁数滴か，生姜と薄い粥を煮詰めたものを飲んでおくとよい。また胃熱があるときには，これらを冷たくして少量を飲み，それから薬湯を少しずつ飲んでみる。これで吐き出さなければ，再び薬を何回かに分けて飲むのである。この方法を行えば，確実に服用させることができるだけでなく，薬の効果を強化することができる。

　しかし重症の悪阻患者では，薬を飲んでもすぐに吐き出したり，薬を見たり匂いを嗅いだりしただけでも嘔吐するものがいる。この場合，患者は長期間食べることができないために，痩せ衰えて顔つきも憔悴し，1カ月余りも寝たきりで，ビタミン剤やブドウ糖の注射で命をつなぐといった状態になる。このような患者の治療のために，朱南山老中医師は，香芹蒸気

法を伝えている。新鮮な芫荽（香菜）1束，蘇葉・藿香各3g，陳皮・砂仁各6gを煮沸してから大壺の中に入れ，それを患者の鼻孔の下に置いて蒸気を吸入させるのである。この芳香が胸を寛かせて嘔逆を止め，脾胃を覚醒させる。すると患者はたちまち気持ちがよくなり，消化のよい食べ物を少しずつ受け入れるようになり，二度と悪心や嘔吐は起こさなくなる。

婦人科疾患治療のタイミング

　中医学では，疾病治療のタイミングというものを非常に重視している。たとえば瘧疾の治療について，『素問』刺瘧篇はこう述べている。「およそ瘧を治すに，発するに先んずること食頃のごとくせば，すなわちもって治すべく，これを過ぐせばすなわち時を失うなり」。瘧疾だけにとどまらず，婦人科疾患治療も同様であり，月経痛などの場合も，その病因類型によって治療の時期を変えなければならない。
　たとえば気鬱型の月経痛患者の場合は，月経の3日前から現れる乳房部と脇の脹痛は我慢することができるので，月経が始まって小腹部の疼痛が耐えきれなくなってはじめて診察に訪れる場合がほとんどである。しかしこの時点で薬を飲んでも，当面の痛みを軽くすることはできても，翌月の月経痛は依然元通りのままである。これは本来受けるべきタイミングで治療を受けていないからである。そうではなく月経前乳房部の脹り・胸悶・小腹部の脹りなどが現れたちょうどそのときに，香附子・鬱金・当帰・蘇梗・延胡索・枳殻・橘葉・橘核・烏梅などの疏肝理気薬で肝気を条達させ，気血の運行を正常に戻せば，月経時の痛みを軽減させるばかりでなく，月経を順調にして，月経周期を正常にすることができる。その後月経のたびに服用を続ければ，数クール後には疾病は完治するのである。
　瘀血性の月経痛の場合は，月経の初期で血液が渋滞してすっきり出ず，腹痛があり，経血に瘀塊が混じっているときに，焦山楂・枳殻・川芎・

乳香・没薬・青皮・当帰尾・桃仁などの活血調経薬を服用して，月経不調と腹痛の主な原因である瘀滞を散逸させれば，経血は順調に流れ，腹痛も自然に消失する。

　虚性の月経痛の場合は，気虚や血虚，あるいは衝任の虚弱の場合でも，みな原因は身体が虚弱なことにあるので，普段から薬を服用することが望ましい。気虚には人参・黄耆・白朮・茯苓，血虚には当帰・地黄・川芎，衝任の虚弱には紫河車・鹿角霜・巴戟天・仙霊脾などの薬を服用する。また蘇梗・陳皮・木香・砂仁などの行気醒脾薬を補助として使い，身体を強壮にすれば，必ずしも月経時に薬を飲まなくても，月経のたびに痛みが軽減していき，やがては完治する。

　月経痛治療と同様に，不妊症・子癇などの婦人科疾患の治療にも，タイミングが非常に重要である。その疾患の治療に最も適したタイミングを把握するためには，あらゆる点を考慮しつつ柔軟に対応することが大切であり，臨床経験を積んでいくなかで判断することができるものである。この点は，大変重要なポイントといえよう。

衝任研究

　衝任とは，奇経八脈の一部である。「衝」とは，要衝という意味であり，臓腑経絡の血すべてが帰る衝脈は，十二経絡の要衝としての役割を果たしている。また衝脈は経絡の海でもあることから，血海とも呼ばれている。
　一方「任」とは，「担任する」，あるいは「妊養する」という意味であり，任脈は全身の陰脈を妊養するとともに，女性の妊娠機能に関与している。両脈の機能と病変はその他の分野にも関わってはいるが，主たる作用は，やはり婦人科，特に女性の月経・帯下・妊娠・出産のコントロールである。
　中国では古くから，衝任は婦人科疾患を診断治療するうえでの綱領であ

ると医学書に明記されている。たとえば『婦人良方』博済方論第二篇には，「婦人病には36種類あるが，どれも衝任の労損が原因である」と述べられている。また清代の徐霊胎(じょれいたい)は，『医学源流論』のなかでこう述べている。「衝任脈はみな子宮から始まり，上昇して背中を循(めぐ)る。両脈は経脈の海であり，血はすべてここから発生し，妊娠に携わる。したがって大本である衝任を明らかにすれば，そこから発生した疾病がいかに複雑であっても，その原因を解明することができる」。

また衝任は，心・肝・脾との関わりが強い。それは心が血を生じ，肝が血を蔵し，脾が血を統轄するからであり，血海である衝任と，血によって陰脈を滋養する任脈がこの3臓と分かちがたく結びついているのは，当然のことといえる。そのためこれら3臓器の疾患が経絡を通じて衝任に伝わるという事態も，しばしば見受けられる。

経絡面についていえば，衝任は足太陰・足陽明・足少陰・足厥陰の経絡と連絡している。したがって衝任脈の生理と病理を理解するには，まず上記の経絡との関係を明らかにする必要がある。

1 衝任と脾胃

衝脈は血海であり，任脈は胎盤を主り，両者は互いに助け合いながら分かちがたく結びついている。ところが衝脈の主る経血の源は血であり，その血は脾胃によって化生されるので，古人は衝脈が陽明に隷属すると考えた。葉天士(ようてんし)も『臨証指南医案』のなかでこう述べている。「衝脈は陽明に属する」「およそ経血とは，必ず衝脈から降りて来るものであり，その衝脈は胃経に統轄されている」。またこの葉天士の理論を秦天一が受け継ぎ，このようにまとめている。「衝脈は月経の本である。ところで血気は水穀から化生されるので，水穀が盛んであれば血気もまた盛んであり，水穀が衰えれば血気もまた衰える。そして水穀の海は陽明にある。したがって衝任の血は陽明水穀から化生され，陽明胃気は衝脈の源である」。そして陽

明胃と太陰脾とは表裏の関係にあり，互いに助け合って血の生化に携わり，任脈の主る胎盤を供給しているので，葉天士は「衝任血海は，みな陽明が主る」といっているのである。

経絡についていえば，衝脈と足陽明胃経は「宗筋に合し，気街に会す」といわれるように，衝脈は胃の経絡と並行して腹部を上昇している。また任脈のうちの一部の腧穴は，脾胃両経と交会している（以下の表を参照）。

項　目	腧穴名
1．任脈と脾経との交会穴	中極・関元・下脘・膻中
2．任脈と胃経との交会穴	中脘・上脘・承漿
3．胃経と任脈との交会穴	承泣

また『婦人良方』がこのように述べている。「乳汁は衝任から供給されるので，衝任に疾患があって乳汁が少なく黄色いものは，子供を生んでもひ弱で病気がちである」。一方，李東垣は『蘭室秘蔵』経閉不行三論篇で，このように述べている。「女性の脾胃が長い間虚していると，……血海が枯渇する。これを血枯経絶と名づける」。どちらも脾胃と衝任の結びつきの強さを表した文章であり，脾虚胃弱であまり物が食べられず，運化機能がうまく働かなければ，衝任血虚を引き起こし，上半身では乳汁が欠乏し，下半身では月経が停止することを説明している。

2　衝任と肝

衝任と肝臓との関係もまた，大変密接である。肝は血を蔵し，衝脈は血海であるので，肝臓機能の強弱は血海の干満にもおおいに影響を与える。

そして肝は条達を喜ぶが塞ぎ込みやすいので，肝が瘀滞すれば気滞血瘀となって衝脈を傷つけ，子宮の癥瘕を引き起こす。これは『難経』二十九難の「任脈が病めば，体内の結に苦しむことになり，男では七疝になり，女は癥瘕になる」という一文とも一致している。

そして肝鬱は長期化することによって火に変化するが, 妊娠悪阻の原因は, この肝経の鬱火が衝脈を挟んで上逆したことである場合が多い。唐容川(とうよう)(せん)も,『医経精義』でこう述べている。「吐咳嗆嘔などのさまざまな逆証は, 衝脈の気が上逆したことによって起こる。頭, 目, 咽喉, 胸が侵されるのは, 心肝の火が衝脈を挟んで上昇するからである」。また葉天士も,「衝脈が上逆して胃を犯せば, 嘔吐が起きる」と述べている。

　経絡という側面から考えても, 子宮から始まる衝任の脈のうち, 任脈の天突穴には足厥陰肝経がめぐっているので, 肝との関係は深い。また任脈の腧穴の一部は, 肝経と交会している。たとえば曲骨・中極・関元などである。

3　衝任と腎

　衝任と腎との関係は最も強く, その生理について,『素問』上古天真論篇はこのように説明している。「女子は七歳にして腎気盛んとなり, 歯更(かわ)り髪長ず。二七にして天癸至り, 任脈通じ, 太衝脈盛んにして, 月事時をもって下り, 故に子有り」。また『難経』三十六難は腎の機能について,「男子は精を蔵し, 女子は子宮に繋がっている」と定義している。清代の銭国賓は,「月経は腎から始まり, 衝任二脈によって盛んになる」と述べ,『女科経綸』は「八脈は腎に属す」と述べている。このようにいずれも両者の密接な関係を認めている。また経絡面からみても, 衝脈は「足少陰腎経に注ぐ大絡」であり, 腎経と並んで臍の両脇を通って腹部を上昇している。しかも衝脈それ自体に腧穴はなく, 大部分の腧穴は腎経のものである。また任脈は胎盤を主っているが, 腎も子宮に繋がっており, しかも任脈の一部の腧穴は腎経と交会している（以下の表を参照）。

項目	腧穴名
1．衝脈を構成する腎経の腧穴	横骨・大赫・気穴・四満・中注・商曲・肓兪・石関・陰都・通谷・幽門
2．任脈と腎経の交会穴	中極・関元・陰交・膻中

　腎は子宮に繋がっているので，腎気が虚弱になれば衝任に影響を与え，漏胞〔妊娠下血の止まらないこと〕や小産〔妊娠3カ月以上での流産〕などの疾病の原因となる。腎気が充実してはじめて衝任が通じ，時が満ちて月経が始まるのである。もしも腎気が欠損し先天不足であれば，衝任両脈にも影響を与え，一定の年齢に達しても月経が始まらなかったり，発育不足などの症状が発生する。

4　衝任の病機

　婦人科疾患が発生する原因のうち，衝任機能の失調は重要な位置を占めている。そこで衝任の病変が形成される過程を分析してみると，次の2種類に分類することができる。1つは臓腑，気血，そのほかの経絡の病変が衝任機能に影響を与えたものである。もう1つは，各種発病要因（三因）が直接衝任を損傷し，そこから臓腑，気血，その他の経絡に影響して，疾病を発生させたものである。以下に具体的に説明しよう。

1．月経	衝任が損傷され，月経不順になる（『諸病源候論』）。
2．帯下	任脈に湿熱があり，黄帯が発生する（『傅青主女科』）。衝任が虚損すると，帯下が純白になる（『証治準縄』赤白帯下，『済生方』温剤白斂丸条）。
3．妊娠	肝火が衝脈を挟んで上逆し，悪阻が発生する（『医経精義』下巻，諸病所属篇）。衝任が気虚となり，漏胞が発生する（『諸病源候論』）。
4．出産	衝任が損傷され，産後の悪露が止まらず，暴崩になる（『婦人秘科』）。衝任に疾患があり，乳汁不足になる（『婦人良方』）。

| 5．その他 | 衝脈が病み，不妊症になる（李時珍『奇経八脈考』衝脈為病篇，王叔和『脈経』）。「任脈の病たる，…女子帯下瘕聚」（『素問』骨空論）。|

以上から，次のように推論することができる。
1. 臓腑などの病変が衝任に影響を与えた場合は，発生した症状から診断する。たとえば漏胞の場合，前兆として腰のだるさや胎動不安などの症状がみられれば，腎虚の類型に帰属させることができる。その後出血などの現象が際立ってきたときには，衝任の固摂機能が働かなくなっているのである。
2. 三因が直接衝任に影響を与えた場合，たとえば月経中の性交によって誘発された崩漏や，搔爬によって引き起こされた小腹痛や出血などの症状は，いずれも衝任損傷あるいは虚弱という類型に帰属させることができる。

5　薬物帰経

十二経にはそれぞれの帰経薬物というものがあるが，衝任両脈の専門薬については，古代の医学者たちの主張は3つに分かれている。
1. 衝任脈には専用の薬物などないと主張しているもの，2例。

　　たとえば清代の柳宝詒は『柳選四家医案』のなかで，次のように述べている。「古来より奇経だけに属する疾病というものはないし，奇経だけに入る薬などはない。また『内経』の記述や八脈の循行と働き，および先人たちの議論から考察すると，十二経の気血の余分なものが溢れ出て奇経に入るのであり，また疾病が長期化して深部にまで入ると正経から奇経に侵入するのである。したがって投薬はあくまでも正経を中心に行う」
2. 衝脈に専門薬があると主張しているもの。

　　たとえば清代の徐霊胎は，『臨証指南医案』の語釈のなかで，次の

ように述べている。「奇経とは十二経が溢れ出たものであり，十二経がこれを統轄する。ただし衝脈は血海であり，女性と帯下に関わっているので，他の経絡を通じて治療する専門薬がないならば，別の治療法を考えないわけにはいかない」

3．奇経八脈に専用の治療法があると主張しているもの。

葉天士は『臨証指南医案』のなかで，奇経の運用に関するさまざまな説や，婦人科疾患を治療した経験を紹介しているが，彼が八脈の欠損に用いた薬や方剤は，一般の補脾・補肝腎薬とは異なっている。

薬物帰経に関する記述は，『神農本草経』などの古典医学書には認められず，はじめて登場するのは唐代以降である。医学者たちが臨床実践から得た貴重な経験を蓄積していくなかで，次第に十二経の帰経薬物をまとめていったのである。そして十二経絡と同じように，衝任脈の帰経薬物も，本草書に記載されている。たとえば元代の王好古（おうこうこ）の『湯液本草』呉茱条下には，「衝脈が病むと，逆気裏急するので，この薬物で治療する」と述べられている。また『本草綱目』巴戟天条には，「血海を補う」とあり，『得配本草』には，「鹿茸は衝・任・督脈の三脈に入り，おおいに血を補う。草木薬とは比べものにならない」と述べられている。また『傅青主女科』にも，「巴戟・白果で任脈を通じさせる」などの論説がある。

帰経薬物だけでなく，衝任疾患を治療するための専用処方もある。『済陰綱目』の婦人病治療には，衝任疾患を治療するための処方が列挙されており，四物湯・茸附湯・断下湯・伏竜肝散・神仙聚宝丹・調生丸・秦桂丸・南岳魏婦人済陰丹・内補丸・大聖沢蘭散などがそれである。また喩嘉言（ゆかげん）の『寓意草』では，楊氏の長女の無月経を治療するのに竜薈丸を使い，「血を収斂させて衝脈に通じさせれば，熱が下がり月経が始まる」とその効能を明らかにしている。また王孟英（おうもうえい）には，温養奇経方（『王氏医案訳注』第九巻趙案注，亀板・鹿角霜・当帰・茯苓・枸杞子・甘草・芍薬・烏賊・肉蓯蓉・蒲桃）がある。このほかよく知られているところでは，亀鹿二仙膠が衝任

両方を補う方剤として有名である。

朱先生のおおまかな帰納では,衝任の帰経薬は次の何種類かに分けられる。

1．衝脈に入る薬

衝脈の気を補う	呉茱萸（『本草綱目』王好古を引用）・巴戟天（『本草綱目』）・枸杞子・甘草・鹿蹄草（『得配本草』）・鹿茸（『女科要旨』）・紫河車・肉蓯蓉・紫石英・杜仲（『臨証指南医案』）
衝脈の血を補う	当帰・鼈甲・丹参・川芎（『得配本草』）
衝脈の逆を降下させる	木香・檳榔（『得配本草』）
衝脈を固摂する	山薬・蓮子（『傅氏女科』）

2．任脈に入る薬

任脈の気を補う	鹿茸（『女科要旨』）・覆盆子（『臨証指南医案』）・紫河車（『杏軒医案輯録』）
任脈の血を補う	亀板・丹参（『得配本草』）
任脈を固摂する	白果（『傅青主女科』）

6 衝任を補う薬とホルモンとの関係

衝任は子宮から始まり，子宮の機能に強い影響を与える。衝任を補う薬には，月経を調節し，子宮の発育を助け，正常な性生活を回復させる効果がある。最近の研究では，このような作用の一部は，これらの薬物に含まれるホルモンから発生することがわかっている。

文献によれば，鹿茸などの動物性薬物には，少量の卵胞ホルモンが含まれ（『中薬誌』第4集），紫河車には性腺ホルモン・卵巣ホルモン・黄体ホルモンなどが含まれている（『中薬誌』）。また覆盆子などの植物性薬物には，エストラジオール含量測定の結果，エストロン・エストラジオール・エス

トリオールなどのホルモンが含まれている（1961年『上海市医薬聯合年会論文滙編』産婦人科）。

　朱先生が治療に参加した無月経の症例でも，以下のようなことが確認されている。すなわち腎虧や衝任虚弱患者の一部に対して，薬を服用する前に子宮頸管粘液塗抹標本でエストラジオールとプロゲステロンの観察を行ったところ，少数の上皮細胞を除いて羊歯状結晶がみられなかったにもかかわらず，衝任を補う鹿角霜・紫河車・巴戟天・当帰などを服用した後には，次第に羊歯状結晶が現れてきたというのである。このことは，衝任を補う薬に性腺ホルモンを回復させ増加させる機能があることを証明している。

　以下に症例をあげる。

■症　例■

患　者：範〇〇，28歳，既婚，教師。
主　訴：患者は1960年に下放して労働に参加してから，1度月経があったきり，現在に至るまで7カ月間月経がない。めまい・精神疲労・性欲減退・乳房が小さくなる・帯下・腰がだるい・物事が煩わしい，などの症状がある。
婦人科検査：子宮が小さい（約5.5×3×2cm）。子宮頸管粘液塗抹標本によるエストラジオールとプロゲステロン観察を，3日に1回，連続して5回行った。粘液は少なく濃厚で，毎回少数の上皮細胞がみられるほかは，羊歯状結晶はみられなかった。
弁　証：衝任虚弱
処　方：当帰丸6錠（呑む）・丹参9g・巴戟天9g・鹿角霜6銭・仙霊脾9g・紫石英9g・益母草9g・紫河車3g（粉末にして沖服する）
予　後：以上の処方を加減し，続けて9剤服用した。その間に，子宮頸管粘液塗抹標本検査を行ったところ，次第に羊歯状結晶が現れるようになった。その後中西医結合快速療法を行い，月経を回復した。

衝任を補う薬に性腺ホルモンが含まれているという事実は，衝任が血海と胎盤を主るという古人の理論の正当性を証明するものである。同時にこれらの発見は，衝任の作用を研究するうえでの新たなきっかけとなるものでもある。

帯脈についての考察

　帯脈は，全経絡のなかでも特殊な循環経路を辿っている。一般の経絡は上下方向に循環するのに対し，帯脈だけは桶のたがのように体を横方向に一周しており，これが他の経絡とはまったく異なる点である。『難経』第二十八難が「帯脈は季肋部から始まり，体を一周する」と述べ，李時珍が「帯脈は季肋部の足厥陰の章門穴に始まり，足少陽とともに帯脈穴を循り，帯のように体を一周する。また足少陽と五枢，維道など，8穴で交会する」（『奇経八脈考』帯脈篇）と述べているように，この経絡は体を横に一周するので，上下方向に走る経絡はみなこの経絡を通り，その制約を受けることになる。したがって帯脈には諸脈を束ねる機能があり，特に腰から下の経絡は，この脈に吊り上げられることによって正常な位置を維持している。

　十二経のうち，帯脈は肝胆との結びつきが強い。それは帯脈の穴位のうち，章門穴が肝経に属し，帯脈穴が胆経に属しているからである。したがって精神が抑うつして肝胆不舒となり，それが長期化して熱に変われば，湿熱が帯脈に滞留して，帯下などの疾患を発生させる。また帯脈がめぐっている腰部は足少陰腎経に属し，腎の府であるので，帯脈と腎との関連も強い。したがって帯下が長引いて滑泄が止まらなければ，病勢は最終的には腎臓にも波及する。

　帯脈は腰から下の諸脈を束ねているが，その下焦は奇経が集まるところでもあるので，帯脈が奇経のなかでも重要な位置を占めていることは容易に想像がつく。なかでも張子和が「衝任督3つの脈は，同じところから始

まって3つに分岐しているが，みな帯脈に連絡している」(『儒門事親』証婦人帯下赤白錯分寒熱章)と述べているように，小腹部から始まる衝任督脈は，帯脈とは切っても切れない関係にある。

　ところで帯脈は男女どちらにもあるので，帯脈疾患は女性だけに発生するわけではない。しかし婦人病の多くは腰帯から下に発生し，婦人科医を「帯下医」(『史記』扁鵲倉公伝)と呼ぶことからもわかるように，帯脈は婦人科の生理と病理にとって非常に重要な意味をもっている。

　たとえば帯脈が損傷されると，帯脈の牽引機能もまた損なわれ，下陥症状が現れる。「腹満し，腰が水の中に座っているかのように弛緩する」(『難経』第二十九難)という現象は，帯脈の固摂機能が失われたために，中気の運化機能が働かなくなり，腹部が脹満し，腰部が弛緩して力が入らず，水の中に座っているような状態，つまり軟弱になって下垂しているような感覚になると説明している。

　そこで筆者は，歴代文献の帯脈に関する論述を帰納し，また自身の臨床経験を参考にして，次のように考えるに至った。帯脈の病理メカニズムとは，帯脈が弛緩することによって発生する各種の下陥症状のことである。そしてこれらの症状は，2種類に大別することができる。

　1つは帯脈が虚弱なために，吊り上げる力が不足するという症状である。たとえば帯脈が疲弊すれば，胎盤を主る任脈が影響を受けて胎盤を固摂できず，胎漏が発生する。また帯脈が弛緩すれば，小腹内臓器の一部も下陥する。たとえば腸が下垂すれば癩疝になり，子宮が下垂すれば子宮脱になる。このほか帯脈の陽明経脈を拘束する能力が失われれば，宗筋が弛緩し，足が萎えて動かなくなる。

　もう1つは，痰・湿・寒・熱など各種発病要因が帯脈の束ねる能力を減退させることによって発生する帯下という疾患である。帯下は色・匂い・清濁によって弁証され名前が変わるが，いずれにせよ帯脈の病変である。

　帯脈の生理および病理に及ぼす影響を明らかにすることは，臨床上重要なことである。

1　帯脈の臨床応用

1．漏胞

　帯脈は腰から下の疾患を主り，督・任・衝脈を束ね，出産に関与する。『奇経八脈考』気口九道脈篇は，帯脈の病変は「子供をできなくする」と述べているが，帯脈に疾患があれば，出産が困難になるだけでなく，受胎や胎盤も不安定となり，漏胞や早産を引き起こす。『傅青主女科』は，こう述べている。「帯脈とは，胎盤を吊り上げる糸である。帯脈が無力になれば，引き上げる力がなくなるので，胎盤は不安定となる。したがって帯脈が弱ければ流産しやすくなり，帯脈が損傷されれば妊娠が不安定になるといわれるのである」。

　帯脈が損傷される原因には，つまずいて転ぶ・性生活の不摂生・先天不足・腎気の虚弱・帯脈の失調などがある。漏胎を治療するには，帯脈を固摂し，腎気を補うことが重要である。筆者はこの法則を運用することによって，臨床において大きな成果を上げている。

　以下に症例を紹介しよう。

■|症　例|■

患　者：邵〇堤，女性，24歳，既婚，教員。
初　診：1955年10月4日
主　訴：患者は新婚5カ月であり，妊娠2カ月になっている。めまい・目がかすむ・四肢に力が入らない・精神疲労・腰がだるい・小腹部の下垂感・頻尿・数日間出血が止まらない，などの症状がある。
弁　証：帯脈の吊り上げる機能が失調し，腎気の固摂機能が働かなくなったために起きた漏胎。
治　法：帯脈を固摂し腎気を補う。
処　方：太子参・黄耆・黄芩・白朮・白芍・川断・杜仲・生地黄・炒当

帰身・南瓜蒂・苧麻根などを中心に投与。
予　後：6剤を服用したところ，出血は止まり，小腹部の下垂感や腰のだるさが消失し，1956年5月に無事出産した。

　当帰身・黄耆・白芍・続断などの薬味は，『奇経薬考』（『得配本草』付録）の記述によれば，みな帯脈に入る薬であり，帯脈の吊り上げる能力を回復させることができる。したがってこれを臨床に応用すれば，帯脈を固摂し胎盤を安定させることができる。
　また滑胎という証がある。これは現代では習慣性流産といわれる疾患であり，妊婦は同じ妊娠月数になるたびに漏胎を引き起こし，それを何回も連続して繰り返す。つまり帯脈の固摂機能が働かず，腎気が虚弱なために引き起こされる証であり，つまずくなどの外的要因がなくても，突然出血して流産してしまう。しかも流産のあとはすぐに妊娠し，同じ月数になるとまた流産するのである。この疾患を治療する最良の方法は，1年余り避妊をさせ，その間に，菟絲子・覆盆子・杜仲・続断・黄耆・白朮・芍薬などで帯脈を強固にし，腎気を補い，帯脈と子宮機能の回復を待ってから妊娠させることである。そうすれば胎盤もしっかりしているので，滑胎には至らない。

2．腎著と足痿

　腎著症は，帯脈の疾患に属する（『奇経八脈考』は「帯脈為病」の章に入れている）。帯脈の気分が不足したために弛緩して下垂し，それが腎経にも影響を及ぼし，腎著という現象を発生させるのである。
　本症の初出は，『金匱要略』である。「腎著の病，その人身体重く，腰中冷ゆること，水中に坐するがごとく，形水状のごとく，かえって渇せず，小便自利し，飲食故のごときは，病下焦に属す。身労し汗出で，衣裏冷湿にして，久久としてこれを得，腰以下冷痛し，腰重きこと五千銭を帯ぶるがごときは，甘姜苓朮湯これを主る」。

腎著とは「腰のリウマチ性神経痛」であると主張する者もいるが，筆者はこの見解には賛成できない。病機と臨床からみて，腎著は腎下垂の症状と非常によく似ている。このような疾患は，主に中気不運と帯脈の弛緩から発生するものであり，そのため腰部に「五千銭を帯びているような」重く下垂した感覚が現れるのである。ほかに患者には腰のだるさがあり，横になっているときは比較的よいが，立ったり労働したりすると，重だるかったり痛かったりする。

　甘姜苓朮湯（甘草・乾姜・白朮・茯苓）は腎著湯ともいわれ，中気を温め，帯脈を固摂することを目的とする処方である。中気が充足して帯脈が固摂されれば，腎臓が下垂することはなくなる。この処方は，帯脈疾患のための処方である。

　足痿症についての記述は，最初『素問』痿論にみられる。原因は，帯脈の固摂機能が働かなくなったことであり，その結果陽明経脈を拘束することができず，宗筋が弛緩したのである。したがってこの疾患に対しては，やはり上記の処方で治療すべきである。『金匱今釈』第四巻には，昔日本の漢方医が甘姜苓朮湯で足痿を治療した治験例が載っているが，それはこの処方の帯脈を固摂し脾胃を温める力を利用したものである。ただしその主眼は，脾胃ではなくあくまでも帯脈にある。

3. 㿉疝（たいせん）

　㿉とは頽であり，下垂するという意味であり，疝とは陰腫のことである。したがって㿉疝とは，一般に腸が下垂して陰嚢が腫脹し大きくなる病症を指している。『素問』至真要大論篇にも，「丈夫の㿉疝」であると明記されている。

　㿉疝は帯脈の疾患に属するが，厥陰肝経とも関わっている。帯脈の章門穴は肝経との交会穴であり，両経脈の繋がりは非常に強い。そして帯脈は下焦を束ねる経絡であるので，中気が虚弱になり帯脈が弛緩すれば，男性の場合，腸の一部が下陥し，陰嚢のなか（陰嚢は陰器に属し，厥陰肝経が

循環している）に入り，疝瘕という証候を引き起こす。

　金代・張子和の『儒門事親』が疝について詳しく論じているが，彼のいう七疝のうち，気疝とは小児の癩疝（小児にもこの疾患があり，俗名を偏気という）のことである。また狐疝とは軽症の癩疝（横になれば少腹に入り，立って歩けば少腹から出て陰嚢に入る）であり，癩疝とは重症（陰嚢が異常に腫れあがって垂れ下がる）のものをいう。しかし実際には，この3つはいずれも民間でいう「小腸気症」であり，治療法は同じである。つまり3つとも中気が虚弱で帯脈の固摂作用が働かないために起きた疾患であるので，補中益気湯で治療する。以下は，その1例である。

　清代・曹成伯（そうせいはく）『継志堂医案』，「狐疝とは，臥せれば腹に入り，立てば腹から出るものである。補中益気湯と，金匱腎気丸に小安腎丸（香附子・川烏・茴香・椒目・川楝・熟地黄）を合わせたものを使う」。

　清代・王旭高（おうきょくこう）『環渓草堂医案』，「…そもそも疝を治療するためには，辛温苦泄剤にまさるものはない。しかし働きすぎなどで気が下陥したものは，苦泄剤を使えばますます気が下陥してしまうので，まず下陥した気を持ち上げたうえで，辛温剤で補佐する。これもまた標本兼治の方法であり，補中益気湯に茯苓・茴香・延胡索・全蝎・木香を加える」。

　補中益気湯で気陥による疝気を治療するのは正治法であり，この処方を最初に考案したのは李東垣である。彼はこの処方が帯脈の疾患を治療することを指摘し，こう述べている。「補中益気湯は……必ず升麻・柴胡を加えて巡らせ，黄耆・甘草の甘温の気味を導いて上昇させ，拡散した衛気を補って表を実させる。また帯脈の急縮を緩める（筆者注：帯脈の弛緩による下陥を引き上げる）作用がある。2味は，苦平で味が薄いので，陰中の陽であり，清気を導いて上昇させる」（『内外傷弁惑論』飲食労倦論）。

　上記処方中の升麻・黄耆・人参・当帰には，中気を補い帯脈を固摂し，下陥したものを上昇させ，弛緩したものを正常に戻す作用がある。筆者の経験では，労倦が原因の疝気には，上記の処方に荔核・茴香・枳殻・木香を加えて数剤服用させれば，必ず効果が現れる。その理由は，昇提作用と温補作用を合わせているからである。

ところで女性にも癩疝がある。『素問』脈解篇は,「厥陰のいわゆる癩疝にして,婦人の少腹腫るる者」と述べているが,これは現代の子宮脱に似ている。陰癩・癩葫蘆・陰茄・茄子疾などの別名は,いずれもその形状から名づけられたものである。この疾患も,帯脈の固摂機能の失調と中気の虚弱が原因であり,労働による損傷が誘因である。病因が男性とよく似ているので,治療原則も同じである。以下に筆者が補中益気湯の加減方で女性の癩疝を治療した症例を紹介する。

■|症　例|■

患　者：毛○香,女性,35歳,既婚。
初　診：1960年6月23日
主　訴：患者は4回の出産経験があるが,現在子供は3人おり,1人は幼くして亡くなっている。産後働き始めるのが早すぎたために,子宮が膣から脱出し,立つと下垂し,横になると治まるといった状態になった。ほかに腰がだるい・めまい・食欲不振・脈虚軟・苔薄白などの症状がある。
治　法：中気を補い帯脈を昇提させる。
処　方：補中益気湯に丹参・枳殻・杜仲・続断を加えた。
予　後：4剤を服用したところ,子宮が下垂しなくなり完治した。

4．帯下

　帯下が帯脈の疾患に属することは,歴代の医学書にも認められていることである。たとえば『傅青主女科』は,次のように述べている。「帯下は湿症である。帯という名前がついているのは,帯脈の拘束力がなくなったために発生した疾患だからである」(白帯下篇)。
　歴代医案のなかでも,帯脈の損傷によって発生した帯下を取り上げたものは非常に多い。治療法は病因によって異なるが,たとえば蒋宝素(しょうほうそ)は,痰と火がぶつかって帯脈を損傷したために起きた赤白帯に,化痰清熱法を採

用している。薬は，赤石脂・禹余糧・海石粉・製半夏・製南星・炒黄柏・製蒼朮・椿根皮・赤白葵花・川黄連・赤芍薬である（『問齋医案』第五巻肝部赤白帯）。また帯脈の固摂機能が働かず，肝腎が虚弱なために起きた溢れるような帯下には，帯脈を補い固摂している。薬は大熟地・人参・椿根白皮・生甘草・甜桔梗・済水阿膠・当帰身・酸棗仁・柏子仁などである（同書第三巻）。

呉鞠通（ごきくつう）は，帯脈に寒湿が流れこんだために発生した帯下に，温燥法を採用している。薬は艾葉炭・薏苡仁・車前子・小茴香・萆薢・通草・姜半夏・全当帰・益母草・大腹皮・炮姜である（『呉鞠通医案』）。

葉天士は，衝任督帯脈が交錯して起きた赤帯が止まらず，精を枯渇させたものに対し，補填法を採用している。薬は，烏賊骨鮑魚汁丸である（『臨証指南医案』）。

帯下の治療は泄瀉の治療とは異なり，疾病の新旧，あるいは帯下の色や質，匂いにかかわらず，流出するままにしておかず，すぐに止めなければならない。そこで椿根皮・白槿花・鶏冠花・烏賊骨などを，帯下治療の常用薬として使用する。これらの薬剤は，帯脈を固摂して引き上げ，下陥を止めることができる。初期で湿熱に属するものには，これに蒼朮・薏苡仁・黄芩・黄柏を加え，悪臭があるものには土茯苓・墓頭回を加える。慢性の帯下で寒湿があるものには艾炭・茴香を加え，陽虚のものには鹿角霜・白薇を加える。精が枯渇したものには阿膠・鮑魚汁を加え，中気が虚弱なものには補中益気湯を使用してもよい。

このほかにもう1種類，歴代の医学書にはあまり記載されていないが，臨床でよくみられる透明の帯下がある。帯下の粘液は，短ければ3cm，長ければ30cmあまりも伸びて糸を引き，無色透明で粘りがあり，引っ張っても切れない。また常に小腹部の冷痛・腰がだるい・四肢に力が入らない・脈虚弱などの症状を伴う。この疾患は，腎気が虚弱で衝任が虚寒し，帯脈の固摂作用が働かなくなったために発生したものであり，患者は不妊症であることが多い。治療は，金匱腎気丸に狗脊・菟絲子・金桜子・五味子を加える。

また別に産後に発生する透明の帯下で，やはり粘りがあって，糸のように細長く伸びるものがある。しかし小腹部の冷痛はなく，めまい・目が眩む・精力減退・ときどき眠くなる・心悸・心配性・両頬が赤い・脈細数などの症状を伴う。さらに詳細に問診してみると，ほとんどの患者に性交の夢が現れている。これは腎陰が虚欠して君火と相火が旺盛となり，帯脈の固摂機能が働かなくなったのが原因である。治療は前者とは異なり，陰を補い陽を沈潜化させて，帯脈を固摂する。筆者はこの疾患に，知柏八味丸に蓮心・芡実・竜骨・牡蛎を加えたものを常用している。

2　帯脈薬についての考察

　帯脈の引経薬については，『得配本草』の付録の『奇経薬考』や，『雑病源流犀燭』の帯脈病源流篇などに詳しいが，これら先賢の経験を帰納したうえで筆者の経験を加え，以下のように分類した。

＜帯脈を昇提する：升麻・五味子＞
　升麻の薬効について，『奇経薬考』は帯脈の急縮を緩めるとしているが，筆者は帯脈の弛緩を昇提すると表現するのが妥当であり，癥疝・腎著などの症状に応用できるものであると考えている。さらには帯下・崩中・慢性化した下陥などにも本品を使用すれば，著効を得ることができる。いずれもその昇提作用によるものである。
　『傅青主女科』は寛帯湯に帯脈薬として五味子を使い，このように問題提起している。「処方のなかに，酸味があって収斂作用のある五味子と白芍を使っているのに，帯脈の急縮を悪化させず，かえって緩和させているのは，実に不可解である」。しかし，そのうえでこうも解説している。「五味子の酸味で腎水を生み出せば，腎が帯脈を増強させるので，邪魔をしているようにみえて実際には助けているのである」（少腹急迫不妊章）。しかし筆者は，彼の理論に賛同することはできない。なぜならば，五味子の性

能は李東垣がいっているように「気の不足を補い，上昇させ，酸味で逆気を収める」（『本草綱目』五味子条）ことだからである。そもそも酸味が帯脈を収斂させるのは，気を補って吊り上げる機能を強化するからであり，そのために昇提効果が生まれるのである。

＜帯脈を固托する：竜骨・牡蛎・烏賊骨・樗根皮＞
　『奇経薬考』が「竜骨は帯脈疾患を治療する」と述べているように，帯下が長く続き下陥したものには，固托しなければ症状を改善することはできない。竜骨以外では，牡蛎・烏賊骨・樗白皮にも，帯脈を固托する作用がある。帯下が長期化したものには，以上の薬味から選択して使用するとよい。

＜帯脈の疼痛を止める：白芍・甘草＞
　『奇経薬考』が「白芍は帯下と腹痛を治療する」「甘草は帯脈の急を緩める」と述べているように，帯脈が失調したために発生した疼痛現象には，芍薬と甘草を併用すれば協力して帯脈を和らげ，痛みを止めることができる。

＜帯脈の寒を温める：艾葉・乾姜＞
　『奇経薬考』は，艾葉が下焦と子宮を温め，帯脈の寒邪を取り除くことを指摘している。また乾姜は辛熱性で，寒邪を散逸させることができる。帯脈が寒邪を受けて機能が減退し，弛緩して下垂し，だるさと疼痛が現れたときには，熱薬で温めれば寒邪が去り，機能が回復する。甘姜苓朮湯にこの薬味を使っているのはそのためである。

＜帯脈の湿熱を清利する：黄芩・黄柏・白芷炭・車前子＞
　『雑病源流犀燭』帯脈病源流篇は，黄芩は帯脈を治療するための特効薬であると述べている。また帯脈に湿熱が滞留している場合は，黄芩の他に黄柏を加えるとよい。もしも体が虚して太り，強い湿のために陰部の痛みとかゆみ，浮腫があるときには，白芷炭と車前子を加えて，燥湿力を強化

する。特に白芷については,『神農本草経』で帯下を治療する効果を認めており,現代では湿熱による帯下を治療するための引経薬として認識されている(『中薬学講義』)。

＜帯脈の陰を補う：当帰・熟地黄＞
　葉天士が奇経を治療するときには,当帰を帯脈治療の主薬とし,「帯脈が病めば,当帰で宣補する」(『臨証指南医案』龔商年(きょうしょうねん)注解)と述べている。帯脈の陰が虚して営が欠損したときには,当帰のほかに熟地黄を加えれば,さらに効力が増す。

　以上,奇経に入る主な薬物をあげてみたが,遺漏もあろうかと思われるので,忌憚のないご意見をお待ちするものである。

陽維と陰維についての考察

　陽維と陰維の2脈は,奇経八脈の一部であり,「維」という名称には,綱維という意味が含まれている。陽維は陽に繋がり,陰維は陰に繋がり,それぞれが陰陽双方の経脈と繋がり,互いに連絡することによって生体のバランスと協調を維持している。
　現代,維脈については,それぞれ異なる解釈が存在している。章太炎(しょうたいえん)が「陽維も陰維も膝のなかの筋腱である」(『章太炎医論』)と主張しているのに対し,劉柏楷(りゅうはくかい)は「陽維と陰維とは,人体内の甲状腺である」(『前新中国医学院院刊』第1期)と主張している。また陳宴春(ちんえんしゅん)は「陽維とは交感神経であり,陰維とは副交感神経である」(『江蘇中医』1961年12月号)と述べており,医学者たちの意見の違いは大きい。朱先生の経験によれば,陽維と陰維を現代医学用語でまとめることは不可能だという。しかし維脈は経絡学説に関わってくるばかりでなく,婦人科の臨床においても応用する機

会が多いので，浅学を顧みず，ここで解説してみたい。

維脈の人体における循行部位について，『難経』第二十八難は「陽維は諸陽の会に始まり，陰維は諸陰の交に始まる」と説明している。陽維が諸陽の会に始まるとは，足の外果の前下方，金門穴から始まるということであり，その後下腿の外側を上り，脇肋部から肩甲骨に至り，耳の後ろを通って頭側部に至る。他の経絡との交会穴は，足太陽膀胱経の金門，手太陽小腸経の臑兪，手少陽三焦経の天髎，足少陽胆経の陽交・日月・肩井・風池・脳空・承霊・正営・目窓・臨泣・陽白・本神，督脈の風府・唖門である。

陰維が諸陰の交に始まるとは，足の内果の上，築賓穴から始まるということであり，その後下腿の内側を上り，腹肋部の前側から咽部に至る。他の経絡との交会穴は，足少陰腎経の築賓，足太陰脾経の腹哀・大横・府舎，足厥陰肝経の期門，任脈の天突・廉泉である。

要約すれば，陽維は手足の三陽経と連絡して督脈で会合し，陰維は手足の三陰経と連絡して任脈で会合している。そして陰陽が互いに連絡することによって，健康を維持している。『難経』第二十九難にあるように，「陰陽が支え合わなければ，茫然自失して自己を保てなくなる」ということである。

古人は，陽維は表を主り上昇して衛分に行き，陰維は裏を主り上昇して営分に行くと述べている。また清代の葉天士ら医学者たちは，次のように考察している。維脈は奇経に属しているが，その奇経は下焦の深淵部に集まっている。したがって病気が長引き，肝腎が欠損して精血が枯渇すれば，最後には深淵部にある奇経にまで累が及び，寒熱疼痛などの症候が現れるが，これは維脈の疾患であると。また婦人科疾患では病変は主に小腹部に現れるので奇経との関わりが深いが，なかでも維脈の病症は多いので，維脈の機能を深く理解することは，臨床治療にとって不可欠である。

1　陽維の臨床応用

『難経』第二十九難が「陽維が病むと，寒熱に苦しめられる」と述べているように，寒熱の症候は，陽維脈疾患の主要病変である。陽維脈の寒熱病変を，以下のように分類する。

＜外感＞

太陽病で衛が虚し，自汗して頭や後頸部がこわばって痛むものは，太陽と陽維との合病である。『傷寒論』第一巻は，こう述べている。「太陽病，初め桂枝湯を服し，かえって煩し解せざるものは，まず風池，風府を刺し，かえって桂枝湯を与うればすなわち癒ゆ」。つまり悪寒発熱して自汗するのは衛虚であるが，衛は陽維が主っており，頭や後頸部がこわばって痛むのは，陽維経絡にまで病症が波及しているからであると説明しているのである。したがって桂枝湯を服用するだけでは病気は治らないので，まず最初に陽維経絡（風池は陽維と足少陽の交会穴であり，風府は陽維と督脈の交会穴である）を治療すれば，陽維が抑制されるので，そのうえで桂枝湯を服用すれば完治する。

なかには，まず寒証があってから発熱する陽明証も，寒熱往来する少陽証も，陽維の疾患に属すると主張するものがいるが，それはあまり正しいとは思えない。なぜならば，衛虚気弱があったうえで寒熱に苦しめられてこそ，陽維の範疇に属するからである。つまり陽維に疾患があり，陰陽の連携が失調するからこそ，「自分を保てなくなる」という虚弱現象が現れるのであり，このような現象は陽明と少陽の症状とは一致しない。ただし瘧疾(ぎゃくしつ)を長く患い，陽虚になって寒熱に苦しめられ，奇経にまで損傷が及ぶのは，陽維疾患の一種である。

清代の葉天士も，長期化した瘧のために陽虚衛弱になり，寒熱に苦しめられるのは陽維の疾患であると認めている。そこで，『臨証指南医案』の治験例を紹介しよう。「過労によって陽気が損なわれるのは，内損してい

るところに邪が陥入するからである。そもそも女性は天癸が途絶えた後は，陰経が空虚になるので，単に営衛の不調による寒熱であるとはいいきれない。そこで脾胃を温め，露姜（露姜飲）で中宮の営虚を治療するとよい。ただし悪寒だけで熱症状がないものは，牝瘧である。牝は陰であり，体が重いというのも陰象なので，辛甘剤で理陽する。鹿茸は督脈から温めて昇提する作用があり，姜や附子が気分の邪を追い出し虚を補うだけであるのとは違い，営分に働きかける」。

　また『奇経』は次のように述べている。「陽維が病むと寒熱に苦しむ。鹿茸・鹿角霜・人参・当帰・濘桂・茯苓・甘草を使用する」。呉鞠通もまた，慢性の瘧疾で陽が衰微すれば，奇経を損うと述べている。その治験例は以下の通りである。「孫某，40歳。少陰の三瘧が，2年間治らない。寒症状が多くて熱症状が少なく，脈は弦細である。陽の損傷が八脈にまで波及しているので，通補奇経丸（鹿角膠・鹿茸・沙蒺藜・肉蓯蓉・小茴香・人参・補骨脂・川草薢・当帰・炙亀板・烏賊骨・桑螵蛸・生牡蛎・杜仲炭・紫石英・枸杞子・益母膏）4両を与えた」。

＜内傷＞

　李時珍は次のように述べている。もしも陽維が病み，「営衛が衰えて寒熱を病んだものは，黄耆建中湯や八物湯の類で治療する」（『奇経八脈考』二維為病篇）。つまり，陽維の気が弱く虚損して不足しているものが寒熱を伴ったときには，治療はまず陽から着手し，陽を助けて建中し，虚損を補うべきであると主張しているのである。また陽維は奇経に属し，下焦から始まって督脈と会合しているが，婦人科疾患の多くも小腹部に発生するので，月経・帯下・妊娠・出産もまた奇経と関わってくる。たとえば，虚損が長引き寒熱症状が現れたもののほとんどが陽維と関係しているので，治療はこの点を考慮して行わなければならない。清代の医学者たちが，この点についてどう考えていたかをみていこう。

1. 寒熱を伴う無月経

葉天士の『臨証指南医案』第九巻朱案は,こう述べている。「陽維の病たる,寒熱を苦しむ,と内経に述べられている。前年に氷雪が少なく,冬に収蔵作用をすることができなかったうえに,春にやや湿度が高く,地気が昇泄されると,肝腎の血液の欠乏が続く。春の生育の気が弱いのである。八脈は肝腎に属し,全身を束ねる大綱である。したがって八脈の束ねる機能が不足すれば,陰が弱まって内熱が生じ,陽が衰えて外寒が生じる。すると脊椎が常に痛み,月経周期が乱れ,次第に血海が枯渇していき,さらに長引けば虚弱になってあらゆる症状が現れる……夕方になると症状が悪化し朝には治まるのは,明らかに肝腎至陰の損傷であり,八脈が束ねることができないために,発熱しても汗をかかないのである。古人も,至陰は深部にあり,陰病は汗をかかないといっている。治病は仲景の甘薬を手本とするべきであり,辛薬で陽を助けてはならない。炙甘草・阿膠・細生地・生白芍・麦門冬・牡蛎を使用する」。

2. 寒熱を伴う蓐労〔産婦の分娩後の虚労〕

王旭高(おうきょくこう)の『環渓草堂医案』は述べている。「患者はもともと気が欠損し,毎年のように咳嗽を患っていたのだが,この春,産後に悲しいことが起こったために,咳嗽を再発した。背中が寒く内熱があり,気逆して痰を大量に吐き出し,脈は虚数であり,大便は泥状である。そしてこれが100日も続いたために,蓐労になった。そもそも産後血室が空虚になると,まず八脈の気が下焦において損傷されるが,そこに悲しみが重なれば肺を損傷し,激しい咳嗽が発生して衝脈の気を震動させ,上逆させる。内経に,「衝脈の病たる,逆気裏急し,陽維の病たる,寒熱を苦しむ」と述べられている通りである。そして何度も疏風清熱を行ったために,さらに脾胃を損傷し,腹痛し便が泥状となり,食事の量が減り,味を感じなくなったのである。

つまり表面に現れた咳という症状だけをみて治療しようとしたための弊害である。これに対し扁鵲は，こう述べている。「上焦の損傷は脾に波及し，下焦の損傷は胃に波及するが，どちらも難治性であるので，奇経すべてを補い，衝脈を鎮静化して固摂し，扶脾理胃をすべきである」。古典的な手法ではあるが，とりあえずこれを手本として治療する。熟地黄（砂仁と炒めて炭にする）・当帰（小茴香3分と混ぜて炒める）・白芍（桂枝3分と混ぜて炒る）・紫石英・牛膝（塩水で炒める）・茯苓・川貝母を投与する」。

3．寒熱を伴う産後の腰脊部の刺痛と血淋

『杏軒医案』輯録は述べている。「鮑蒔春部曹（部曹は官職名）の母上が，長らく血枯を患って奇経が損傷された。子供をたくさん産み衝任が欠損したうえに，自分の母乳で育てたために，ますます陰血が消耗されたのである。その状態が長年続いたために，腰脊部が刺すように痛み，寝返りすることもできず，血尿が出て，引きつるような痛みが少腹部にまで達するようになった。血気が損傷されているだけでなく，奇経も損傷されているのである。そこで当帰・地黄で養陰し，人参・黄耆で益気したが，あまり効果がない。衝脈は気街から始まり，任脈は中極の下から始まるので，淋痛などの症候は必ずこれらの脈と関係しており，また寒熱は陽維の疾患である。したがってこの疾患は，血海が空虚になって，損傷が奇経八脈にまで波及したために起きたものである。この場合，通常の薬では効果が得られないので，『内経』の血枯の条文に習い，四分の烏賊骨と一分の芦茹丸で治療した」。

古来からの医学者の見解を帰納し，また臨床経験とを総合して判断すれば，陽維病で陽虚気弱になって虚損し，寒熱や自汗があるものは，黄耆建中湯をもとにして，黄耆・桂枝・芍薬・炙甘草・大棗・飴糖を主薬として治療する。血虚を伴う者には当帰補血湯（黄耆・当帰）を使用する。督脈の虚損を伴う者には，鹿茸・鹿角霜を入れ，精血が枯渇した者には，阿膠・鮑魚汁を入れれば効果がある。

2 陰維の臨床応用

『難経』第二十九難は「陰維が病めば，心痛に苦しめられる」と述べている。陰維は陰と繋がり，上昇して営分に入るが，営は血に属し，血はまた心に主られるので，陰維の病変には，心痛という症候が現れるのである。これを補足して王叔和（おうしゅくか）はこう述べている。「陰維の脈が沈大で実であるものは，胸が痛み，脇の下が支満し，心痛が起きる」「脈が数珠玉のように繋がっているものは，男性であれば両脇が実して腰が痛み，女性であれば陰部が瘡のようになって痛む」。

また陰維は，手足の三陰脈のうち，足太陰脾経・足少陰腎経・足厥陰肝経との結びつきが強い。これら３つの経絡は，胸脘部や脇腹部を循環し，陰維と互いに影響し合っているので，陰維の病変は心胸部や脇腹部のあらゆる疼痛として現れる。

陰維病の心痛を治療するために，張潔古（ちょうけっこ）は三陰の温裏薬を使用している（太陰証を伴うものには理中湯，少陰証を伴うものには四逆湯，厥陰証を伴うものには当帰湯を使う）。それに対し沈金鰲（しんきんごう）はこう賛意を表している。「（陰維病の）潔古の心痛病治療を検証してみると，理中四逆法は参考になる」（『沈氏尊生書』諸脈主病）。また李時珍は，潔古の治療法が寒痛の治療に応用できると評価し，次のように述べている。「熱痛に少陰と任脈の症状を伴うものには，金鈴子散・延胡索散を使用する。厥陰の症状を伴うものには失笑散，太陰の症状を伴うものには承気湯を用いて治療する」「営血の内傷に衝任と手厥陰の症状を伴うものは，四物湯・養営湯・妙香散の類が適している」（『奇経八脈考』二維為病篇）。

朱先生の考えでは，陰維病の範囲は上述のように広範ではないという。判断のポイントは，陰維が陰に連絡し，上昇して営に入るという点である。そのうえで，両維脈の失調症状を照らし合わせれば，陰虚血虧で疼痛を伴う症状は，陰維の病症であることが理解できる。

そこで上述の原則にもとづいて診断治療した先生の症例を，２例紹介する。

1. 胸悶・脇痛・腹痛・関節痛

■|症 例|■

患　者：劉〇〇，既婚，34歳。

初　診：1960年1月7日

主　訴：7回の出産経験があり，月経周期は早くなったり遅くなったりして安定しない。近ごろときどきめまいがあり，胸悶・脇痛・腹痛・関節痛・全身倦怠無力感・舌質紅・苔薄黄・脈細弦などの症状が現れるようになった。

弁　証：血虚肝鬱・脾土失調であり，陰維の病症を伴っている。

治　法：養陰疏肝

処　方：逍遙散に香附子・鬱金・川芎・熟地黄を加えた。

経　過：6剤を服用したところ，症状が好転した。

　足厥陰肝経・足太陰脾経は，陰維との関係が密接であり，肝鬱脾弱に陰虚血虧が重なれば，肝脾と陰維の合病になる。するとめまい・四肢に力が入らない・脇腹部の疼痛などの症状が現れ，ついには心痛が起きる。逍遙散はこのような症状の主方剤である。柴胡は疏肝して内熱を除き，当帰・芍薬は養血して陰維の痛みを止め，白朮・甘草・茯苓は脾土を助けるので，上記のような症状に使用すると効果がある。

2. 陰部の疼痛

■|症 例|■

患　者：張〇〇，女性，25歳，既婚。

初　診：1959年8月28日

主　訴：患者は結婚して6年になるが，1度流産したことがあるだけで，出産経験はない。月経周期は常に乱れ，めまい・四肢に力が入ら

　　　　 ない・胸悶・乳房部の脹り・ときどき陰部が痛む（激しいときに
　　　　 は引きつれ感がある）・舌赤苔黄・脈細弦などの症状がある。
弁　証：血虚肝燥であり，厥陰と陰維の併病である。
治　法：養血疏肝
処　方：四物湯に金鈴子・香附子・烏薬・巴戟肉を加えた。
予　後：続けて10剤服用したところ，胸悶・乳房部の脹り・陰部の引きつ
　　　　 れなどが次第に治癒していった。

　本症は，俗に「吊陰病」とも呼ばれ，婦人科によくみられる疾患である。血虚肝鬱で疼痛現象があれば，足厥陰・足少陰と陰維の合病である。肝鬱になれば，気滞になって血が遮られ，営陰もまた欠損するので，陰部の内側が痛むのである。これが王叔和が陰維病で「陰部が痛んで瘡のようになる」と表現している症状である。また陰部や子宮は腎に繋がっているので，疾病は足少陰にも波及している。治療は四物湯を中心に，症状によって舒肝補腎薬を加えれば，めざましい効果を上げることができる。四物湯は一般に調経補血薬であると考えられており，そのなかの当帰・白朮・川芎に，陰維に入って痛みを止める作用があることはあまり知られていない。

3　維脈薬についての考察

　『得配本草』付録の『奇経薬考』には，陽維の主薬として3種類の薬味が紹介されている。1つは黄耆であり，「陽維の疾患で寒熱に苦しむものを主る」と述べられている。2つ目は白芍であり，「陽維の寒熱を主る」と述べられている。そして3つ目は桂枝であり，「陽維に走る」とされている。
　黄耆は陽気を助けるとともに，表を固摂して衛虚自汗を治療するので，陽維疾患の主薬である。白芍もまた汗を止めるとともに，潮熱悪寒を取り除く効能がある。桂枝は辛甘で温める性質があり，陽気を通じさせ，衛虚自汗で寒熱を伴うものを治療する。朱先生はいつも桂枝と芍薬を併用して，

産後に気血が弱まり自汗・盗汗を伴うものを治療し，驚くほどの効果を上げている。

上記3つの薬味は，いずれも黄耆建中湯の主薬であるので，黄耆建中湯もまた，陽維疾患の虚証で寒熱を伴うものを治療するための主要方剤として利用することができる。

陰維の主薬としては，当帰・川芎があげられる。当帰は養陰活血して陰維に入り，止痛効果もある。『金匱要略』の当帰生姜羊肉湯は，血虚の腹痛を治療するのに使われているが，現代では月経痛の治療に広く活用されている。川芎は活血して陰維に入るとともに，強い止痛効果がある。

王旭高は虚損による心痛を治療するときに，「陰維は陰に繋がっているので，営陰が虚して心痛し，舌が赤くなる」と述べ，当帰を活用している(『環渓草堂医案』虚損門)。また蒋宝素（しょうほうそ）が『問齋医案』で維脈の失調による不妊症を取り上げたときには，その症状について「陰は陽に繋がらず，陽は陰に繋がらず，衛は外を護ることができず，営は中を守ることができず，寒熱往来すること7年，月経は月ごとに満ち欠けすることができず，そのためにいまだ妊娠することができない」と表現し，陰維に入るとされる川芎・当帰で治療している。

陰維の血虚で疼痛があるものは，四物湯を主要方剤とする。養血のほかに，心痛と腹痛を止める効果がある。

陽蹻と陰蹻についての考察

陽蹻と陰蹻という2つの脈は，奇経八脈の一部である。「蹻」という文字には，2つの意味が含まれている。1つは勢いが強いという意味であり，陽蹻は陽気が強いということを，陰蹻は陰気が強いということを表している。もう1つの意味は，身軽で素早いという意味である。そして陽蹻は外側を主り，陰蹻は内側を主り，互いに助け合って生体の活動を維持してい

るので，もしも蹻脈に疾患があれば，運動失調という現象が現れる。

　蹻脈の循行部位は，どちらも足部から始まって上昇し，体の左右に分岐している。そのうち陽蹻脈は踵の外側から始まり，外果に沿って上昇し，脇肋部から肩に上り，頬部から風池に入る。『難経』第二十八難は「陽蹻脈は踵のなかに始まり，外果を循って上行し，風池に入る」と述べている。この脈は足太陽膀胱経の脈気を受けて分岐しているので，足太陽の別とも呼ばれる。そのため足太陽との関係が深いので，疾病が発生したときには「動けば腰背部が痛み，体が硬直する」という症状が現れる。

　一方，陰蹻脈は足内果の前の骨の陥凹部に始まり，内果の上を通って大腿部の内側から小腹に入り，胸を上行して缺盆に至る。さらに人迎の前に入って頬骨に至り，内眼角に入って，太陽，陽蹻脈と会合し上行する。『霊枢経』脈度篇は，次のように説明している。「蹻脈は少陰の別にして，然骨の後に起こり，内果の上を上り，直上して陰股を循り，陰に入る。上りて胸裏を循り，缺盆に入る。上りて人迎の前に出で，頄〔頬骨〕に入り，目の内眦に属し，太陽陽蹻に合して上行す」。この脈は足少陰腎経の脈気を受けて分岐しているので，少陰の別ともいわれる。そして足少陰との関係が深いので，疾病が発生すると「少腹痛，腰髖，陰中痛」などの症状が現れる。

　蹻脈の失調によって発生する疾患の病理メカニズムは，次のようなものである。「陰蹻に疾病が発生すれば，陽が緩んで陰が拘急する。陽蹻に疾病が発生すれば，陰が緩んで陽が拘急する」（『難経』第二十九難）。つまり陰蹻に疾病が発生すれば，陰蹻脈が拘急し陽蹻脈がその分だけ弛緩し，反対に陽蹻脈に疾病が発生すれば，陽蹻脈が拘急して陰蹻脈がその分だけ弛緩するということである。具体的には，癲癇や瘈瘲〔小児驚風の1つ＝抽風〕の手脚の痙攣や，足部の内反や外反という症状として現れることが多い。

　陽蹻と陰蹻の2脈は，上昇して目の内眼角で会合するので，目の疾患の一部は，蹻脈から起きた病変である。たとえば，内眼角から始まるある種の目の痛みは，陽蹻の疾患に属し，角膜に発生する青や白の混濁は，陰蹻の疾患に属する。

また両蹻脈は，それぞれに陰気と陽気を主っており，人間の睡眠という現象はこの陰陽の気のバランスによってコントロールされている。『霊枢』寒熱病篇は，この生理現象の原理を次のように解説している。「陰蹻陽蹻は，陰陽相交り，陽　陰に入りて，陰　陽より出で，目の鋭眥に交りて，陽気盛んなればすなわち瞋目し，陰気盛んなればすなわち瞑目す」。つまり陽気が盛んであれば目覚め，陰気が盛んであれば眠るということである。臨床においては，陰虚による不眠症や，陽虚による嗜眠症がみられるが，これらの病症は蹻脈の病変であるので，奇経の蹻脈を治療すべきである。

　清代の葉天士や呉鞠通などの医学者たちは，次のような見解を示している。疾患がなかなか治らなければ，肝腎と精神が虚損して精血が枯渇し，ついには深淵部にある奇経や八脈にまで影響を与えるので，当然蹻脈もそのなかに含まれると。たとえば『古今医案按』虚労門には，「蹻脈と維脈が守れなくなる」と述べられ，『臨証指南医案』産後門には，「蹻脈と維脈がみな機能しなくなる」「陰陽の蹻脈維脈が機能しなくなる」などの病症があげられている。つまり蹻脈も八脈に属しているので，奇経が損傷されれば，同じように蹻脈が虚損されることを説明しているのである。蹻脈の損傷を伴ったときの病変は，長期疾患で虚損したときと同様に，不眠・嗜眠・両脚が弱って力が入らない，などである。これらの病症は，蹻脈を治療すれば，症状を改善することができる。

1　蹻脈の臨床応用

1．眼科疾患

　陽蹻と陰蹻は，足の内外から上昇して内眼角で会合するので，内眼角の疾患の一部は蹻脈から起きた病変である。たとえば『素問』繆刺篇は「邪足陽蹻の脈に客し，人をして目痛せしむるは，内眥より始まる」と述べ，『霊

枢』熱病篇は「目中赤痛するは、内眥より始まり、これを陰蹻に取る」と述べている。病理メカニズムの点からいえば、陽の勢いが強く陰が弱ければ陽蹻の疾患に属し、反対に陰の勢いが強く陽が衰えれば陰蹻の疾患に属する。治療は、このような原則を踏まえたうえで行う。

　目の内眼角から疼痛が始まり、次第に翼状片に至るという重篤な症候は、陽蹻の眼科疾患に属する。明代・倪維徳の『原機啓微（げいいとく）』は、こう述べている。「陽蹻が邪を感受すれば、内眼角が赤くなり、糸のような赤い筋が浮きあがる。その筋は胬肉（どにく）から伸びており、胬肉には黄色や赤の脂肪ができる。そして脂肪が膨張して黒目を侵し、次第に神水をむしばんでいく。これが陽蹻疾患の過程である」。治療は瀉陽救陰法を行うが、『原機啓微』は、還陰救苦湯（李東垣方、桔梗・連翹・紅花・細辛・当帰尾・炙甘草・蒼朮・竜胆草・羌活・升麻・柴胡・防風・藁本・黄連・生地黄・黄柏・黄芩・知母・川芎）を勧めている。陽蹻脈は上昇して風池に入るが、風池は脳への関門であるので、風が脳に入るという症候を、川芎を引経薬として利用することによって治療するのである。これに生地黄・当帰尾を組み合わせて陰分を充実させ、升麻・連翹・知母・黄柏・竜胆草は陽を瀉して邪を除き、防風・羌活・藁本は清熱止痛し、紅花は活絡する。

　また角膜に混濁ができるのは、陰蹻の疾患に属する。たとえば『李東垣十書』は、眼角に青や白の混濁ができるのは、陰盛陽虚証であると述べている。また李梃（りてん）の『医学入門』は、この証の症候をこのように補足説明している。「全身や手足が痺れ、九竅が通じず、両目を固く閉ざし、内眼角に青や白の混濁ができ、ものがよく見えない」。そしてこのようなときには、急いで補陽湯（肉桂・知母・当帰身・生地黄・茯苓・独活・沢瀉・陳皮・白芍・防風・黄耆・人参・白朮・羌活・熟地黄・甘草・柴胡）を服用し、就寝前には、滋陰腎気丸（石決明・羌活・独活・甘草・当帰梢・五味子・防風・草決明・黄芩・黄連・黄柏・知母）を服用するよう勧めている。以上の処方を参考にするとよい。

2．癲癇

　癲癇の病因はさまざまであるが，発作の発生時間が昼か夜か，あるいは症状が瘂か痴かによって，蹻脈と関わりのある病変かどうかを判断することができる。

　王叔和の『脈経』は，蹻脈に関わる癲癇を脈によって区別している。たとえば寸口の脈が「前部の左右が弾んでいるものは，陽蹻である。動くと腰背部が痛み，癲癇が起きて卒倒し，羊のように鳴く」としている。反対に寸口の脈が「後部の左右が弾んでいるものは，陰蹻である。動くと癲癇が起きて寒熱症が現れる」としている。その後，発作の起きる時間によって区別する方法や，症状によって区別する方法なども考案されており，それぞれに治療法が異なる。たとえば張潔古は，癲癇のうち，昼間に発生したものには陽蹻に灸を据え，夜間に発生したものには陰蹻に灸を据えるよう提案している。また沈金鰲の『雑病源流犀燭』は嵩崖(すうがい)の蹻脈治療を引用し，治療法を次のように分類している。

　「昼間に発生するものは陽蹻であり，昇陽湯（蓮節・麻黄・防風・蒼朮・炙甘草）を服用するとよい。夜間に発生するものは陰蹻であり，四物湯に柴胡・栝楼・半夏・天南星・黄柏・知母・遠志・酸棗仁・菖蒲を加えるとよい」。

　昇陽湯で陽蹻の癇証を治療する方法は，李東垣が考案したものである。『蘭室秘蔵』昇陽湯の条には，こう説明されている。「陽蹻の癇疾で，足太陽経が寒邪に侵されたり，恐怖感のために気が下降したものは，陽気を昇提する」。

　また陰蹻の癇証については，養陰・滌痰・安神・開竅法に，虚火を清解する方法を組み合わせるとよい。『続名医類案』癲門では，蹻脈の虚癇証を列記し，症状によって分類している。

陽蹻	地面に倒れ，身体から力が抜けて声を上げ，瘛が始まる。筋肉が緩んで伸びるのは瘈であり，治療は十補湯に益智仁を加える。
陰蹻	言葉がもつれ，挙動不審である。筋肉が収縮するのは瘛であり，治療は六味丸に鹿角霜を加えるか，紫河車・当帰・人参を使用する。

　癲癇の弁証には，挟火・挟気・挟寒の区別がある。治療は弁証にもとづいて臨機応変に応用する。清代の医学者たちによれば，虚証は蹻脈病であり，昼夜の別なく発生し瘛・瘈の両症状がみられるものは，両蹻脈が虚損しているのであり，治療は補養が中心になるという。

　たとえば『続名医類案』がこのように述べている。「馮旭先の癲癇は，昼夜の別なく発生し，外感証がまったくなく，左右の尺寸脈が指を弾き返すほどであった。両蹻脈がともに虚損しているものと考え，治療にあたった。黄耆2銭，人参1銭，当帰2銭，地黄2銭，紫河車4銭，益智仁1銭，白朮1銭，山薬1銭を服用したところ治癒した」。

　蹻脈が虚損し，肝風内動したために発生した癲癇には，甘緩和陽・柔肝熄風法を行う。葉天士の有名な医案では，甘麦大棗湯に白芍・山萸肉・白石英を加えて効果を上げている（戴愈震《だいゆしん》『古今医案按』第六巻癲狂門）。

　甘麦大棗湯は，『金匱要略』で臓躁を治療するために使用している方剤である。この方剤には，甘緩和中・養心潤燥の効果があり，日本の漢方医が癲癇の治療のために活用している。朱先生が，ある癲癇証の患者を治療したときのことである。患者は若い女性で，2月に来院したときには頻繁に発作が発生していた。発作時には意識が朦朧とし，体の自由が効かず，突然わめき散らし，ひどい場合には暴力を振るうこともあるという。あるいは昏迷して1時間余りも目覚めなかったこともあるが，目覚めたあとは平常に戻る。そこで甘麦大棗湯に芍薬・茯神・石菖蒲・山茱萸・酸棗仁を加えて，2剤を服用させたところ，意識がはっきりし，治癒した。このように虚証を呈する蹻脈の病変には，甘麦大棗湯が予想以上の効果を上げることが証明されている。

3．不眠と嗜眠

蹻脈の疾患は，不眠あるいは嗜眠として現れることがある。これら2種類の疾患の病理メカニズムについては，『霊枢』大惑論篇に詳しく説明されている。たとえば不眠症については，こう述べられている。「衛気 陰に入るをえず，常に陽に留まり，陽に留まればすなわち陽気満ち，陽気満つればすなわち陽蹻盛んにして，陰に入るをえざればすなわち陰気虚し，ゆえに目 瞑せず」。また，嗜眠についてはこう述べている。「衛気 陰に留まり陽に行くをえず，陰に留まればすなわち陰気盛んにして，陰気盛んなればすなわち陰蹻満ち，陽に入るをえざればすなわち陽気虚し，ゆえに目閉ずるなり」。

昼も夜も眠れない不眠症と，精神が疲労しときどき眠くなる嗜眠症は，臨床上よくみられる疾患であり，蹻脈に関わる病変である。

陽盛陰虚の不眠症は，「胃 和せざればすなわち臥 安んぜず」（『素問』逆調論篇）という痰飲症状を伴うことが多い。これを治療するための方剤としては，『内経』の半夏秫米湯（『霊枢』邪客篇）が有名であるが，この処方は痰濁を取り除き，胃気を和し，陰陽を調和させることができる。この方剤について，蔣宝素はこう述べている。「半夏秫米湯は，胃衛を通って脾営に入り，陽蹻の絡に達する」（『問斎医案』）。また半夏秫米湯で胃の不和を伴う不眠症を治療した医案は古来より非常に多いが，ここでは葉天士の症例を紹介しよう。「陝西省の47歳。痰飲とは濁飲が変化して次第に形となったものであり，これが陽気を遮って陰に入らせないために，陰蹻が空虚になり，夜熟睡することができなくなるのである。『霊枢』では，半夏秫米湯で陰を通じさせ陽と交わらせたところ，痰飲が凝集しなくなった。……半夏加秫米湯」（『葉案存真』上巻，不寐）。

また陰虚陽亢で胃の不和を伴う不眠症には，壮水して陽光を制する。この疾患は，産後の女性が血虚火旺になったときになることが多い。朱先生が，かつて上海のある看護婦を治療したときのことである。患者は出産後

28日で不眠症になり，この5昼夜安眠することができない。また心煩懊悩して苦しく，舌質紅・苔薄黄・脈細数などの症状がある。出産時の出血過多のために，血虧陽亢となり，蹻脈が損傷を受けたのである。治療は，滋陰潜陽するとともに，奇経を補った。薬は当帰・地黄・芍薬・酸棗仁・柏子仁・茯神・紫貝歯・炙甘草を中心にし，6剤を服用させたところ，次第に眠れるようになった。

陽気が虚弱なために発症した嗜眠も，臨床上多くみられる疾患である。患者の多くには，めまい・動悸・精神疲労・一日中眠い・尿量が多く澄んでいてときに失禁する・月経不順・脈虚弱・苔薄白などの症状がみられる。このような患者には，朱先生はよく黄耆人参湯（李東垣，黄耆・升麻・党参・陳皮・麦門冬・蒼朮・白朮・黄柏・神曲・当帰・炙甘草・五味子）を使用している。処方のなかでは五味子が主薬であるが，それは五味子が陽気を助けて気持ちを奮い立たせるからである。孫思邈(そんしばく)もこう述べている。「夏嗜眠で無力感があるものには，五味子に黄耆・麦門冬・人参を組み合わせ，黄柏を少し加えて服用させれば，気持ちが高揚し，両脚の筋力が湧いてくる」。

4．足の外反と内反

蹻脈は足部から始まって，両足の運動を主っている。張潔古が述べている。「蹻とは素早いという意味である。2つの脈は足から始まり，人を素早く動かせる」。したがって蹻脈が正常であれば，軽快かつ自在に動けるのである。『難経』第二十九難が述べている。「陰蹻に疾患が発生すれば，陽が緩んで陰が拘急する。陽蹻に疾患が発生すれば，陰が緩んで陽が拘急する」。この言葉には，足の病変のメカニズムだけでなく，このような疾患に対する治療法則が含まれている。歩きすぎたり，外傷などの要因が加われば，蹻脈が影響を受け，足部に病変が発生する。陽蹻脈が損傷されれば，陽蹻脈が拘急して陰蹻脈が弛緩し，歩くと足背部が外側に向かって傾くという外反足（鈎足）が起きる。したがって治療は外側の陽蹻脈の穴位

に刺針して拘急を和らげると同時に、皮膚針（七星針）で弛緩した内側の陰蹻脈を刺激する。反対に陰蹻脈が損傷し、足掌部の外縁が内側に向かって傾き、内反足（馬蹄足）が発生したときには、内側の蹻脈の穴位に刺針して拘急を和らげ、同時に皮膚針で弛緩した外側の陽蹻脈を刺激する。通常数クールの治療で、蹻脈の病変は回復する。

2　蹻脈薬についての考察

　蹻脈薬については、従来の医学書にはあまり取り上げられておらず、『得配本草』付録の『奇経薬考』に、4種類の薬味が取り上げられているだけである。その1つは防已で「陽蹻に入る」、1つは肉桂で「陰蹻を通じさせる」という。ほかの2つは穿山甲と虎骨であり、陰陽両蹻脈に入る。

　防已は性味が辛苦寒であり、去風して痛みを止め、清熱滲湿する。湿熱が陽蹻に滞留したために、下肢が痛んでだるく、浮腫を生じ動きづらくなった場合は、本品が主薬である。肉桂は性味が甘辛大熱で、目の角膜が青や白に混濁するという陰盛陽虚疾患に使えば、陰蹻に入って「火の元を増強する」。穿山甲は通経活絡し、虎骨は筋肉と絡を強化する。また蹻脈が虚弱で、両足が萎えたときには、この2つの薬味によって引経治療する。

　このほか秫米も、蹻脈に入る。『霊枢』で半夏秫米湯に使われているのは、その性味が甘寒で、陽を瀉して陰を補い、蹻脈の失調を調和させるからである。

　朱先生の場合は、蹻脈に入る薬として2つの薬味をあげている。1つは五味子であり、1つは酸棗仁である。五味子は陽虚の嗜眠に対し、非凡な効果を発揮する。同時に、独り言をいい、終日ふさぎ込み、しばしば昏厥するという、抑うつ症状を伴う癲癇などの蹻脈病変を治療する。酸棗仁は陰虚の不眠を治療し、就寝前に服用すると即効性がある。

奇経八脈の婦人科における臨床応用

　奇経八脈は，小腹部を拠り所あるいは起点として，そこで中枢部と交わっている。一方婦人科は帯下医ともいわれるように，腰から下の部位が対象であり，月経・帯下・妊娠・出産などに関わるあらゆる疾患は，小腹部が主な病変部位である。このように両者の関わる部位が同じであるということは，奇経八脈と婦人科とは切っても切れない関係にあるということを意味している。また小腹部は下焦に属し，足厥陰肝経と足少陰腎経に統轄されるので，小腹部に集まる奇経は，肝腎との関係も非常に強い。そのために，呉鞠通がこう述べているのである。「肝腎は八脈を支える樹木の幹のようなものである。ここで陰陽が交わり，ここで妊娠出産し，生まれ育まれていくのである」(『難産経』)。

　古来より医学書の婦人科病機に関する記述では，奇経との関係を取り上げているものが非常に多い。たとえば『素問』骨空論篇は，女性の不妊症は督脈の疾患であり，帯下や癥聚は任脈の疾患であると述べている。また『諸病源候論』は，「月経不順は衝任の損傷であり，経血が通じないのは衝任が寒邪に侵されたのである。帯下は任脈の疾患である。漏下は衝任の虚損であり，漏胞は衝任の固摂機能が失われた結果である」と述べている。したがって，婦人科疾患で奇経を理解していなければ，隔靴搔痒の感は否めず，病機を推量することもできないし，治療も的はずれになる。まさに李時珍がいっているように，「医者がこれを知らなければ，病機を究明することができない」(『奇経八脈考』)ということである。また徐霊胎も衝任を研究することの必要性を認め，このように述べている。「血が生じ，妊娠できるのが衝任のおかげであることは明らかである。したがって根源を明らかにしたうえで発生した疾病をみれば，どんなに病状が複雑でも，その原因を知ることができる」(『医学源流論』)。

　奇経八脈のうち，衝脈・任脈・督脈の3脈は，いずれも子宮から始まっ

ている。衝脈はすなわち血海であり，中央部を直上し，経血を主り，精血を滋養し，表裏を温めて潤す。任脈は体の前面を循り，胎盤と出産を主る。督脈は体の背後を循り，陽脈の要となって人体の元気を維持し，命門と密接に関わるとともに妊娠を主る。蹻脈と維脈は，どちらも足から始まり，腹部に集まる。陰陽両蹻脈が和合することによって，陰陽ははつらつとして交り合うことができる。また陰陽両維脈が正常であればこそ，陰陽の気が互いに連繋することができる。そして以上述べた7つの脈は，すべて帯脈と会合している。帯脈は腰を一周してこれらの脈を束ね，それぞれの脈が正常に機能し乱れることがないように維持している。したがって8つの脈はそれぞれに循行部位が異なり，機能が異なってはいても，切り離すことのできない1つの総体として，互いに連絡し合い，影響を与え合っている。

　奇経の病変のうち，月経不順の多くは，衝任を原因として起こる。小腹部の癥聚は，任脈に問題がある。背部の冷えや脊椎の痛み・下元の虚冷・不妊症などは，いずれも督脈に関係している。帯下などの症状は，帯脈の疾患である。蹻脈が失調すれば，不眠や嗜眠が現れ，場合によっては両脚が萎えてしまう。陰陽両維脈の連繋が維持できなければ，寒熱や心痛が現れる。以上はすべて奇経の疾患である。ただし奇経八脈は1つの総体であるので，疾患の初期には局部の経脈が侵されたものでも，長期化すれば精血が虚損し，ついには八脈すべてが侵される。したがって治療は，もちろん奇経に対して行わなければならない。そこで本篇では，奇経疾患のメカニズムを明らかにし，その治療法の特徴を検討していきたいと思う。

1　奇経の実証

　病気が長引いて奇経にまで波及すれば，体は虚弱になるが，その症状はまだ実邪の特徴を呈している。つまり体虚病実である。このような証候は，慢性的癥聚や瘀血を伴う産後の虚弱証などに現れる。
　慢性的な癥聚の場合，腹部を触診するとしこりが手に触れ，鈍痛がある。

そして体が痩せる・潮熱・崩漏・帯下・脚や膝に力が入らないなどの症状を伴う。この疾患は，当初衝任の気滞が原因であるが，長期化すれば，帯脈・蹻脈・維脈のすべてが侵される。特に産後に大量の出血をすると，八脈すべてが空虚になる。これに瘀滞を伴えば，めまい・腰がだるい・不眠・動悸・経血や帯下が止まらない・腹痛・寒熱・両脚が弱くなって痺れるなどの症状が現れる。その場合の治療について，葉天士は次のように提案している。「奇脈が実であるものには，古人は必ず苦辛剤と芳香剤を使って脈絡を通じさせた。虚しているものは，辛甘剤で温めて補い，補助として脈絡を流通させ，気血を調和させれば，必ず完治する」(『臨証指南医案』)。

そもそも奇経の気が滞れば，経絡中の気分がスムーズに流れないので，積聚が形成されるのである。そこで治療は，経絡の疏通から始めなければならない。

このほかにも臨床において，朱先生は葉天士の原則を柔軟に応用し，各種の複雑な病症を治療している。ここでいくつか紹介してみよう。

1．辛苦芳香法で瘕聚を温通する

慢性的瘕聚を治療するには，必ず疾病の新旧・体の虚実・疾病の寒熱を考慮しなければならない。奇経の気滞で虚寒現象のあるものは，辛苦芳香法によって経絡を温通させる。薬は青嚢丸(『韓氏医通』)を使用する。この処方は香附子と烏薬が主薬であり，症状によって当帰・川芎・鬱金・枳殻・木香・乳香・茴香・没薬・黄耆・桂枝などの薬味を加え，気滞を疏通し，瘕聚を消散させる。

┃症 例┃
患　者：梁○○，36歳。
主　訴：患者は結婚して6年になるが，妊娠経験はない。月経は遅かったり早かったり一定せず，腹部が妊娠しているかのように膨張し，帯下が続いている。月経時には，腹痛・腰がだるい・小腹部の下

垂感・両脚に力が入らない・脈細弦・苔薄膩などの症状がある。
弁　証：気滞による癥聚。
婦人科検査：未産型。子宮頸部が腫脹し，子宮口に軽度の炎症がある。子宮後位であり，子宮体の大きさは妊娠2カ月ほどで圧痛がある。西洋医学では，持続性子宮口拡大症であり，手術の必要があると診断された。
治　法：患者が手術を望まなかったので，辛苦芳香法で奇経を温通させた。
処　方：腰のだるさがあるときには狗脊・巴戟天を加え，体が虚しているときには黄耆・熟地黄を加えた。
予　後：6カ月間治療したところ，ウエストが3cm縮まり，症状が消失した。婦人科検査でも，子宮体の縮小が確認された。

2．気滞瘀結に吸血虫類薬を使用する

　奇経の気滞に瘀結を伴うものには，薬はさらに深部まで入っていく必要がある。体質の虚実を詳細に観察したうえで，攻撃と補法とを同時に行い，気滞を疏通させるだけでなく，瘀積を消去しなければならない。軽症であれば桂枝茯苓丸・回生丹を使い，重症であれば大黄䗪虫丸・抵当丸などを使い，行気薬を佐薬として使用する。そもそも血瘀が形成されるときには，必ず気滞を発端としているので，利気薬が活血を助けるのである。その場合には，薬剤の分量に注意したうえで，肝腎を補い奇経を補填する薬味を配合するとよい。たとえば人参・黄耆・当帰・地黄・狗脊・巴戟天・肉蓯蓉・仙霊脾などで正気を助ければ，必ず効果が現れる。

■|症　例|■
患　者：張〇〇，32歳。
主　訴：産後3カ月であるが，腰痛のために俯いたり仰向いたりすることができない。悪寒・潮熱・体が痩せる・食欲不振・盗汗・四肢に力が入らない・小腹部を押さえると小さな硬結がある・脈細弦・

苔薄白などの症状がある。
婦人科検査：子宮に筋腫がある。
弁　　証：衝任の凝結。
治　　法：温散和中し，血瘀を破壊するとともに，吸血虫類薬を含む丸剤を適量服用させた。湯剤と丸剤を併用して，攻撃と補法を同時に行った。
予　　後：40日後症状は消失し，検査でも子宮に硬結は認められなかった。

3．悪臭を伴う慢性の帯下に清潤法を行う

　悪臭を伴う慢性の帯下で，精が枯渇して体が痩せ，内熱し口が渇くのは，奇経が虚損しているうえに，湿熱が残っているのである。その場合には，鹹寒腥臭の薬味を直接下焦に送り込む。烏賊骨丸を主要方剤とし，鮑魚・烏賊骨・茜草炭のほかに，魚腥草・墓頭回・敗醤草など，濁味の薬味を加え，直接患部に薬効を到達させる。

2　奇経の虚証

　奇経の虚証は，臨床においてよくみられる病症である。この場合，八脈が虧損しているので，動物性の薬味で強く補わなければ，回復させることは困難である。治療法は病症によって，丸剤・膏剤・湯剤を使い分ける。

1．先天の虚虧には河車回春丸を使用する

　先天不足で肝腎が虧損したために奇経に影響が及んだものは，天癸が欠乏しているので，月経の始まりが遅れることがよくある。一般に女性は13歳から14歳で初潮を迎えるが，このような患者の場合は，18歳から20歳で初潮を迎える。また結婚後も性欲が淡白で，小腹部の虚冷感・脚腰がだるい・長年にわたる不妊症・ときどき月経が止まる・不眠・嗜眠・帯下が

止まらない・脚や膝に力が入らないなどの症状がある。これは衝脈・任脈・督脈・帯脈すべてが病んでいるだけでなく，蹻脈・維脈も機能していないのである。治療は，肝腎を温めて奇経を補填するために，甘辛鹹温薬を投与する。またこの疾患は慢性であるので，丸剤でゆっくりと治療する。河車回春丸（紫河車・鹿角霜・阿膠・亀板膠・紫石英・附子・肉桂・当帰・熟地黄・冬朮・党参・山薬・仙霊脾・巴戟天・製香附・丹参・狗脊・木香・杜仲・続断・茯苓・陳皮，以上を粉末にし，水を加えて丸剤にする）を毎日朝晩各1銭5分ずつ，温水で服用する。

■■症　例■■
患　者：蔡〇〇，34歳。
主　訴：患者は18歳で初潮を迎えたが，結婚後も常に月経が遅れ気味で，3年近く経っても妊娠していない。ほかに性欲が淡白・小腹部の虚冷感・脚や膝に力が入らない・安眠できない・月経時強い悪寒がある・脈細軟・苔薄白などの症状がある。
婦人科検査：外陰は未産型であり，陰唇が肥大し，子宮頸管がつるつるしている。子宮体は前屈して小さく，発育不良で遊走し，圧痛は両側とも陰性である。
弁　証：奇経の虚損であり，発育不良による不妊症。
処　方：河車回春丸
予　後：1カ月間治療し，4カ月後に再診したところ，すでに54日間月経がきていないという。
婦人科検査：乳輪が黒く，子宮が大きくなり，子宮頸部が青くなっている。尿検査は陽性であり，妊娠が確認された。

2．崩漏が続いて止まらないものを塡補奇経膏で治療する

　女性の血は，血室に流れ込み，肝臓に貯蔵され，血海に蓄えられることによって，臓腑を温め，全身を灌漑する。崩漏や帯下が長引き，血液が枯

渇し，脂肪や体液が出尽くしてしまえば，めまい・目が眩む・脚腰がだるい・脚や膝に力が入らない・体が痩せる・顔色が黄色くなる・不眠・嗜眠・精神萎縮などの症状が現れる。このように精血が衰弱しているときには，草木薬では対応し切れないので，動物性の薬物で奇経を補う必要がある。厚味で膠質のものは血液と帯脈を固摂するので，確実な効果を期待することができる。また冬の季節には，進補奇経膏（阿膠・亀板膠・鱉甲膠・霞天膠・金桜子膏・桑椹子膏・牛角䚡・烏賊骨・党参・黄耆・熟地黄・製首烏・淮山薬・製冬朮・地楡炭・炙升麻・五味子・炒貫仲・仙鶴草・仙桃草・菟絲子・覆盆子・狗脊・杜仲・続断・山萸肉・石蓮肉・茯苓・陳皮・熟軍炭，以上の薬味のうち，膏剤と膠以外を清水で1晩漬け置き，強火で3回煮出してから膏類と膠と氷砂糖を加え，とろ火で煮て膏剤にする）を毎日朝晩，スプーン1杯をお湯に溶かして服用して，強く補う。

■|症例1|■

患　者：蒋〇〇。

主　訴：月経周期が非常に短く，止まらなくなることがよくある。めまい・目のかすみ・顔色が黄色くなる・精力減退・腰がだるい・不眠・脚や膝が弱って力が入らない・少し長く歩くとすぐに目の前が真っ暗になりふらふらして倒れそうになる・帯下が止まらない・脈細軟・舌質淡・苔少などの症状を伴う。

弁　証：慢性の崩帯であり，奇経の虚損。

処　方：当時は冬であったので，塡補奇経膏を1カ月余り服用させた。

予　後：服用したところ，崩帯も治り，精神状態も好転した。

■|症例2|■

患　者：陸〇〇，40余歳。

主　訴：崩漏が5年以上続き，出血量も多い。めまい・目のかすみ・力が入らず歩くことができない・しばしば目の前が真っ暗になり昏厥する・体が痩せ細るなどの症状を伴う。患者はかつて2回搔爬を受けたこ

とがある。今回はホルモン治療を受けたが，効果がなかった。
処　　方：冬になって，動物性で厚味膠質の膏滋薬を服用した。
予　　後：次第に症状が好転して治癒した。その後往診したところ，患者は膏滋薬が湯剤の数倍よく効くと，しきりにその効力を誉めた。

3．産後の陰分の損傷は柔養法で治療する

　出産時の出血が多ければ，必ず陰分が損傷される。すると陰分の経絡が直撃を受けてまっ先に虚弱になり，なかなか回復しなくなる。葉天士が次のように説明している。「産後はまず下元の陰分が損傷されるが，奇経八脈はみな下元に繋がっているので，肝腎が虚弱になると，八脈もみなその役割を失う」。また呉鞠通もこう述べている。「産後は奇経を究明すべきである」（『解産難』）。

　出産時に出血過多だったうえに悪露が止まらず食欲不振になれば，めまい・目がかすむ・不眠・動悸・虚寒・虚熱・脚や膝に力が入らない・精力減退などの症状が現れる。これは脾胃虚弱であり，奇経の虚損である。治療は，健脾益血と奇経の補填を目標とする。

　産後の柔養方：紫河車・陳阿膠・茯神・遠志・製首烏・沙苑蒺藜・淡苁蓉・細生地・女貞子・金桜子・焦白朮・陳皮。

■|症　例|■
患　　者：李〇〇，24歳。
主　　訴：出産後3カ月余り経つが，悪露が止まらず，羸痩し，体重が5Kg余りも減少した。また夜安眠できない・食欲不振・食べ物がまずい・精神疲労・乳汁の欠乏・掌心の灼熱感・脚腰がだるい・脈細軟・舌質淡・苔少などの症状がある。
弁　　証：産後の虚弱であり，奇経が機能しなくなった。
処　　方：上記の処方を加減し，数回投与した。
予　　後：症状が好転した。

産後の血虚で，奇経が欠損したものに，葉天士はいつも鹿茸・鹿角霜を使用した。朱先生の場合は，臨床経験から，紫河車の薬効を評価している。紫河車は甘鹹で温養し，営血を強く補い八脈を補塡するので，悪露を止め，心神を安らかにし，下元の衰弱を補うとともに，乳汁の出を促すことができる。妊産婦を調整する優れた薬味である。また奇経を滋養することができるので，奇経の虚損によく利用される。呉球のいうように，「その出自によって性格が決定される」(『本草綱目』)ということである。たとえば動物をみても，出産後必ず自分の胎盤を食べて産後の虚弱を補塡している。まさに「臓をもって臓を補う」「同気は相求む」という原則の通りである。朱先生は婦人科における40年余りの経験から，産後の滋養には紫河車が一番であると推奨している。そして自分の胎盤を使えば，さらに効果があると指摘している。紫河車に柔静温養薬を加え，粉末にして丸剤にし，毎日服用すれば，その効果は確実で，他薬では代えることができない。

3　奇経療法についての考察

1．辛香温散薬で通じさせ，瘀聚滞結を治療する

　下焦の瘀聚の多くは，奇経の気滞がその発端である。気と血とは密接に関係しているので，経絡の気が滞れば，血もまた瘀結して，しこりができて痛む。治療は，気滞に対しては辛香温散の行気薬を使用し，凝滞を疏通させ，気のめぐりを回復させる。また血瘀に対しては，活血剤に行気薬を加えることによって，去瘀散結効果を強化する。
　葉天士は，奇経の滞りを疏通させ，また産後の瘀結を治療する方剤として，軽症であれば，交加散(『婦人良方』方，生地黄・生姜)を使って補陰温化している。重症のものには，回生丹(黒豆・紅花・蘇木・大黄・米酢・人参・川芎・当帰・熟地黄・茯苓・香附子・延胡索・蒼朮・桃仁・蒲黄・

烏薬・牛膝・地楡・橘紅・白芍・羌活・炙甘草・五霊脂・山茱肉・三棱・高良姜・木香・木瓜・青皮・白朮・益母草・乳香・没薬・馬鞭草・秋葵子）を使用している。この処方は清代の医学書のなかにみられるもので，産後の虚弱で瘀血を伴うものに広く利用される成方である。また『医宗金鑑』は，これを産後の癥瘕で裏熱があるものに使い，『験所験』は産後の悪血に使っている。また奇経の気滞瘀凝でしこりがあるものには，一般に葱白丸（熟地黄・白芍・当帰・川楝子・茯苓・川芎・枳殻・厚朴・青皮・神麴・麦芽・三棱・莪朮・乾姜・大茴香・木香・肉桂・葱白汁）を使用する。しこりがあって疼痛が激しいものには，烏鶏煎丸（烏骨雄鶏・烏薬・蛇床子・牡丹皮・白朮・人参・黄耆・茅朮・海桐皮・紅花・白芍・肉桂・附子・川烏・莪朮・陳皮・熟地黄・延胡索・木香・肉果・草果・琥珀）がよい。

朱先生の場合は，奇経の気滞による瘕聚を，青嚢丸の香附子と烏薬で治療している。この処方は，『韓氏医通』と『串雅内篇』にみられるもので，復刊されて総合治療部門に取り上げられている。その効果は広く認められており，走方鈴医もこれを女性の疾病に利用している。処方は辛香温散で，開鬱行気・寛胸止痛し，これに鬱金・枳殻・木香・川楝子などを組み合わせることによって，さらに効力が増す。瘀結があるもので軽症のものには，当帰・川芎・紅花・桃仁などの去瘀活血薬を加える。重症であれば，虻や蛭など，動物性の吸血虫類薬を使う。ただしこれらの虫類薬を使うときには，丸剤か散剤が適しており，湯剤は適していない。服用するときには，使用量に注意するほかに，脾胃を補い肝腎を温める薬味を加えて，攻撃と補法とを組み合わせるとよい。そうすれば攻撃しても正気を損傷せず，補っても中焦を塞がないので，疾病を取り除き正常な状態を取り戻すことができる。

2．下陥を昇提し，帯脈を固摂し，経絡の弛緩を治療する

帯脈は奇経を束ねる総元締めであり，腰の回りを一周して，その他の経脈を吊り上げている。したがって，帯脈が固摂していれば経絡は正常に機能するが，帯脈が弛緩すればそのほかの経絡をも弛緩させ，その結果内臓

が下垂する。

帯脈の弛緩がその他の経絡に影響して発生した疾患には，以下の表のようなものがある。

1．子宮脱	体が弱く気虚になると帯脈が弛緩するが，さらに過労が重なれば，子宮が下垂する。
2．陰吹	帯脈が弛緩し，衝任の固摂機能が働かず，気虚下陥すれば，膣の中のガスが大きな音を立てて排出される。
3．痿躄(いへき)	帯脈が弛緩して蹻脈と維脈が機能しなくなれば，軽症であれば脚と膝に力が入らなくなり，重症であれば両脚が痿えて動けなくなる。
4．内臓下垂	体が虚弱で帯脈が弛緩すれば，小腹内の経絡が弛緩し，胃や腎臓などの臓器が下垂する。

治療は補中益気湯の昇陥固帯法で，体を補い帯脈を固摂する。帯脈が強固になれば，他の経脈も帯脈に吊り上げられることによって正常な機能を回復するので，そのほかの疾患も治癒する。以上に述べた疾患は，症状がそれぞれ異なるが，根源は1つであるので，いずれも補中益気湯で治療することができる。医学書のなかにも，女性の陰挺下脱・気虚下陥は，補中益気湯（『婦人良方』薛己(せっき)注）で治療すると記載されている。また葉天士が陰吹を治療したときにも，この処方を推奨している。「子宮口の気虚で，胃気が下泄したために，この騒がしい疾患が起きたのである。古人はこれを膏髪煎で治療したが，現在ではまず補中益気湯を使用して気を昇提するのが最良である」（『未刻本葉氏医案』）。また陳士鐸(ちんしたく)が痿証を治療したときにも，補中益気湯を使用している。「両脚が弱って歩くことができないのは，腎水の欠乏であると考えがちだが，それは誤りである。気虚のために動かすことができないのである。補中益気湯に人参・牛膝各3銭，金石斛5銭，黄耆1両を加え，2剤服用させたところ脚力が戻り，4剤服用させたところ歩けるようになった」（『石室秘録』）。

朱先生が胃下垂や腎臓下垂などの内臓下垂を治療するときにも，補中益気湯を加減して使用している。たとえば腎臓下垂に水腫を伴うものは，水

中に座っているかのように腰がたよりなく，まるで5千銭を帯びているかのように重くなるが，このような症状には補中益気湯に甘姜苓朮湯（『金匱要略』方，甘草・乾姜・茯苓・白朮）を加えて中焦を温め，下陥を引き上げるとともに，利水化湿する。

また上に述べたようなさまざまな証に対して，朱先生は補中益気湯に奇経を補う薬を加えている。奇経の疾患なのだから，ただ成方だけを使うよりも，巴戟天・狗脊・杜仲・続断・肉蓯蓉・金桜子・菟絲餅などの奇経の薬を使ったほうが効果がある。

3．動物性の厚味薬で補い，奇経の虚衰を治療する

『素問』陰陽応象大論篇は，「形足らざるものは，これを温むるに気をもってし，精足らざるものは，これを補うに味をもってす」と述べている。疾病が奇経にまで波及してなかなか治らなければ，必ず痩せ細って肉がそげ，精血が枯渇する。このように消耗が激しいときには，植物性の薬物だけでは補うことができない。そこで動物性で厚味膠質の薬品で奇経を補塡すれば，精血の耗傷を治療することができる。

葉天士や呉鞠通の使用した動物性の薬味は，鹿茸・鹿角霜・亀板・鱉甲・河車膠・紫河車・猪脊髄・羊脊髄・牛腿骨髄・阿膠・鹿鞭・鹿尾・烏骨鶏・羊腰子・鶏子黄・燕窩膠・羊肉・海参・淡菜・乳粉などである。朱先生が臨床で使用した薬味は，上記のように広範囲ではないが，効果のあるものを厳選して使用したので，それぞれの症状に対して大変効果を発揮した。たとえば不妊症で子宮の発育不全があり，性欲が淡白なものには，鹿角霜と紫河車を併用した。産後の虚弱で悪露が止まらないものには，紫河車と阿膠を併用した。営血が虚欠して漏下が止まらないものには，阿膠・亀板・鱉甲膠を使用した。体が痩せ衰え肉がそげ落ちたものには，牛・羊・豚の骨髄か霞天膠（『韓氏医通』方，雌の黄牛の精血を煮詰め膏剤にする）を使用した。脚や膝に力が入らないものには，鹿筋・虎骨膠を使った。背中が冷え下焦が虚衰しているものには，鹿茸と鹿角膠を主薬とし，そのほか

の薬品を組み合わせて，効果を確実にした。ただし，これら厚味膠質の薬物は消化吸収が悪いので，使用の際は脾胃の状況に注意を払い，場合によっては健脾醒胃薬を加えなければならない。

4．腥臭脂膏の〔生臭く脂っこい〕薬味で潤し，濁った帯下と精の枯渇を治療する

　濁った帯下が慢性化すれば，血海が枯渇し，体が痩せて精が枯渇し，奇経が欠損する。このような症状に，呉鞠通は腥臭脂膏の薬味を主薬とし，酸甘鹹の薬味で直接下焦に作用させている。その理論的根拠は，次のとおりである。「下焦が機能しなくなると，みな腥臭脂膏になるので，腥臭脂膏の薬味で補う」（『温病条弁』第三巻）。

　呉鞠通の提案したこのような治療法の典型的な方剤には，次の２つがある。

　陰虚には，専翁大生膏（せんきゅうだいせいこう）（『呉鞠通医案』方，熟地黄・海参・山萸肉・西洋参・鼈甲・竜眼肉・鮑魚・麦門冬・白朮・牡蛎・亀板膠・茯苓・猪脊髄・烏骨鶏・蓮子・沙苑蒺藜・芡実・羊腰子・阿膠・鶏子黄・白蜜）を使用する。

　陰陽ともに虚しているものには，天根丹窟膏（『解産難』方，鹿茸・烏賊骨・鮑魚・鹿角膠・鶏子黄・海参・亀板・羊腰子・桑螵蛸・烏骨鶏・茯苓・牡蛎・西洋参・菟絲子・竜骨・蓮子・竜眼肉・熟地黄・沙苑蒺藜・白芍・芡実・当帰身・小茴香・補骨脂・枸杞子・肉蓯蓉・山萸肉・紫石英・杜仲・牛膝・萆薢・白蜜）を使用する。

　腥臭脂膏療法の起源は，『素問』骨空論篇の烏賊骨丸である。烏賊骨と芦茹に雀の卵を合わせて丸薬にし，それを鮑の汁で飲むことによって薬効を強化し，精血の枯渇を治療するのである。鮑は気味が辛臭で性が温であり，腸を丈夫にして肝を補い，気血を充実させる。日本ではその強壮作用によって，労損を治療している。このほか『別録』は「瘀血による血痺で，四肢が萎えたもの」を治療すると述べている。鮑の活血消結作用を利用してのことである。また『臨証指南医案』もこう述べている。「鮑の汁で飲めば，腸の汚れを除き，肝の損傷を和らげる。臭穢な薬味で治療し，

烏賊骨で補佐し，長く滞積し汚れた血を取り除くのである」。いずれも，鮑の汁に活血散積効果があることを認めている。

呉鞠通の2つの膏剤が，崩漏や慢性化した帯下のために脂肪が奪われて痩せ衰え，澄んだ無臭の帯下を伴うものに適していることは，朱先生も認めている。しかし臨床においてよくみられる次のような症状には適していないということも，同時に指摘している。たとえば内熱のために，体が痩せ，帯下が生臭くて色が混濁しており，子宮の鬱熱に属するもの。または体が虚弱であるにもかかわらず症状が実に属し，癰腫や潰爛があって脂肪が消耗され枯渇しているのに，湿熱がまだ残っているもの。このような症状には，呉鞠通の2つの膏剤は適していない。ただ漫然と補塡したり，気まぐれに補ったり瀉したりしていては，病根は除かれず，水漏れのする杯は壊れたままである。したがって治療するならば，『素問』の烏賊骨丸法を手本として，陰を滋養し精を補塡し，消結し帯下を止めなければならない。ただし鮑魚は薬店にはなく，購入しにくいうえに煮炊きするのも面倒なので，代わりに海藻と昆布を使ってもよい。両薬味はともに海産物であり，粘り気があって栄養豊富である。これに烏賊骨・茜草炭を加えるか，あるいは草木薬では魚腥草・敗醬草・墓頭回などの匂いのあるものを加えるとよい。また症状によっては，黄耆・当帰・甜蓯蓉・白芍・土茯苓・川柏・薏苡仁・帯柄菱殻（薬店には老菱殻しか売っていないので，へたのついた菱の殻を自分で用意する。老菱殻は収斂固渋・止帯摂血するが，帯柄菱殻には消腫散結効果がある）を加える。これらを蒸すと，気味が濃厚になって濁るので，まさに濁は下降させるという原則通り，下焦の病症に有効である。

女性の癥聚についての弁証論治

女性の疾患としては，月経・帯下・崩漏，そして妊娠中や産後などの疾患が代表的であり，婦人科の疾患を論ずる場合，これら数種類の疾患が中

心となるのが一般的である。しかし女性の健康に重大な影響を与え，ときには生命にも危害を及ぼしかねない疾患で，腹腔内に固く積聚してなかなか治らない疾患，すなわち癥聚について論じられることはあまりない。そこでここでは，この病症について取り上げてみたい。

1 癥聚についての古代文献

『素問』平人気象論篇：「寸口の脈沈にして弱なるは，寒熱および癥聚，少腹痛をいう。寸口の脈沈にして横なるは，脇下に積有り腹腔内に横積ありて痛むをいう。脈急するものは，疝瘕，少腹痛をいう」。

『素問』玉機真蔵論篇：「脾伝わりて腎にゆけば，病 疝瘕と名づけ，少腹冤熱して痛み，白きを出だし，一名を蠱という」。

『素問』大奇論篇：「腎脈小にして急，肝脈小にして急，心脈小にして結急し，鼓たざるはみな瘕となす」。

『素問』骨空論篇：「任脈の病たる，男子は内に七疝を結し，女子は帯下癥聚す」。

『霊枢』水脹篇：「石瘕は胞中に生じ，寒気子門に客すれば，子門閉塞し，気通ずるを得ず，悪血まさに瀉すべくして瀉せず，衃もって留止し，日をもってますます大きく，状は子を懐むがごとく，月事時をもって下らざるは，皆女子に生ずれば，導きて下すべし」。

『金匱要略』：「婦人の病，虚によりて積冷積気し，……血寒して積結し，胞門寒に傷られ，経絡凝堅す。……婦人の少腹敦状のごとく，小便わずかに難くして渇せず，生じたるのちのものは，これ水と血とともに結して血室にあるとなすなり。大黄甘遂湯これを主る。婦人の経水閉じて利せず，蔵 堅癖止まざるは，中に乾血有りて，白物を下す。礬石丸これを主る（尤在涇注：敦の音は対であり，古代の食器のことである。少腹満が敦のようであるとは，少腹が高く盛り上がった様が，敦のようであるという意味である」。

隋代・巣元方の『巣氏病源』には，積聚・癖病・疝瘕・癥痞・八瘕などの証候がみられる。

唐代・孫思邈の『千金方』には，積聚・血瘕・癥結・癖瘕・肉癥などの名称がみられる。

唐代・王燾の『外台秘要』には，八瘕・肉癥の2項目がある。

宋代・陳自明の『婦人大全良方』は，痃癖諸気・疝瘕・八瘕・腹中瘀血・癥癖・食癥・血癥などの部門を設けている。

明代・王肯堂の『六科準縄』は，各書籍に掲載されている名称を帰納して積聚瘕聚などを並べ，その症状を説明している。「古方には，五積・六聚・七癥・八瘕などの名称がみられる。五臓の気が積聚したものを積というので，積には5つある。また六腑の気が集まったものを聚というので，聚には6種類ある。……七癥八瘕は女性に多く，……癥とは堅いということであり，堅くて破壊できないものである。瘕とは假という意味であり，假の姿を形成しているということである。……女性の癥瘕は血の疾患に属しており，……宿血が凝滞し，固まって癥塊になる」。

『婦人大全良方』は，痃癖諸気・疝瘕・八瘕・腹中瘀血・癥癖・食癥・血癥などの7つの部門に分けている。

痃とは，臍の左右に一筋の筋脈が引きつって痛むものである。気を原因として形成され，大きければ腕の太さほど，小さければ指の太さほどになり，引きつった様子が弦のようであるので，痃と名づけられた。

癖とは，両脇に僻ってときどき痛むので，この名がつけられた。

疝とは，痛むという意味であり，瘕とは假という意味である。瘕は結聚したものが仮の姿を浮かび上がらせて痛み，押すと移動する。

八瘕とは，黄瘕・青瘕・燥瘕・血瘕・脂瘕・狐瘕・蛇瘕・鼈瘕である。

腹腔内や胃腸に堆積し，臓気と結びついて硬くなり，押しても動かないものが，癥である。形があって，徴候があるからである。

気が塞がったものは痞であり，気が痞塞してスムーズに流れないものである。

食に損傷されて塊を形成し，堅くて動かないものを食癥という。

瘀血が塊になり，堅くて動かないものを血癥という。

腹中の瘀血とは，積聚してはいるがまだ堅くなく，塊になっていないものをいう。

そもそも押しても動かないものが癥であり，押せば動くものが瘕である。疝と痃癖は，痛むときには姿が現れ，痛まないときには隠れている。臍の左右にあるものが痃であり，両脇にあるものが癖である。そして少腹にあって腰や肋骨にまで引きつるのが疝である。

これらの区分については，医学者たちの間に混乱がみられるので，ここで分類してみた。

以上の癥瘕に関する文献を分析してみると，症状や病因，治療法則について不明瞭な点がいくつか見受けられる。たとえば癥とは押しても動かないものであり，瘕とは押せば動くものであると文章では明確に定義されているにもかかわらず，『巣氏病源』『外台秘要』のなかで述べられている八瘕の名称や症状描写は，上記の定義と食い違っている。そのために，これら多くの病症を鑑別することが難しくなっている。もしも癥が押しても動かないものであるならば，癥には実体があり，薬は攻瀉剤を使うべきである。また瘕が押せば動き，集まったり散逸したりして一定しないならば，それは気体による疾患であり，薬は行気薬を使うべきである。ところが八瘕の治療方剤のほとんども破血攻瘀薬であり，そのことが後世の者たちの臨床における鑑別を難しくしている。定義が不明であれば，診断も不確かであり，診断が確定できなければ，治療も決定することができない。そこで本文では，方書に記載されている各種症状・病因・治療・理論を分類し，明確な症状と有効な方剤とをまとめてみたい。

2　癥に属する病症

1. **血癥**：天候が不順で臓腑の気が虚せば，風冷が体内に入りこんで飲食物が消化できなくなり，それが血と結びついて次第に塊となり，硬く

なって移動しなくなる。大黄煎で治療する。
2. **食癥**：月経時に生物や冷たいものを食べると消化できず，それが結集して塊になり，日ごとに大きく硬くなって動かなくなる。烏薬散で治療する。
3. **痃癖**：痃とは，臍の左右にできる持続的な筋脈の急痛である。気を原因とし形成され，太いものは腕ほどの太さになり，細いものは指ほどになり，弦のように硬い。癖は両脇に僻っており，ときどき痛む。麝香丸で治療する。
4. **癥痞**：食事が不摂生になって脾胃が欠損し，腹腔内に積ができて硬くなり，動かなくなるものを癥という。気道が塞がったものを痞という。冷えることによって発生する。穿山甲散で治療する。
5. **肉癥**：臍の下に杯ほどの大きさの硬い結塊ができ，月経が止まり，寒熱往来し，下痢し，羸痩する。生地黄煎で治療する。

3 瘕に属する病症

1. **黄瘕**：出産後気血が不安定なときに風に当たって下痢をすると，風湿が関節に入り，邪が陰部に入って蓄積される。すると肋骨の下に気が結集し，患者は患部を触られるのを嫌がる。また月経が止まり，陰部内に刺痛が発生し，黄色い体液がぽたぽたと落ちる。皂莢散で治療する。
2. **青瘕**：出産後，すぐに起きあがったり着替えたりすると，風湿に侵され，悪血が両肋骨の下に集まったり背骨の中に蓄積されたりして疼痛を発生させる。すると手を上げることもできなくなり，激しく悪寒し，煩悶して熱が鬱結する。また月経が止まったり，出血量が多くなったり，崩中〔子宮出血〕になったりし，青い体液が流出する。青瘕坐導方で治療する。
3. **燥瘕**：腹腔内に杯の半分ほどの塊ができ，痛みが両肋骨から心にまで

響き，心煩する。またしきりに嘔吐し，腰や背中が重く，脚がだるく，遺尿し，月経が止まる。月経が終わらないうちに重い物を持ち上げて汗をかいたり，ひどく怒ったりしたために，月経と気とがぶつかって発生したものである。この場合には，むしろ冷たいものを飲んだほうがよく，熱があると燥瘕になる。燥瘕方で治療する。

4. **血瘕**：横骨の下に気が積聚して石のように硬くなり，少腹が急痛し，背中や腰，腹部が痛み，俯せになることも仰向けになることもできなくなる。また陰部内が風が吹いているかのように冷え，月経が来たり来なかったりして一定しない。この疾患は，月経が中断したり食事を摂りすぎたりして，五穀の気が溢れ出して他の臓器に入るか，あるいはひどく飢えたり寒い思いをして呼吸が不安定になるのが原因である。そしてこのときにさらに労働をすると，血が降りることができないために分散して胃腸に入り，絡に停滞して体内に寒熱が発生し，それが月経と結合して発症する。桃仁煎で治療する。

5. **脂瘕**：小腹部が重く，腰や背中が刺すように痛み，四肢を上げることができず，安眠できず，腹腔内のいたるところが動く。痛みがあるときには少気〔話す言葉に力がなく，呼吸が弱々しくて短い〕・めまいがし，体がだるい・寒くて悪風する・血便・血尿・月経がきたりこなかったり一定しない・脂のような精血を下すなどの症状がある。初潮が始まったばかり，あるいは産後1カ月経たないうちに性交したことが原因であり，そのために子宮口が傷つき，失禁・排尿のコントロールを失う・臓腑の津液が流れ出す・膣の痙攣・百脈がバラバラになるなどの症状が現れる。そして精子と気血とが結合して子供になることができなくなり，「脂瘕」となる。脂瘕導散で治療する。

6. **狐瘕**：恍惚とする・四肢が震える・体がだるい・意識が散漫である・少腹の鬱滞・陰部内の腫脹・排尿困難・胸部，横隔膜，腰背部の痛み・息切れ・多食・思い悩むなどの症状があり，妊娠しているかのようである。月経時，悩み悲しんだり驚き恐れたりしたときに湿を感受したことが原因であり，邪が陰部に入って出ていかないのである。

7. 蛇瘕：臍の上下や，左右の肋骨部に蛇のような形の痞塊ができ，息を吐き出すことができず，心肝がむしばまれる。また少腹部の熱感・膀胱から陰部の内側にかけての牽引痛・腰痛・大腿部から下腿部までの痛み・ときどき寒熱する・経血が多かったり少なかったりするなどの症状がある。月経が終わりかけで陰陽が定まっていないときに，汚れた水を飲んだり不潔なものを食べたりして，それが臓器に滞留したのが原因である。
8. 鱉瘕：形状が小さな秤のようであり，小腹部が切れるように痛み，痛みが腹の上下左右を走り，月経が止まる。この瘕を押すと，痛みが陰部や腰背部にまで響き，息をすることもできない。この疾患は，月経が終わりかけのときに労働をして風湿を感受したために，五臓が消耗して脱証に陥ったり，あるいは入浴するのが早すぎたりすることが原因である。すると精神が不安定になり，水気と邪気が腋下に滞留して発生する。

以上のいわゆる八瘕は，どの医学書にも記載されているものであり，このほかには疝瘕，石瘕の名前もみられる。

9. 疝瘕：腹腔内に痞塊ができて痛み，両肋骨部が煩悶し，心痛腹痛があり，体が黄色くなって羸痩する。痞塊は，手で押すと動く。この疾患は，気血が労損したために風冷が腹腔内に入り，血と結合して起きる。あるいは月経中や産後に，子宮内の悪血が邪気と結びついて発生する。乾漆散で治療する。
10. 石瘕：腹腔内に塊ができて，妊娠しているような状態になる。塊は押しても動かないが，小腹部に降りて月経が止まることが多い。疼痛は，寒邪が下焦に侵入して気血両方が閉塞するために起きる。見晛丸で治療する。

4 まとめ

　古代文献を概観してみると,「癥瘕」という疾患についての概念は混乱し,分類項目が多いわりには形状は類似しており,病因にも大きな違いはない。たとえば「食癥」は消化管から発生する疾患であるとされているが,それが積聚して塊になるなどということはありえない。また八瘕の定義についていえば,「血瘕」と「肉瘕」では大差がないし,出産したばかりで風冷を感受したものを黄と青の瘕に分けたり,精神症状を伴うものを「狐瘕」と名づけたり,結塊の形状から「蛇瘕」や「鱉瘕」という名称を使ったりと,命名方法に一貫性がない。このことは,金代末期の張戴人も早くから指摘してきた点である。また内経初出の「石瘕」という名称は,腹腔内の結塊が石のように硬いことから「石」と名づけられたはずであるのに,「癥」とは名づけずに「瘕」と名づけている。このように「癥」と「瘕」の概念は,古来よりずっと混同されてきたのである。またこれらの疾病は,現代でいう子宮や卵巣の腫瘍や癌にあたるが,同じ腫瘍でも除外されているものもある。古代の医学書に記載されている病症で,「腸覃(ちょうたん)」というものがある。これは寒濁が凝結し,それが長い間にポリープに変化したもので,はじめは鶏卵ほどの大きさだったものが,やがて妊娠しているかのように大きくなる。この塊は硬いが手で押すと動き,石瘕に似ているのだが,月経が正常なので,古人は腸のなかの疾病と考えて別の項目を立てたのである。

　これらの疾患の形成過程を帰納すると,以下のようになる。
①産後に風寒を感受したもの。
②月経時に寒邪に中ったもの。
③寒湿を下焦に感受したもの。
④産後や月経時に,食事の不摂生や気候の変調があったもの。

　以上の原因から,血脈が渋り,経絡が滞り,トンネルが塞がったのである。しかしこのような経過をたどるという点では癥も瘕も同じであり,症状の違いもほとんどないうえに,治療法もほとんどが破血消癥と温散行気

の2種類に集約されている。にもかかわらず別の項目を立てるのは、いたずらに人心を惑わすだけである。そこで私たちは、女性の癥瘕に対する治療法や薬の選択方法について、次のような原則を設定した。

①各人の体力を判断する。
②病症の深浅を観察する。
③結塊が固定しているか移動するかを診断する。
④その後に、治療方針を決定する。

薛立齋（せつりっさい）と羅謙甫（らけんぽ）は、正気を養い、営衛を調和させ、脾胃を補い、そして消導疏散したうえで、攻下するかどうかを議論するよう主張した。また張潔古は「正気を養えば、積は自然に除かれる」と述べ、李東垣もこう述べている。「人は胃気が基本であるので、治療は元気を強固にしたうえで、補助的に攻伐剤を使用するとよい。歳月をかける必要があり、即効性を期待して峻剤を投与すれば、かえって誤りを犯すことになる」。

このように古人が病機を観察し、体質の強弱を考慮して治療するよう主張したことは、道理にかなったことである。しかし癥でも瘕でも形と実質を伴うものであれば、破血消瘀薬を使うべきであり、攻下しなければ病は除去されない。そして形と実質がなく、気が集まったり散逸したりして痛むものであれば、行気和中を中心にして治療すべきである。ただし癥瘕に使用する方剤は、種類も多くさまざまな名称に分かれているが、その分類方法にはあまり根拠がない。私の経験からいえば、烏薬散・桃仁煎・穿山甲散・乾漆散がこの疾病に最も適した方剤である。また青瘕や脂瘕の外治法として使用する座導方は必ずしも使う必要はなく、代わりに阿魏膏を貼ってもよい。各方剤は、以下の通りである。

1. **烏薬散**：烏薬・莪朮・桂心・当帰・桃仁・青皮・木香各等分を粉末にし、毎回6gを温めた酒で飲む。
2. **桃仁煎**：桃仁30g, 大黄30g, 䗪虫30g（炒），芒硝30gは別に粉末にし、酢2升半で煎じ、半升にしておく。大黄・桃仁・䗪虫は煎じてペースト状にし、そこに芒硝を入れて混ぜ、青桐（あおぎり）の実ほどの大きさの丸薬にする。前日は夕食を食べず、明け方に5丸を温水で飲む。

正午ごろ，小豆汁や鳥のレバー，ヒキガエルの粘液のようなものを下すが，下さなければ再度服用する。鮮血が出れば，補気・補血薬で補う。気血が虚弱なものには，使ってはならない。
3．穿山甲散：穿山甲（炒めて乾燥させる）・鱉甲（酢を加えて炙る）・赤芍・大黄（炒）・乾漆（煙が出なくなるまで炒める）・桂枝心各30ｇ，川芎・芫花（酢で炒める）・当帰尾各15ｇ，麝香7.5ｇ（別に粉末にする），以上の薬味を粉末にし，毎回3ｇを酒で調服する。
4．乾漆散：乾漆（炒）・木香・芫花（酢で炒める）・赤芍・桂枝心・当帰・琥珀（粉末にする）・川芎各15ｇ，大黄（炒）30ｇ，牛膝22.5ｇ，桃仁30ｇ，麝香7.5ｇ，以上を粉末にし，時間に関係なく毎回3ｇを服用する。
5．外治方：阿魏膏は，あらゆる痞塊に有効である。方薬：羌活・独活・玄参・肉桂・穿山甲・生地黄・両頭尖・大黄・白芷・天麻各15ｇ，槐柳桃枝9ｇ，紅花12ｇ，木鱉子10ｇ（殻を取る），鶏卵大の乱髪（製法は省略する）。

そのほか調気・補血・養心・健脾など，適宜配合する方剤については，省略する。

5　症例

癥瘕という病症は，現代でいう子宮および卵巣の腫瘍や癌である。癌は治りにくいが，腫瘍の中には治るものもある。私がかつて治療した患者の症例を紹介しよう。

■症　例■

患　者：張〇〇，32歳。ある工場の労働者である。
主　訴：4回目の出産の臨月，腹部の左隅がだるくなって痛んだので，工

場の医務室で診察を受けたところ，子宮にしこりが発見され，ある病院で検査を受けるよう勧められた（1954年11月15日）。病院の第1回目の検査では，子宮の外に腫瘤が発見され，外科手術を受けることになったが，本人が同意しなかった。ところが3カ月後病状は急転し，疼痛のために動くこともできなくなり，悪寒・潮熱・体が痩せる・食欲不振・盗汗などの症状が現れたので，12月24日，治療を求めて当院を訪れた。

弁　証：古代でいう癥癖。
治　法：桃仁煎を手本として，温散和中・破血行瘀した。
予　後：計8回，40日間の治療で，癥は完全に消失した。

　この実例からもわかるように，私たちの祖先が残してくれた治療法は，大変有効である。

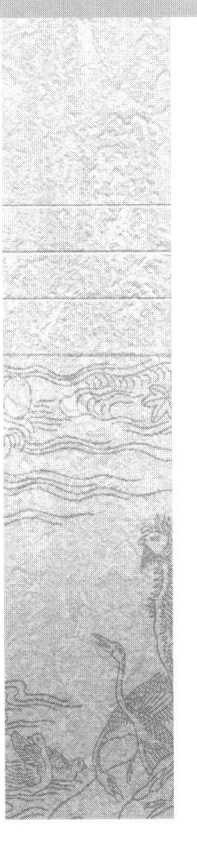

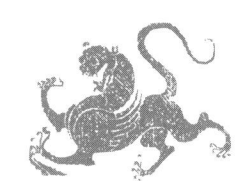

医案

月経病

1．月経時の発熱

　月経時の発熱は，一般に内傷に属していることが多い。外感の場合には必ず表証があり，発熱も内傷の場合ほど規則的ではない。臨床においては，本症の多くは陰虚火旺に属しており，どの症例にも潮熱がみられる。しかし，なかには肝熱の実証もあるので，以下にその典型的な症例を紹介しよう。

■症　例■

患　者：于〇〇，21歳，未婚，労働者。

初　診：1962年2月9日

主　訴：患者は普段からおとなしく寡黙であり，もともとの月経周期は短く，期間が非常に長い。1961年8月からは月経が20日に1回来るようになり，高熱・胸満・脇脹などの症状を伴い，ひどいときには嘔吐するようになった。10日経って月経が終われば熱も下がるが，毎月このような経過を規則正しく繰り返している。また発熱症状が次第に悪化していき，安徽省宿東の某病院で診察を受けたときには，40度もの高熱が出た。ほかに心煩・めまい・顔面紅潮・目の充血などの症状を伴い，ひどいときには昏厥して1時間目覚めなかったこともある。以前に病院で治療を受けたが効果がなく，患者は脅威を感じている。1962年2月上海に戻ったのを機に，治療を求めて来院した。初診時は月経の直前であり，気持ちが塞ぎ込み，胸悶・脇脹・口と鼻の乾燥・脈弦数などの症状がみられた。

弁　証：患者は普段から性格がおとなしいために，思い通りにならないことがあると抑うつが起き，肝鬱から気滞を生じたのである。このような現象は月経時にさらに顕著になるので，肝脈が分布する脇部が脹満する。また肝木鬱になれば横逆して土を克するので，胸悶・嘔吐なども発生する。また肝木には相火があるので，肝木鬱が長引けば火に変わり，高熱を引き起こす。そして火は燃え上がって，めまいを引き起こし，昏厥する場合もある。その症状から，肝熱型の月経時発熱と診断した。

治　法：疏肝清熱

処　方：柴胡4.5ｇ，青陳皮(各) 4.5ｇ，当帰身6ｇ，赤芍6ｇ，枳殻4.5ｇ，製香附9ｇ，炙甘草3ｇ，白朮6ｇ，川朴2.4ｇ，青蒿6ｇ，黄芩9ｇ

　　　　　上記の処方は，柴胡疏肝散（『筆花医鏡』第二巻，肝部。柴胡・陳皮・川芎・赤芍・枳殻・香附子・炙甘草）を基本にし，月経が近かったので，動血を防止するために川芎を当帰身に換えている。また胸悶してすっきりせず，舌苔が膩であることから，湿熱が体内に内蘊しているものと思われたので，白朮・青皮・川朴を加えた。また熱症状が次第に強くなってきていることから，青蒿・黄芩を加えている。こうすれば，肝熱を清解し，気鬱を疏通し，寛胸和胃して嘔吐を防ぐことができる。

再　診：薬を服用したときには月経が始まっていたが，2剤を服用しても効果が認められなかった。熱の勢いが強く，燥熱のために口や鼻は噴火しているかのようであり，めまいがし，熱厥現象に移行しようとしていた。

弁　証：肝火が肝経を伝って直接頭頂部に上昇して，動風が起きている。

治　法：上記の処方に釣藤鈎18ｇ（後下）を加えて平肝熄風するとともに，清熱効果を強化した。

予　後：2剤を服用すると，本人は頭や目がすっきりしたといい，その後往診したところ，毎月の月経に発熱はなく，治療効果が継続して

いることが確認された。

　本疾患の治療過程で，薬味を1つ加えるだけで治療効果に大きな違いが現れたことは，薬を選択することの重要性を物語っている。初診時には青蒿と黄芩を使って清熱したが，この2つの薬味は肝経に入ることはできるが，風火が肝経に沿って上昇するという証に対しては，釣藤鉤ほどの効力を発揮しない。釣藤鉤は平肝熄風して心熱を解除し，肝熱型の月経時発熱に強い効力を示す。李時珍『本草綱目』の釣藤鉤条にも，こう述べられている。「驚癇や眩暈は，みな肝風相火の病である。釣藤鉤は肝木から心包に通じさせるので，風は静まり火は消え，あらゆる証が自然に除かれる」。したがって釣藤鉤でなければ今回の成果はありえず，薬はすぐに反応が現れるようにしなければならない。

　ただし釣藤鉤を使用する場合には，1つ注意しなければならないことがある。それは本品を20分以上煎じると，有効成分が次第に失われてしまうということである。したがって釣藤鉤は後から入れることが重要である。また使用量は12〜24gが適当であり，重症の場合は30gを使う。少なすぎると，効果がはっきりしない。

2．月経痛

　月経痛は婦人科によくみられる疾患であり，そのほとんどが若い女性に発生する。なかには初潮を迎えると同時に発症する場合もあり，なかなか治りにくい疾患である。しかし治療法が適切であれば，効果が早いのもこの疾患の特徴である。以下に症例を紹介する。

■|症　例|■
患　者：黄〇〇，23歳，軍人。

合計4回の診療で，痛みは和らいだ。以下に4回にわたる診療経過を紹介する。

初　診：1962年1月14日（1カ月目）

主　訴：月経時に寒邪を感受したことから，月経のたびに激しい腹痛に襲われるようになった。月経は遅れがちであり，毎回激しい腹痛に襲われる。腰がだるい・出血量が少なくすっきり出ない・赤紫色の血塊が混じるなどの症状を伴う。月経が迫っていたので（1月14日），すでに前兆症状がある。脈沈細で弦・舌苔薄白。

弁　証：子宮の虚寒・衝任の気滞である。

治　法：温経理気

処　方：陳艾6g，製香附9g，当帰6g，続断9g，白芍6g，熟地黄9g，煨木香4.5g，台烏薬6g，川棟子9g，黄耆9g，肉桂2.4g

第2診：2月24日（2カ月目）。先月処方を服用したところ，月経時の腹痛は軽減した。今月は7日遅れて21日に始まったが，血塊は少なくすっきり出て，腹痛も半日だけで終わり，痛みも軽かった。治療効果が現れたものと思われる。

治　法：前回の処方をもとに，養血温中・疏肝理気した。

処　方：製香附9g，鬱金9g，丹参9g，陳艾9g，烏薬6g，川棟子9g，枳殻4.5g，熟地黄9g，陳皮6g，呉茱萸6g，白芍6g

第3診：3月22日（3カ月目）。第2診目の処方を服用したところ，小腹部が暖かくなった。今月は予定通り21日に月経が始まったが，腹痛はなく，胸悶・腰のだるさなどの症状も減少し，かなりよくなっている。

治　法：疏肝理気し，治療効果を確実にする。

処　方：製香附9g，陳皮6g，烏薬6g，枳殻4.5g，熟地黄9g，白朮6g，煨木香4.5g，川棟子9g，続断9g，狗脊9g，陳艾4.5g

第4診：4月21日（4カ月目）。治療後月経周期は正確になり，腹痛も減少した。今回も月経は予定通り始まるものとみられ，小腹部の脹満や下垂感などの前兆現象や，精神疲労がある。

治　法：肝腎を調整し，脾胃を丈夫にする。
処　方：当帰6g，白朮6g，白芍6g，製香附9g，続断9g，紫丹参9g，仙霊脾9g，巴戟天9g，製黄精9g，新会皮6g
予　後：治療経過のうち，1カ月目は痛みが減少したが，疼痛はまだ2日間あった。2カ月目は，痛みが和らぎ，疼痛の期間も半日だけになった。3カ月目は，月経痛が治っただけでなく，月経周期も正常になった。4カ月目は，薬を服用後すぐに月経が始まったが，腹痛もなく，精神状態も良好であった。

　月経痛は一種の自覚症状であり，月経時の腹痛を主訴とする。本疾患の病因には，虚実・寒熱のいずれもが考えられ，症状もまた複雑である。そのなかには乳房部の脹りを伴うものや，嘔吐を伴うものなどがあるが，一般には虚寒気滞型が多く，上記の症例もその1つである。月経時に冷たいものを飲む・雨に濡れる・寒邪を感受するなどは，いずれもこの疾患の原因になりうる。隋代の『諸病源候論』は，こう述べている。「女性の月経時の腹痛は，気血を労傷し体が虚弱になったときに風冷の気を感受し，それが胞絡に入り，……風冷が気血とぶつかり合って，痛みを引き起こしたのである」。また宋代・陳自明の『婦人良方』は，こう述べている。「女性の月経時の腹痛は，風冷が胞絡衝任に入ることによって起こる」。このように，過労などのために体が虚弱になっている患者が月経中に寒邪を感受すれば，気血が滞って通じなくなり，月経痛を形成する。

　本疾患を弁証すれば，寒証の月経痛の場合は，月経が遅れることが多い。経血はすっきり出ず小さな血塊が混じり，疼痛時には小腹部に虚冷感があり，温水を入れた袋を疼痛部に置くと気持ちよく感じる。このような症例には，艾附暖宮丸（『沈氏尊生書方』艾葉・香附子・当帰・続断・呉茱萸・川芎・白芍・黄耆・地黄・肉桂）を中心に治療する。温めれば通じるという法則にもとづいた処方である。黄耆・地黄は気血を補い，当帰は月経を調節し，続断は肝腎を調整し，香附子は理気行滞し，肉桂・陳艾は子宮を温め，気血の寒滞を温めて正常な運行を回復させる。通じれば痛まずとい

う法則通り，鬱滞していた経血や瘀塊がスムーズに出れば，月経痛は完治する。

月経痛の治療には，弁証分類をすることも大切だが，タイミングよく治療することも大変重要である。中医学では，最良のタイミングで薬を使用することの重要性を早くから指摘している。たとえば『素問』刺瘧篇はこう述べている。「およそ瘧を治すに，発するに先んずること食頃のごとくせば，すなわちもって治すべし。これを過ぐせばすなわち時を失うなり」瘧だけでなく，月経痛の治療もまた同様である。上記のような虚寒気滞型の月経痛の場合は，月経の初期段階で小腹部が冷痛し，経血がすっきり出ないときに薬を服用することが重要である。また寒証と瘀血型はどちらも気滞血瘀現象があるので，やはり月経の初期で，経血が渋滞し腹痛が強く，経血に瘀塊が混じっているときに薬を服用するとよい。一般に山楂子・枳殻・川芎・当帰尾・乳香・没薬・青皮・桃仁・紅花などの活血調経薬を服用し，経血がすっきり出ず腹が痛むという症状の原因である瘀滞を散逸させれば，経血も順調に出て，腹痛も自然に消滅する。

虚性の月経痛の場合は，気虚でも血虚でも，あるいは衝任の虚弱であっても，いずれも体が虚弱なために発生したものであるので，体の虚弱が本であり，月経痛は標である。『素問』陰陽応象大論篇に，「病を治すに必ずその本を求む」という原則が示されているように，本を治療するためには，普段から次のような薬を服用するとよい。気虚には人参・黄耆・白朮・茯苓，血虚には当帰・地黄・川芎・芍薬を使用する。衝任の虚弱には，紫河車・鹿角霜・巴戟肉・仙霊脾などの薬を服用する。そして蘇梗・陳皮・木香・砂仁などの行気醒脾薬で補佐する。身体が強壮になれば，必ずしも月経中に薬を服用しなくても，1回ごとに月経痛は軽減していき，やがて完治する。

月経痛を発生させるもう1つの重要な要素に，気鬱がある。治療法は上記と同様である。

3．月経時の腹痛昏厥

月経痛の証候は，病因や体質によって違い，軽いものもあれば重いものもある。ここでは，重症の症例を紹介しよう。

■|症 例|■
患　者：王〇〇，23歳，医師。
主　訴：12歳で初潮を迎えたときから月経痛があったが，年を追うごとに痛みが激しくなっている。月経周期は短く，月経前には，気持ちが落ち込む・胸悶・脇脹・食欲不振・腰がだるい・帯下などの前兆症状が現れる。そして月経が始まれば，嘔吐したり下痢したり，痛みのあまり手足が痙攣し，昏厥して救急病院に送られたこともある。出血量は正常であるが，初期には小さな血塊が混じる。

　　　　1963年に診察を始めたときには，昏厥発作はすでに数回起きており，同時に月経中に赤や白の帯下があり，普段は白帯が多いという。脈細弦・舌苔薄白。
弁　証：肝鬱脾虚で帯脈が固摂作用を失ったための月経痛。
治　法：1．月経前，前兆現象があるとき：疏肝和胃する。
　　　　2．月経中：健脾束帯する。
処　方：2種類の方剤を処方した。
　　　　1．月経前，前兆現象があるとき：製香附9g，鬱金6g，当帰6g，白芍6g，延胡索6g，烏薬9g，川楝子6g，浄乳没（各）6g，蘇梗6g，煨木香4.5g，焦山楂9g
　　　　2．月経中：白朮6g，陳皮6g，茯苓9g，黄耆9g，当帰6g，薏苡仁12g，樗白皮9g，海螵蛸9g，仙鶴草9g，黒地楡12g，川柏6g
予　後：3カ月後，帯下は減少し，月経痛も以前より軽くなり，痛みのな

いときもある。

　月経痛の場合には，通常薬を飲んだ翌月に効果が現れるものなので，月単位で考える必要がある。つまり治療して翌月の月経痛が緩和されれば，効果があったことが確認できる。そして薬を飲まなくても何カ月も再発しなければ，完治したということである。

　上記の肝鬱脾虚型の月経痛に対しては，疏肝を治療の中心に据え，補助的に健脾し，当帰で養陰して月経を調節した。香附子・鬱金・延胡索・烏薬・川楝子は，疏肝理気して鬱滞した気血の流れを正常に戻す。乳香・没薬は激痛を止めるとともに，胃を温めて食欲を増進させる作用がある。焦山楂は，消化を促進して活血し，経血の出をスムーズにする。蘇梗・木香は健脾和胃するとともに，嘔吐と下痢を止める。

　ところで帯脈は季肋部から始まって体を一周するが，その循行部位と肝脾2つの臓器とは繋がっているので，肝気が鬱滞し，中気が不足すれば，帯脈にも影響を与え，帯下が止まらなくなる。そのときには，別に健脾束帯薬を服用する必要がある。黄耆・白朮・陳皮・茯苓は，中気を補い脾胃を強くする。当帰は帯脈を温煦し，薏苡仁は利湿健脾し，樗白皮・海螵蛸は渋滞を止め帯脈を固托する。黄柏は帯脈に残った湿熱を除き，仙鶴草・黒地楡は赤帯を止める。

　また肝鬱型の月経痛の場合は，前兆期に治療することが重要であり，月経前で胸悶・脇脹・小腹部の痛みと下垂感が現れたときに，疏肝理気薬を服用するとよい。そもそも肝鬱になれば気も滞るが，気は血を導いて循環させるので，気が滞れば血も滞って気血両方が鬱滞し，胸悶や脇脹や疼痛などの前兆症状を引き起こすのである。そこで上記の処方で肝木を条達させれば，気血の運行が正常になって前兆症状がなくなるだけでなく，経血がスムーズに出て月経時の疼痛が軽減し，月経周期も正常になる。したがって薬は前兆症状が現れたときに服用を始め，月経の初期まで服用を続ける。その後翌月の月経前に再び薬を服用し始め，これを数クール繰り返せば，完治する。

月経痛が治った後は，月経時の衛生状態に注意し，過労を避け，精神状態を良好に保ち，風寒を避けるようにしなければならない。また生ものや冷たいもの，刺激性の食品を食べないように気をつけ，再発して慢性化しないようにする。

4．口と鼻の乾燥と疼痛を伴う月経痛

月経痛の治療方法は，疼痛部位や兼証によって異なる。以下に口鼻の乾燥と疼痛を伴う腹痛の症例を選び，治療経過を紹介する。

■|症　例|■

患　者：張〇〇，25歳，既婚，医療従事者。

初　診：1955年11月29日

主　訴：初潮は11歳のときであったが，最近の3年間は，精神的抑うつのために月経時に必ず腹痛を伴うようになり，だんだんひどくなってきている。月経前には，腰部と四肢がだるくなるという前兆現象があり，月経が始まると，口や鼻が乾燥して痛む。痛みが激しいときには，口苦・嘔吐・下痢などの症状を引き起こし，月経周期もだんだん短くなっている。腹痛に耐えきれず，来診した。診察時，手で腹部を押さえると，患者は次のように訴えた。痛みは月経の初日が最も強く，出血量は少なくてすっきり出ず，少し瘀塊が混じる。今は2日目なので，出血量が少し増え，色は赤い。胸悶・心煩・気持ちが落ち込む・口や鼻が裂けそうなほど乾燥して熱い・口が乾燥して苦いなどの症状があるという。脈診してみると，脈は弦数で，舌質赤で苔は黄色であった。懐中電灯で口と鼻を照らしてみると，粘膜が赤く腫脹し，呼気に灼熱感がある。

弁　証：肝胆の鬱熱型月経痛と診断した。

治　法：疏肝理気・健脾清熱
処　方：当帰9ｇ，白芍6ｇ，生地黄12ｇ，黄柏9ｇ，製香附9ｇ，延胡索6ｇ，焦白朮6ｇ，川断9ｇ，杜仲9ｇ，茯苓9ｇ，陳皮6ｇ
　　　　診察後，腰部と四肢のだるさや腹脹など，月経の前兆現象が現れたときに，もう1度来診するよう指示した。
再診処方：当帰9ｇ，生地黄12ｇ，赤芍9ｇ，牡丹皮12ｇ，製香附9ｇ，黄柏9ｇ，延胡索9ｇ，広木香4.5ｇ，杜仲9ｇ，続断9ｇ，茯苓9ｇ
予　後：服用後，月経周期が正常になっただけでなく腹痛も緩和され，口と鼻の乾燥も好転した。

　本証は，肝鬱を原因として発生したものであり，肝は条達を喜ぶので，疏泄しなければならない。一方，肝木の鬱滞が長期化すれば火に変わり，肝と表裏関係にある胆にも影響を及ぼす。唐代の『備急千金要方』は，こう述べている。「左手関上の脈が陰陽ともに実であるものは，厥陰経と少陽経の両方が実している。胃の脹満・嘔逆・消化不良を患い，肝胆ともに実である」。そして肝胆に鬱熱があれば，腹痛・口苦・胸脇部の脹悶のほかに，必ず嘔吐と下痢が発生し，口と鼻の燥熱が現れる。治療は，月経前に疏肝理気薬を投与して，胸悶と脇脹を解除する。気をめぐらせれば血もめぐるようになり，月経が始まっても鬱滞しないので，疼痛は減少する。また第1日目に腹痛が激しいのは，気滞のために経血がすっきり出ないからである。香附子と延胡索を使用するとともに，黄柏で肝胆の鬱熱を清解し，胃腸の灼熱現象を消失させる。また熱が陰血を損傷すれば，月経が早くなるので，当帰・生地黄で養陰調経し，正常な周期に戻し，川断・杜仲で肝腎を補い，腰と膝を丈夫にする。また胃腸が健康でなければ，嘔吐や下痢を起こしやすくなるので，木香・茯苓で健脾和胃し，食欲を増進させる。月経時に服用する処方には牡丹皮・赤芍を使い，涼血して鬱滞をめぐらせ，鬱熱を除き経血を導く。しかし，初診時はすでに月経の2日目であり，出血はいくらかスムーズだったので，牡丹皮は使わず，赤芍を白芍に換えた。

白芍には，養血して中焦を緩和させ，柔肝して痛みを止める作用がある。

5．月経時，腰の周りに縄で縛ったような圧迫痛がある

　婦人科疾患と奇経とは特に密接な関わりがあるが，それは婦人科疾患の多発する腰から下の部位が，奇経のある小腹部と近いからである。

■症　例■
患　者：王〇〇，15歳，学生。
初　診：1963年8月27日
主　訴：14歳で初潮を迎えたときから月経痛があったが，疼痛の部位が一般の月経痛とは異なっていた。通常の月経痛は少腹部に発生し，月経が始まって1日から2日で痛みが軽減するか消失するものであるのに対し，この患者の腹痛の場合は，腰の周りを縄で緊縛したような圧迫痛があり，しかも月経の間中持続する。月経期間内は，顔色が青白く，食欲不振がある。患者の訴えによれば，普段月経周期は非常に短く，出血量も多い。現在は月経の直前であり，胸悶・腰がだるい・小腹部の脹満と下垂感・腰の周りの緊張感・舌苔薄白・脈細弦などの症状がある。
弁　証：疼痛の部位から帯脈の疼痛であると診断した。
治　法：気滞を疏通し，帯脈を緩和する。
処　方：当帰6g，白芍9g，炙甘草3g，製香附9g，鬱金6g，焦白朮6g，延胡索6g，台烏薬9g，枳殻4.5g，蘇梗6g，巴戟天9g
予　後：2剤を服用後，月経が始まったが，出血量が多かったので，上記の処方に仙鶴草12g，陳阿膠9gを加えて服用させ，次回の月経が始まってから再び来るよう指示した。そして3カ月間治療を続

けたところ，11月までには月経周期が正常になり，出血量も正常になった。帯脈の疼痛はすでに緩解し，基本的には完治した。

　帯脈は奇経八脈に属しており，季肋部から始まって，桶のたがのように体を一周する。そしてその他の経脈を束ね，特に腰から下の経脈を吊り上げる役割を果たしている。したがって，帯脈が弛緩すれば中気が不足し，小腹部の臓腑が下垂しやすくなるとともに，「腹満し，水の中に座っているかのように腰が弛緩する」という状態になる。反対に帯脈が滞れば，拘急現象が現れ，腰の周りがだるく痛み，緊張感と圧迫感が現れる。上記の症例も，帯脈の循行部位に沿って疼痛が発生し，縄で縛られたような圧迫感がある。

　その病理メカニズムは，次の通りである。まず，肝木が鬱結すれば肝経の気滞が起きる。ところが肝臓と帯脈とは位置が近いだけでなく，帯脈の主要な2つの経穴で経絡どうしが連絡している。その1つは章門穴であり，もう1つは帯脈穴であり，前者は肝経に属し，後者は胆経に属している。したがって肝気が積滞すれば，帯脈もその影響を受けるので，月経時には帯脈の鬱滞現象が顕著になり，腰の周囲に疼痛・拘急・緊張など一連の症状が現れるのである。

　治療は，2つの側面から行う。1つは帯脈の拘急を緩和することであり，もう1つは肝経の鬱滞を疏通することである。前者に対する主方としては，張仲景の芍薬甘草湯がある。そのなかの芍薬について，『名医別録』はその機能が「緩中」であると指摘している。また王好古は，「帯脈疾患の腹痛満」を治療するとしている。また『薬徴』もこう述べている。「結実して拘攣するものを治療する。そのほかに，腹痛・頭痛・体の痺れ・疼痛・腹満・咳逆・下痢・膿瘍を治療する」。一方甘草は性が甘平であり，その甘味で拘急を緩める。甘草の作用を，『薬徴』はこう説明している。「急迫を主るので，裏急・急痛・攣急を治療する。ほかに，厥冷・煩躁・衝逆など，さまざまな急迫による毒を治療する」。仲景は芍薬に甘草を合わせることによって，急迫を緩和する力を強化しているのである。たとえば脚の攣急

には,「さらに芍薬甘草湯を作りてこれに与うれば,その脚すなわち伸ぶ」(『傷寒論』第三十一条)と述べている。従来より,帯脈の拘急を治療する方剤には,この2つの薬味を抜きには考えられない。たとえば『傅青主女科』の,小腹の急迫と不妊症を治療する寛帯湯(白朮・巴戟肉・補骨脂・人参・麦門冬・杜仲・熟地黄・肉蓯蓉・白芍・当帰・五味子・建連)にも,芍薬が使われている。

次に肝経の鬱滞を疏通するには,香附子・鬱金・烏薬・延胡索などの薬を使う。理気行滞して,気血の運行が正常になれば,疼痛も消失する。

このほかには当帰を,1つには調経して周期を正常にするために,もう1つには帯脈を補うために使用する。清代の葉天士は,この薬味を帯脈を宣通するための主薬であると評価している(『臨証指南医案』)。

6. 月経時に両手の手掌と手背に水疱ができて痒くなる

月経時の症状は非常に複雑であり,思いも寄らぬ症状が現れることがある。これから紹介する症例は,40年余りにわたる朱先生の臨床経験のなかでも1例のみであり,大変興味深い。

■症 例■

患　者:樊○○,38歳,既婚,営業員,未亡人。
初　診:1963年7月4日
主　訴:月経時,腹部の脹痛のほかに,患者には特殊な症状が現れる。それは両手の手掌と手背に水疱ができて痒くなるという症状であり,月経が終われば消失する。昨年の10月から毎月同じような症状が現れる。体格はがっちりしているが,気持ちが落ち込んでいる。患者の訴えによれば,前回の月経は先月8日からだったので,今月もそろそろ始まる頃であり,胸悶・脇脹・食べ物がおいしく

ない・腰がだるい・精神疲労などの前兆症状があるという。腹部を触診してみると，少し脹満しており，脈は虚弦，舌苔は薄く黄色い。また発作時には痒みがひどく，夜も眠れないほどであるという。

弁　証：肝木鬱結・湿熱内蘊
治　法：疏肝解鬱・健脾清熱
処　方：柴胡4.5ｇ，当帰９ｇ，白芍６ｇ，白朮６ｇ，茯苓９ｇ，甘草2.4ｇ，桂枝4.5ｇ，釣藤鈎12ｇ（後下），製香附９ｇ，鬱金６ｇ，蘇梗4.5ｇ，烏薬９ｇ
第２診：服用後，胸脇部が楽になり，腰のだるさと腹痛はなくなった。ただし食欲不振と，小腹部の脹満および下垂感が残った。
処　方：上記の処方から甘草を除き，鶏内金を加えて服用させた。
第３診：服用後，すぐに月経が始まった。今回の腹痛は軽く，手掌や手背にも水疱ができなかった。これはこの10カ月間なかったことである。
処　方：上記の処方を鶏内金と合歓皮を加えたものに改め，再び２剤を服用した。
予　後：その後３カ月間観察したところ，月経痛は好転し，手掌と手背の水疱も現れなかった。

　本疾患の病機は，以下の通りである。肝は剛臓であり，条達・疏泄を喜ぶ。また血液の貯蔵と調節を主り，抑圧されれば痛みが発生する。しかし疏泄することは難しいので，木は鬱積しやすく，気が滞りやすい。すると気は血を導く役割を果たしているので，気が滞れば血も滞る。そうやって気血の両方が鬱滞すれば，四肢の末梢がまず直撃を受ける。患者の手がもともと敏感であったうえに，気血が鬱滞して湿熱が内蘊されたために，月経時に水疱が現れて痒くなるという症状が起きたのである。

　治療に際しては，まず心理療法を行い，精神的な抑うつ感を取り除いてから薬を服用すれば，治療効率を高めることができる。処方は逍遙散（集成方，柴胡・当帰・白芍・白朮・茯苓・甘草・姜・薄荷）を中心にし，鬱

滞を除き清熱する。方剤の中の白朮と茯苓には，利湿効果がある。これに桂枝を加えるのは，仲景の当帰四逆湯（当帰・桂枝・芍薬・細辛・大棗・甘草・通草）の考え方にもとづいてのことである。桂枝は性味が辛甘温で，四肢に入り，経絡を温めて疏通し，痛風を治療する。また皮膚の風湿を除くので，当帰・芍薬を加えて養陰補血すれば，四肢末梢の気血の循環が悪いために寒邪を感受してできた凍瘡には，きわめて有効である。そして四肢を温めて疏通させる作用があるので，本証のように気血が鬱滞して，末梢の循環が遮られることによって起きた疾患にも効果がある。釣藤鈎は肝熱を清解するだけでなく，四肢末梢の過敏症を治す。近頃，本品を天麻と合わせて頭皮の瘙痒症に使っているのは，同じ原理にもとづくものである。また香附子・鬱金・蘇梗・合歓皮は理気行滞・解鬱して安心させる。以上の処方を使用したところ，手掌と手背の過敏現象は二度と起こらず，月経時の腹痛も好転した。薬が的中したことが証明された。

7．月経時の頭痛

月経時に腹痛のある患者は非常に多いが，月経時の頭痛もまた少なくない。その症状は，弱い脹痛であるのが一般的であるが，次に述べるような激しい疼痛の場合もあるので，特に紹介してみたい。

■|症　例|■
患　者：陳○○，34歳，既婚，労働者。
初　診：1960年6月
主　訴：患者は結婚しているが，妊娠経験はない。月経周期は正常だが，出血量が少なく色が薄い。月経を迎えるたびに，頭部に錐で刺されたような耐え難い痛みがある。このような規則的な発作はすでに数年間続いており，月経時には休みを取らなければならず，仕

事にも支障をきたしている。診察時はちょうど月経の直前であり，割れるような頭痛があったために，患者は産婦のように額を布でしっかり縛っていた。訴えによれば，先月は2日に月経が始まったので，今月はそろそろであるという。激しい頭痛・乳房部の脹り・脚腰がだるい・口や喉が渇くなどの症状がある。脈細弦数・舌赤苔薄黄。

弁　証：腎虧肝旺のために，水が木を潤せない状態である。

治　法：月経の前兆現象が現れたときから月経が始まるまでが治療に最適の時期であるので，毎月4日間，その期間内に薬を服用するよう指示した。平肝清熱・疏肝調経する。

処　方：嫩釣藤18ｇ（後下），明天麻2.4ｇ，川芎4.5ｇ，生石決24ｇ（先煎），白芍9ｇ，川牛膝9ｇ，枸杞子9ｇ，滁菊花6ｇ，合歓皮9ｇ，茯苓皮9ｇ，省頭草6ｇ

第2診：前回月経時に平肝清熱薬を服用したところ，今回は月経が10日あまり遅れた。しかし月経前の頭痛は弱まったので，診察に訪れたときに頭を布で縛っているようなことはなかった。患者の訴えによれば，乳房部の脹り・腰のだるさ・精神疲労などの症状はまだあるが，前回に比べればだいぶ軽くなったという。出血量は少なく，色はピンクであり，脈細弦・苔薄黄である。

治　法：疏肝理気・潜陽清熱

処　方：嫩釣藤18ｇ（後下），石決明24ｇ，陳青蒿9ｇ，夏枯草9ｇ，製香附9ｇ，広鬱金6ｇ，橘葉核（各）　6ｇ，白蒺藜9ｇ，穭豆衣12ｇ，合歓皮9ｇ，杜仲9ｇ

第3診：薬を服用し，3カ月後に再診した。頭痛はすでに治り，3回の月経の間にも発作は現れず，だいぶ良くなっている。乳房部の脹りもだんだん軽くなり，今回は，めまい・腰のだるさ・精力減退だけがあり，出血は少なく，色は薄い。脈虚細・苔薄白。

治　法：腎陰を滋養し，養血扶土する。

処　方：全当帰6ｇ，大熟地（砂仁2.4ｇと混ぜる）　9ｇ，山萸肉9ｇ，女

貞子9g，白芍6g，茯苓9g，穭豆皮9g，焦白朮6g，川芎4.5g，巴戟肉9g，嫩釣藤9g（後下）

予　　後：今回の治療の後，疾患は完治した。

　肝は将軍の官であり，水によって滋養され，土によって養われる。その陰は常に足りず，陽は常に余りがあり，普段は腎水に滋養されることによって，剛悍の性質を和らげている。ところが上記の症例では，腎陰が欠損し，水血が欠乏したために，経血が少なくなり，色が薄くなっている。肝木を潤す水が足りないために，亢進した肝陽が経絡に沿ってまっすぐ頭頂部に上昇し，月経のたびに激しい頭痛を引き起こしているのである。患者の苦痛は耐え難いほどであったので，急すればすなわち標を治すという原則にもとづき，まず第1段階として平肝潜陽を中心に行い，肝陽の上昇する勢いを抑制し，頭痛を和らげた。処方は，天麻鈎藤飲（天麻・釣藤鈎・生石決・生梔子・黄芩・牛膝・杜仲・益母草・桑寄生・夜交藤・硃茯神）を加減して，高ぶった肝陽を下降させた。

　第2段階では，肝陽頭痛は減少し，好転の兆しがみられたが，肝鬱と乳房部の脹りなどの症状が顕著だったので，疏肝化鬱法を行い，補助的に平肝潜陽法を行った。合歓皮は厥陰に入り，香附子・鬱金・橘葉・橘核は経絡の気滞を疏通し，胸脇部にある肝経の気血を正常に循環させ，胸悶・脇脹・乳房部の脹りなどの症状を取り除く。さらに釣藤鈎・石決明・青蒿・夏枯草などで平肝潜陽し，再発を防いだ。

　第3段階では，治療後肝部の症状は好転したが，腎水の欠損状況は依然存在していたので，滋水養血してその根本を治療しなければ木を潤すことはできず，肝陽が再び勢いを盛り返す恐れがあった。そこで子を治療するにはその母を補うという原則にもとづき，肝腎を補った。山茱肉・女貞子・熟地黄は腎陰を滋養し，当帰・川芎・芍薬は調経養血し，釣藤鈎は潜陽平肝し，白朮・茯苓は脾胃を健康にし，子宮を補う。服用後効果が現れ，難治性の月経時頭痛はけろりと治ってしまった。

8. 月経時の失声症

　月経時の失声症を臨床上目にすることは，ほとんどないといっていいだろう。たまたまめぐり会ったこの症例の患者には，普段咳嗽などの症状もないという。

■ 症 例 ■
患　者：彭〇〇，26歳，既婚，労働者。
主　訴：患者は15歳で初潮を迎えた。普段月経周期は短く，月経前に胸悶・脇脹・腰のだるさ・腹痛などの前兆現象があり，出血量は少なく，色が薄い。そしてさらにもう1つ，月経時には特殊な現象が現れる。それは声が低くなって出なくなることであり，月経が終われば声も回復する。普段は気持ちが塞ぎ込み，ときどきめまい・目のかすみ・腰と膝のだるさなどの症状がある。背は低くて体が小さく，顔色が黄ばみ，頭髪は乾燥し，乳房部は萎縮し，話をすると声がかすれる。患者の訴えでは，「現在小腹部が脹って下垂感があり痛む。腰のだるさが特にひどく，口と喉が乾燥し，頻尿である」という。脈沈弱で弦・舌質淡・苔少。
弁　証：腎虧肝鬱・肺陰不足
治　法：肺陰を滋潤し，疏肝固腎する。
処　方：潞党参9g，当帰6g，熟地黄9g，玄参6g，白芍6g，香附子9g，川芎4.5g，巴戟肉9g，麦門冬6g，茯苓9g，炒烏薬9g，玉胡蝶0.9g，金果欖9g
予　後：2剤を服用後，月経が始まったが，声は少し出すことができ，前回の月経時よりはかなり状況が改善されている。次の月経の前に，もう一度上記の処方を加減して投与したところ，失声症はなくなり，治療効果が認められた。

声がかすれるという症状も，失声症である。古代「瘖(いん)」あるいは「喑(いん)」と呼んだものが，この疾患である。咽喉は，肺臓が呼吸をするときに空気が通過する場所であり，肺との関係が特に深いので，嗄れ声の原因となる。この疾患の原因は，一般に外感と内傷の2種類に分けられる。外感は外邪が肺を侵すことによって発生し，そのために肺気が塞がって宣通しなくなり，いわゆる「金実して鳴かず」という状態になる。内傷の場合は，肺陰の虚損が多く，いわゆる「金破れて鳴かず」という状態である。

本症例の月経時の失声症は，肺陰の欠損が直接の原因である。失声症のほかに喉や口が乾燥するという現象があることが，咽喉部の津液が欠乏していることを裏づけており，虚火が燃え上がったために起きた症状である。この火は肝鬱から変化したものであり，これが肺陰を焼くことによってこの疾病を発症させている。また足厥陰肝経は上昇して喉腔の後部を循環し，発声に間接的に関与しているので，肝経の気が滞れば，声が低くなり出なくなる。したがって，普段でも精神的なショックを受ければ言葉が出なくなり，一時的な失声症を引き起こすことがある。『素問』大奇論篇にも，このような例が紹介されている。「肝脈鶩暴(ぶぼう)するは，驚駭するところ有りて，脈至らず瘖のごときは，治せずして自ずから已ゆ」。つまり本疾患は，月経時，肝鬱気滞が強まるために発生するものであり，月経が終わって肝鬱状態が改善されれば，音声も回復する。

もう1つの原因としては，腎気の虚虧が考えられる。足少陰の経絡は，上昇して咽喉部を循(めぐ)るので，腎陽虚でも腎陰虚でも失声症が発生する可能性がある。また『素問』奇病論篇が「胞絡とは腎に系りて，少陰の脈，腎を貫きて舌本に系る」と説明しているように，足少陰は発音にも関与している。また発音は腎間の動気によって生み出されるので，陽虚で陽気が不足すれば，腎気が上昇することができなくなって，声が出なくなる。つまり『素問』脈解篇が述べる「いわゆる中に入りて瘖をなすとは，陽盛すでに衰え，故に瘖をなすなり」という状況である。さらに陰虚もまた失声症を引き起こす原因となる。陰が虚せば水が木を潤すことができないので，肝陽が亢進して虚火が燃え上がり，失声症を発生させるのである。つまり，

月経が始まったときには血海はいつもより充満しているので，腎経が打撃を受け，失声現象が現れるが，月経が終わって血海が空虚になれば，失声状況も消失するということである。

　治療は以上の原因を総合し，症状に応じて投薬する。

　まず1つ目の原因である肺陰の虚損には，生脈散（人参・麦門冬・五味子）を使用する。ただし患者は月経中であり，もともと出血量が少なくすっきり出ないので，酸味で収斂性のある五味子は使わず，玄参・潞党参・麦門冬に換え，肺陰を滋潤する。

　2つ目に，脱毛・腰痛・乳房部の萎縮などの症状は腎気の虚弱であるので，巴戟肉で腎気を強化し，当帰・熟地黄で腎陰を補う。

　3つ目に，月経時の胸悶・脇脹・腹部の脹痛などの症状は肝鬱気滞であり，出血がスムーズでないので，香附子・烏薬・川芎・白芍を使い，疏肝行滞・調経して痛みを止める。

　4つ目に，虚火が燃え上がり，咽喉部が乾燥して声が出ないものには，青蒿・白薇を使って様子をみて，そのうえで玉胡蝶・金果欖の使用を考慮する。玉胡蝶と金果欖は失声症の専門薬であり，一般には外感の熱咳による失声症や，高い声で怒鳴り声帯を傷めたための嗄れ声に使用される。性味は苦寒であるが，黄芩や黄連ほどではない。今回は玄参・麦門冬などの肺を潤す薬味に少量加えてみたところ，結果は良好であった。虚火を鎮め，声帯を潤す作用がある。

　玉胡蝶は木胡蝶ともいい，木胡蝶の種子の膜片である。形状は白い蝶の翅のように薄く透明である。通常0.9～1.5gを使い，肺を清めて声が出るようにし，平肝理気する作用がある。鬱滞をめぐらせ，痛みを止めることもできるので，上記のような症状には大変適している。

　金果欖は果実ではなく，金果欖藤の根である。清火解毒し，喉を潤して声が出るようにする。使用量は3～9gである。

9. 月経前の乳房部の脹り

　月経前の乳房部の脹りは，月経病の中でも大変多くみられる疾患である。この症状がある者10人のうち5～6人は不妊症を伴っているので，乳房部の脹りが治れば，すぐに妊娠することも少なくない。

■|症　例|■
患　者：陳○○，30歳，既婚，労働者。
初　診：1960年8月
主　訴：結婚後妊娠したことはなく，月経前に乳房部が脹り，ときにはしこりができる。胸悶・脇痛・食べ物がおいしくない・苔薄黄・脈細弦などの症状を伴う。通常は月経が始まって1日から2日で以上のような症状は消失し，次回の月経の3日から4日前に，再び同じような症状が現れる。そしてこのようなパターンが，毎月規則正しく繰り返されている。
弁　証：肝鬱胃阻
治　法：疏肝和胃
処　方：焦白朮6g，新会皮6g，茯苓皮9g，白芍6g，蘇梗6g，製香附9g，広鬱金6g，合歓皮9g，橘葉核（各）6g，路路通9g，炒枳殻4.5g
予　後：上記の処方を，月経前乳房部の脹りを感じ始めたときから月経の初日まで服用するよう指示した。服用後，乳房部の脹りはなくなり，半年後に妊娠した。

　月経前に乳房部が脹るという患者は非常に多いが，古来からの医学書のなかには，このような症例はほとんど見受けられない。その原因は2つ考えられる。1つは，本証が表面的には重篤ではなく，薬を飲まなくても月

経が始まれば消失するので,軽くみられていたことである。もう1つには,封建社会では女性は羞恥心が強く,乳房部の脹りを口に出して言うことができなかったことである。しかし臨床上,本証は妊娠とも関わりがあり,半数以上の患者に不妊症がみられる。

病機についてみてみると,乳頭部は足厥陰肝経に属し,乳房部は足陽明胃経に属している。したがって肝気が鬱結し,横逆して胃を犯し,肝鬱胃阻となれば,経絡上では乳房部に反映され,月経前の乳房部の脹りとなって現れる。

肝経は,乳房部疾患以外に一部の生殖器疾患にも関与している。『霊枢』経脈篇は,足厥陰関係の循行部位について,次のように説明している。「股陰をめぐり,毛中に入り,陰器を過ぎ,小腹に至り,胃を挟み,肝に属し,胆を絡い,上りて膈を貫き,脇肋に布き……」。このように肝経は陰器の周囲をめぐることによって,生殖器の一部と繋がっているのである。『素問』痿論篇でも,宗筋の萎縮や白淫などの男女の生殖器疾患は,肝経と密接な関係があることを認めている。したがって肝木が鬱結して経絡の気が滞れば,胸脇部においては胸悶・脇脹・乳房部の脹痛などを引き起こす一方,小腹部においては任脈(曲骨・関元・中極などの任脈の腧穴はみな肝経と交会している)に影響を与え,不妊症を引き起こす。治療は,病を治すには必ずその本を求めるという原則に従って,鬱結を疏通し,行気導滞する。製香附・広鬱金・合歓皮・炒枳殻・香櫞皮などを用いる。食欲不振や消化不良などの脾胃症状を伴うものには,陳皮・茯苓・白朮などを加える。

乳房部の脹満がひどいときには,疏肝和胃薬の中に橘葉・橘核・路路通・絲瓜絡などを加える。橘葉はミカンの葉であり,性味は苦平で,疏肝解鬱・行気消結し,本疾患の主薬であるとともに,急性乳腺炎にも有効である。橘核はミカンの袋の中の種であり,性味は苦温で温化消結し,本疾患のほかに疝気や陰核の腫痛を治療する。路路通はカエデの果実であり,円くて棘があり,殻の中の種はハチの巣のようにたくさんの穴が開いているので,九孔子とも呼ばれている。性味は苦微渋平であり,通利する性質があり,経絡を疏通し,本疾患のほかに,風湿による痺痛や月経不順を治療

する。絲瓜絡には通絡の効果があるが，効き目はやや劣る。

　乳房部が脹って痛み，押すとしこりが手に触れるというような症状は，毎月月経前に現れ，月経が始まると消失する。このような疾患には，筆者は王不留行と炮山甲を粉末にし，毎回1.5ｇを頓服させている。この２つの薬味は，よく走り回って経絡を通じさせ，腫塊を消失させるので，本疾患には大変有効である。このほかしこりに灼熱感を伴うものには，海藻と昆布を加える。この２つの海産物は，鹹味で硬いものを軟らかくし，腫塊を消失させる。また寒の性質は熱を散逸させるので，局部の鬱熱を除く。

　本疾患の治療時期は，月経前に乳房部の脹満を感じ始めた時点から，月経が始まってスムーズに出血し始めたときまでである。一般にはこれを３〜４カ月続ければ，１回ごとに症状が軽くなっていくだけでなく，経血がスムーズに出るようになり，腹脹も治る。ただし治療にあたっては，くれぐれも服用期間を遵守するよう患者に念を押す必要がある。１〜２カ月経って乳房部の脹満が減少すると，もう大丈夫だと思って服用をやめ，数カ月後に再発するということがよくあるからである。

10．難治性崩漏（肝虚腎虧型）

　難治性の崩漏とは，出血が持続して止まらない疾患であり，ひどい場合には１年中出血して月経周期がわからなくなるものもある。出血が多いために，患者の顔色は黄ばみ，気持ちが落ち込み，仕事に専念することができない。以下に記す症例は，その典型的な例である。

■|症　例|■
患　者：陸〇〇，38歳，既婚，教師。
初　診：1959年１月
主　訴：患者は13歳で初潮を迎え，ずっと月経周期は正常であった。20歳

を過ぎるころから月経痛が始まり，29歳で結婚してからは，月経周期が短くなった。1957年，過労のために出血が止まらなくなり，多いときには寝ているとき綿ナプキンを浸透するほどになった。崩漏は1年余り続き，最初は赤紫色で血塊が混じっていたが，後には水のように希薄になり，色も薄くなった。ほかにめまい・目のかすみ・嗜眠・無力感・顔面部と眼瞼部の浮腫などの症状を伴い，一時は潮熱もみられた。病院でホルモン治療を受けたが，効果がなかった。患者の顔色は黄ばみ，両まぶたには蚕のような浮腫がみられ，唇は白っぽい。よく目の前が真っ暗になり，めまい・腰のだるさ・精力減退などの症状がある。出血は多いときと少ないときがあるが，歯止めのかからない状態である。脈細軟・舌苔白薄。

弁　証：肝腎の虚損で固摂機能が働かなくなっている。
治　法：肝腎を補填し，流れをせき止めて固摂する。
処　方：潞党参9g，焦白朮9g，大熟地9g，茯苓9g，牛角腮9g，杜仲9g，五味子4.5g，淡遠志9g，陳阿膠9g，炒貫衆9g，烏賊骨9g
予　後：上記の処方で治療したところ，崩漏は次第に治まり，1年の間月経周期は正常となった。出血量も普通で，月経期間は3日間である。その後月経周期が短くなったり，出血量がやや多くなったりすることはあったが，崩漏は再発していない。

　本症例では，2年間にもわたって大量に出血したために，肝血が虚虧し，腎気の固摂機能が失われていたので，強く補わなければ効果が期待できない状況にあった。治療は傅青主の固本湯（人参・白朮・熟地黄・当帰・茯苓・甘草・杜仲・山茱肉・遠志・五味子）を主薬にした。人参・白朮・茯苓・甘草は補気健脾し，血を固摂する能力を増加させる。杜仲・山茱肉・五味子は腎を補って固渋し，出血の流れをせき止める。当帰・地黄は血を補う。遠志は精神を安定させるだけでなく，朱先生の臨床経験によれば，子宮の

出血を止める効果がある。傅氏自身は，以下のように語っている。「この処方は，固気と補血の作用を併せもち，失われた血をすみやかに再生させ，脱出しかかっている血を固摂する。気虚による崩漏であれば，すべてこの処方で治療することができる」。

ただし上記のような症状の場合は，固本湯だけでは力不足である。これほど崩漏が長引けば，肝腎が虚損し，八脈が空虚になっていることが考えられる。したがって草木薬や鉱石薬では効力が緩慢なので，動物性で厚味膠質の薬味を加え，衝任を補填する必要がある。牛角腮・海螵蛸・阿膠などの薬を加えるとよい。また貫衆は，子宮の出血に優れた効力を発揮し，遠志と一緒に使用すれば効果は抜群である。当帰は血を乱すので使用しない。

朱先生はその経験から，このような長期間に及ぶ崩漏には，盛冬時に阿膠・亀板膠・黄明膠・牛角腮などの厚味膠質の薬味を投与して大いに補うよう指示している。これに補養止血・健脾和胃薬を加え，煮詰めて膏滋薬にし，毎日服用すれば，崩漏がすでに止まっているものは治療効果を確実にすることができるし，まだ止まっていないものは確実に止めることができる。ただしこのときに注意しなければならないのは，長期間患っていた患者は脾胃が衰えて虚していることが多く，粘り気の強い膏滋薬を受け入れられない場合が往々にしてあるということである。その場合には，健脾和胃し消化を助ける薬味を加える必要がある。

11. 陰虚火旺型の崩漏

■ 症 例 ■

患　者：胡〇〇，34歳，既婚。
主　訴：患者は，17歳で初潮を迎えたときから月経痛があり，結婚後は月経周期が短くなってなかなか終わらず，次第に崩漏へと移行していった。ときには月経が半月早く始まってそれが半月間続くため

に，月経のないときがないといった状況になることもある。また黄帯が続き，搔爬を受けたときにも，帯下の量は減少しなかった。ある病院で子宮切除を勧められたが，本人は中薬の服用を希望している。診察時，月経はすでに20日余り続いており，めまい・心虚・脚腰がだるい・内熱・口が渇く・頰が赤い・目の腫脹・脈芤で数・苔黄膩などの症状がある。夕方に悪寒があるかどうかを訊ねてみると，「普段から悪寒があり，午後には潮熱が出る」とのことである。

弁　証：陰虚火旺型の崩漏。
治　法：壮水制火
処　方：潞党参9g，当帰身6g，生地黄9g，白芍9g，山茱肉9g，女貞子9g，焦白朮6g，青蒿6g，塩水で炒った黄柏9g，蒲黄炭9g，熟軍炭3g，陳皮6g
予　後：上記の処方を4剤服用したところ，出血は止まったが，黄帯が残った。そこで健脾束帯作用のある薬を服用したところ，帯下も減少し，およそ1年間の治療で月経は正常に戻った。3年後に往診したときには，この3年間月経は正常で，痛みも減少し，崩漏は発生していないとのことである。治療効果の持続性が確認された。

　最初崩漏の原因は，熱と瘀であることが多い。『素問』陰陽別論篇は，「陰虚し陽搏てばこれを崩という」と述べている。陰虚になれば陽が亢進し，陽が亢進すれば血を暴走させるので，それが下から流れ出して崩漏になるのである。そして崩漏が長期化し，出血が多くなっていけば，必ず気血が虚損され，奇経の固摂作用が失われる。このときには，補養固脱を中心にして気血を補充し，奇経を強固にして血の固摂能力を強化し，出血の流れをせき止めなければならない。ただし慢性化したもののなかには，往々にしてこの治療法が効かない場合がある。治療が有効かどうかは，瘀滞が残っているかどうかによって変わり，もしも瘀邪が残っていれば，むやみに補渋しても無意味である。その場合には，補渋作用に瘀熱を清理する作用を

加えれば，処方が適合するはずである。『済陰綱目』の注釈は，崩漏の治療法に言及し，こう述べている。「止渋作用の中に清涼作用があり，清涼作用の中に瘀結を破壊する作用がなければならない」。

　朱先生の場合は，熟軍炭・蒲黄炭・震霊丹（禹余糧・紫石英・代赭石・赤石脂・乳香・没薬・五霊脂・朱砂）・益母草・参三七の粉末などを常用しており，なかでも熟軍炭の効果は際立っている。大黄は，将軍という名称があることからもわかるように，効き目が強く急激なので，体質が虚弱なものには安易に使うことができない。大黄が錦紋といわれるゆえんである。これに対し熟軍炭の場合は，0.3～3ｇの量で清熱涼血し，瘀滞を除いて新陳代謝を促し，血を導いて経に戻すことができるうえに，腹痛と下痢という副作用がない。張路（ちょうろ）の『張氏医通』で止血用として用いている十灰散に，この薬味が君薬として使われているのは，優れた選択である。朱先生もまた，崩漏が長引いて体が虚弱になり，まだ瘀熱が残っているために補渋薬が効かないものに対し，補養薬の中に熟軍炭１味（便秘のある患者には4.5ｇまで使う）を加えることによって，成果をあげている。

　この患者の崩漏は10年余りも続いており，陰虚血少で，体が虚弱になっており，めまい・心虚などの症状がある。しかし内熱・口の乾燥・頬が赤い・潮熱・脈扎数・苔黄膩などほかの虚症状も軽視できないので，党参・白朮・陳皮で補気健脾し，当帰・地黄で補血し，白芍・山茱肉・女貞子で腎陰を滋養したうえで，青蒿・黄柏で余熱を清解し，蒲黄・熟軍炭で清熱去瘀し，攻撃と補法とを同時に行ったところ崩漏は止まった。そして体内に邪が残されていないのを確認して，はじめて補養の薬味で治療し，治療効果を確実にして健康を回復させた。

12. 暴崩昏厥（血瘀型）

■症 例■

患　者：顧〇〇，32歳，既婚，営業員。

主　訴：初潮は18歳であったが，月経は28日周期で，出血量も正常であり，期間は3日間である。ところが2カ月前，月経が10日早く始まって止まらなくなったときに性交を数回行ったため，先月になって突然暴崩になり，血塊の混じった経血が流れ出すようになった。まためまいがして目がかすみ，体を支えていることができず，やがてすぐに人事不省に陥って救急病院に送られた。治療後暴崩の勢いは弱まり，数日後出血量は減少したが，今月また暴崩が再発したため，来診した。出血過多のために，顔色が青白く，心虚になり，息切れがある。患者の訴えによれば，出血は40日間続いており，最近暴崩に移行したという。ほかに腹部の鈍痛・めまい・動悸・腰がだるい・四肢に力が入らない・身体虚弱・精神萎縮・脈弦数・苔薄黄などの症状がある。

弁　証：月経中に性交を行ったために，悪血に塞がれ，瘀血が滞って新しい血液が経に帰ることができなくなった。血瘀型の崩漏。

治　法：急すれば標を治すという原則にもとづき，気血を急いで補い，陽を救い，固脱する。

処　方：党参9g，白朮6g，新会皮6g，白芍6g，地楡炭12g，熟地黄9g，巴戟肉9g，仙鶴草12g，仙桃草12g，蒲黄炭12g，十灰丸9g（包）

再　診：上記の処方を2剤服用したところ，出血量は減少したが，腹痛と腰のだるさ・精神疲労・心虚症状は残った。

弁　証：瘀血がまだ残っている。

治　法：養血去瘀

処　方：帰身炭9g，焦白朮6g，新会皮6g，炒蓮房9g，震霊丹6g（包），女貞子9g，仙鶴草12g，仙桃草12g，平地木9g，牛角䚡9g

予　後：服用後，10日以内に崩漏は止まったが，翌月までに2回短期の少量の出血があったので，養血補腎・健脾止渋薬で正常な月経周期を回復させた。翌年往診したところ，1年間月経周期は正常であり，不正出血もなく，頬が赤く潤いがあり，精神も充実し，食べ物もおいしいという。健康を回復した。

　月経中の性交は，中医学の古代文献にも早くから戒められていることであり，禁を犯してはならない。宋代・陳自明の『婦人良方』も，このように注意を促している。「経血が止まらず，腹痛し……月経中に陰陽を合わせたために，外邪が子宮に入りこみ，血海に滞ったのである」。陰陽を合わせるとは，性交するという意味である。しかし若い夫婦の場合は，セーブすることができずに，疾患を引き起こすことがある。

　血崩の治療を，医学書は「塞流」「澄源」「復旧」の3段階に分けている。「塞流」は，緊急措置である。上記のような血瘀型の暴崩の場合は，本来は瘀血の除去が治療の主目的である。しかし洪水のように大量に出血しているときには，出血を止めなければ脱証に陥る恐れがある。このような血脱気陥という緊急事態に対しては，古人は独参湯を用いた。しかし人参が高価であるからといって使用量を少なくしたり質を落としたりしては，効力が半減してしまう。そこで筆者が考案したのは，党参・黄耆・阿膠・仙鶴草・地楡炭・蒲黄炭を濃く煎じて，灌服させるという方法である。また出血の勢いが強いものには，あらかじめ参三七適量を粉末にして飲ませておけば，陽を救い脱証をくい止めることができる。そして崩漏の勢いに衰えがみえたら，そのときには必ず病根を取り除かなければならない。それが「澄源」という段階である。上記の症例でいえば，疾病の根源は瘀血であるので，養血去瘀法を行う。そして瘀血が除去されれば，出血は停止する。しかし崩漏は止まっても，すでに大量に出血しているので，当然体は虚弱

になっており，補養しなければ血の源泉を回復させることはできない。そこで上記の症例でも，あとから健脾して気血を補うことで，健康を回復させている。これが最後の「復旧」という段階である。

　救急的に使用される薬味の中で，最も強壮力があり，血を固摂する力がある薬味としては，仙鶴草と仙桃草があり，両者の能力は甲乙つけがたい。仙桃草は接骨仙桃草とも呼ばれ，趙学敏『本草綱目拾遺』の中で詳しく紹介されている。蘇州のある薬屋で，労傷による肺病の喀血を治療するための「虫草膏」を売り出したことがあるが，これは本品1味を煮詰めて膏剤にしたものである。採集時期は芒種前後であり，虫瘤があって，中に小さな甲虫がいるものが有効である。時期を逃し，甲虫が成長して飛んでいってしまったものは，効力が減退している。そこで民間医は，この薬味を芒種草ともいうのである。性味は温甘淡で，虚損と虚労を補い，脾胃を健康にし，活血し，外傷性の出血や肺病の喀血・崩漏などに使うことができる。筆者はこれを仙鶴草と併用することによって，成果をあげている。使用量は12gが適当である。

　瘀血を除く処方では，熟軍炭のほかに，筆者はよく震霊丹を用いる。この処方は瘀血が残っていて腹痛のあるものが適応症であり瘀血を除くことで出血を止める。『済陰綱目』の注釈も，「震霊丹はよく止めよくめぐらす」と述べている。止血薬の中に瘀血を除く薬が含まれているのは，瘀血を除けば出血が止まるからである。

13. 頻発月経

　月経周期は1カ月が標準であるが，早くなっても7日以内であれば，疾病とはみなさない。しかし7日以上早くなり，ときには1カ月に2回あるような場合は，頻発月経である。

■症 例■

患　者：秦○○，39歳，既婚。

主　訴：この1年間月経周期が短く，出血量が多く，色が薄い。胸悶・動悸・足腰のだるさ・精神疲労がある。診察時顔色をみてみると，黄ばんで艶がなく，頬はわずかにピンク色だが，目には力がない。患者の訴えによれば，月経は通常4日から10日早く，出血量が非常に多く，月経の時期になると，精神疲労・心煩・不安感・動悸・不眠などの症状があるという。脈虚細数・舌質紅・苔微黄・舌尖に細かい裂紋がある。

弁　証：陰虚火旺による頻発月経である。

治　法：養陰し虚熱を清解する。

処　方：生熟地(各)9g，枸杞子9g，丹参9g，白芍6g，阿膠9g，玄参9g，女貞子9g，白朮6g，黄耆9g，地骨皮9g，青蒿6g，杜仲9g

予　後：計4回の治療で，周期も出血量も正常になり，2年後再診したときには，この2年間，基本的には安定しているとのことである。

　頻発月経を，古人は熱に帰納させている。たとえば朱丹渓は「予定より早く月経が始まるのは，血熱である」と述べている。『丹渓心法』婦人八十八篇のこの文章は大変明解で，血熱があれば血を暴走させるので，経血も早く訪れるというのである。このような病機は臨床でも証明されており，女性が熱病にかかって熱が下がらないために，月経が3日から4日早く始まるということは，よくみられる現象である。つまり熱が血を動かして，頻発月経を誘発するのである。

　本症例は陰虚火旺型に属しており，脈象・舌苔・内熱などの状況もこの診断を裏づけている。しかし多くの医学書は，この類型の疾患では出血量が少なくなることを指摘しており，『傅青主女科』も次のように述べている。「予定より早く始まって量が少ないものは，火熱のために水が不足しているのである」。ところが上記の症例の場合はこれがあてはまらず，疾病が

長期化したために，血虚から気を虚損し，気が血液を固摂することができなくなって，出血量が多くなり色が薄くなっている。そこで処方は，養陰清熱薬に，黄耆・白朮を加えて気を補い，血液を固摂する能力を強化した。

そもそも頻発月経は，実熱と虚熱とに分けられる。突然月経が早くなり，経血が濃厚で悪臭があり，帯下を伴うものは，前者に属している。常に月経が早く，経血の色が薄くて臭いがなく，体が虚弱で内熱があるものは，後者に属している。その他の症状や，脈象・舌苔を参考にすれば，診断は難しくない。

治療原則は，虚熱に対しては虚の治療を優先し，当帰・地黄・芍薬・玄参などを用いるのが一般的である。このほかに，地骨皮・青蒿・白薇などの虚熱を清解する薬味を加えてもよい。出血量が多いものには，人参・黄耆などの補気薬を分量を加減して加える。阿膠・地楡・赤石脂は出血量を抑制するので，月経時に1～2味加えるとよい。実熱には，生地・白芍・牡丹皮・丹参などの薬に，川柏・黄連を加えて安心清熱する。帯下を伴うものは，月経終了後も引き続き帯下の治療を行う必要がある。帯下が完治すれば，特に薬を飲まなくても，月経の状況も正常に戻ることが多い。

14. 稀発月経

稀発月経は，月経が常に5～10日以上遅れるものであり，ひどいときには40～50日遅れることもある。

■症 例■

患　者：呉〇〇，23歳，既婚，労働者。
初　診：1961年7月
主　訴：結婚して2年経つが，妊娠経験はない。もともと体が虚弱で，月経はいつも2カ月に1回である。めまい・腰がだるい・四肢に力

　　　　が入らない・気力の減退・白帯などの症状を伴う。今回も2カ月
　　　　間隔があいた。出血に瘀血が多く混じり，腰のだるさがひどく，
　　　　精神疲労がある。脈沈細・舌質淡・苔薄白。
弁　証：腎気不足・血虚気滞
治　法：固腎理気・調経養血
処　方：当帰6ｇ，製香附9ｇ，杜仲9ｇ，大熟地9ｇ，白芍6ｇ，白朮
　　　　6ｇ，陳皮6ｇ，枳殻4.5ｇ，狗脊9ｇ，巴戟天9ｇ，続断9ｇ
第2診：月経が終わった後に白帯が続き，四肢が痛んでだるい・動悸・息
　　　　切れ・腰がだるい・膝に力が入らない・脈沈細・舌質淡・苔少な
　　　　どの症状がある。
弁　証：腎気が虚弱で，奇経の固摂作用が働かない。
治　法：固腎養血・健脾束帯
処　方：淮山薬9ｇ，菟絲餅9ｇ，金桜子9ｇ，杜仲9ｇ，黄耆9ｇ，白
　　　　朮6ｇ，桑寄生9ｇ，巴戟天9ｇ，陳皮6ｇ，樗白皮12ｇ，海螵
　　　　蛸9ｇ
第3診：薬を服用後，白帯は減少し，精力もやや充実し，腰のだるさも
　　　　治ったが，胃の具合が悪い。脈虚細・舌質淡・苔薄白。
治　法：脾胃は後天の本であり，気血の源であるので，食事がおいしくな
　　　　ければ，健脾を優先する。
処　方：潞党参9ｇ，淮山薬9ｇ，焦白朮6ｇ，陳皮6ｇ，茯苓9ｇ，巴
　　　　戟天9ｇ，淡蓯蓉9ｇ，当帰6ｇ，金桜子9ｇ，覆盆子9ｇ，樗
　　　　白皮9ｇ
予　後：翌年再診したときの報告では，「昨年治療してから，1年間月経
　　　　は正常であり，白帯も減少した」とのことである。

　稀発月経は，通常血虚と血寒が原因である。血虚になれば血海が満たされないので，経血も遅れがちになる。また血寒があれば，気血が鬱滞するので，やはり経血が遅れぎみになる。しかし臨床においては，筆者は腎気の虚弱によるものを多く目にしている。『素問』上古天真論篇が，この

ように述べている。「二七にして天癸至り，任脈通じ，太衝脈盛んにして，月事時をもって下る」。つまり経血の源は腎にあるので，腎気が盛んであれば，衝任が流通して月経が予定通りに訪れるということである。反対に腎気が虚弱であれば，癸水が不足して衝任を養うことができないので，予定通りに経血の増水を促すことができない。本疾患の患者が腰のだるさと膝に力が入らないという症状を伴っていることからも，この疾患が腎気と深く関わっていることがわかる。

　朱先生の稀発月経治療では，血虚でも血寒でも，腎虚という状況さえあれば，必ず補腎薬を用いた。上記の症例でも，腎虚が主要な原因であり，血虚気滞は二次的な要因である。したがって第1診から第3診までの治療では，巴戟天・狗脊・杜仲・川断・肉蓯蓉などの薬味の数量が一番多く，その次に当帰・地黄・芍薬などの調経養血薬が続いている。また脾胃は気血の源であり臓腑を灌漑するので，白朮・陳皮・茯苓は治療行程全体を通じて使用されている。気滞があれば香附子・枳殻を加え，帯脈の固摂機能が失われれば海螵蛸を加えて渋斂固托する。

　瘀血を原因とする稀発月経は，臨床においてはあまり目にすることがない。月経が遅れているからといって，桃仁・紅花・三棱・莪朮などの攻瘀薬で月経を促しても，効果のない場合が多く，むしろ胸悶・食欲不振・めまいなどの反応を引き起こしてしまう。そして1度月経を促すことができたとしても，すぐにまた遅れるようになり，かえって健康を害することが多い。したがって瘀血であることが確実な場合を除き，通常は活血去瘀薬は使わず，腎気を補い健脾益血して経血の源を満たすことが治療の中心となる。そして気滞があるものには行気薬を1～2味加え，小腹が虚寒しているものには，陳艾・肉桂を加えて子宮を温めれば，むしろ効果が早く効力も長続きし弊害もない。

15. 月経周期不順

月経周期不順とは，明確な周期がなく，7日以上早くなったり遅くなったりする不規則な月経のことである。

■ 症 例 ■

患　者：劉〇〇，34歳。
主　訴：多産のために体が虚弱になり，すでに避妊手術を受けている。月経周期が短くなったり長くなったりして一定せず，10日遅れて始まったと思ったら，少し出血しただけですぐに終わり，10日おいてまた始まった。胸悶・腹脹・食べ物がおいしくない・全身の関節がだるい・脈虚細弦・苔薄白などの症状がある。
弁　証：肝鬱脾虚・気血不調
治　法：理気解鬱・扶土益血法
処　方：当帰9g，川芎4.5g，白芍6g，製香附9g，鬱金6g，枳殻4.5g，合歓皮9g，丹参9g，巴戟天9g，焦白朮6g，漢防己6g，秦艽9g
再　診：上記の処方を加減して治療したところ，脈が虚細数になり，舌質は濃赤色で苔は薄く黄色になった。
弁　証：多産のために腎を損傷し，腎水が不足して木を潤すことができず，肝鬱から火に変わり，陰虚内熱している。
治　法：固腎舒肝・養血清熱
処　方：当帰9g，白芍9g，山茱肉9g，女貞子9g，玄参9g，合歓皮9g，製香附9g，白朮6g，陳皮6g，柴胡4.5g，青蒿6g
予　後：薬を服用後，陰虚火旺症状は日に日に減少していき，月経も順調になっていった。

月経の不定期の病因は1つではないが，肝鬱の要素によるものが多数を占め，上記の症例もその典型的な例である。月経が早かったり遅かったり一定しないのは，肝鬱が気血に影響を与えているのである。気は血を導き，気がめぐれば血もめぐり，気が鬱滞すれば血もまた鬱滞するからである。そこで治療は，香附子・鬱金・合歓皮で疏肝理気し，当帰・川芎・丹参で調経養血し，鬱滞した経血の流れをスムーズにすることによって，出血が少ないという症状と腹痛を解消した。さらに白朮で健脾し，防已・秦艽で経絡を疏通して活血鎮痛し，気血の不調によって引き起こされた関節のだるさと疼痛を取り除いた。

　薬を服用後，月経はいくらか順調になり，関節の疼痛も好転したが，陰虚火旺による脈象が顕在化してきた。患者の肝血が虚損し腎水が不足しているために，木を潤すことができず，肝木が鬱滞して亢進し，口や喉が乾燥するという現象を発生させているのである。そこで治療は，当帰で調経養血し，芍薬・山茱肉・女貞子で腎陰を補い，香附子・合歓皮で理気解鬱し，白朮・陳皮で脾胃を健康にして気血の源を充実させた。さらに玄参で陰津を増加させて清熱し，柴胡で肝鬱を解除して清熱し，青蒿で肝経の鬱熱を清解し，標本の両方を治療した。

16．月経過多

　月経過多は崩漏とは別個のものである。月経周期が正常で出血量の多いものが月経過多であり，常に出血して周期のないものが崩漏である。

■|症　例|■
患　者：範○○，11歳。
初　診：1959年9月21日
主　訴：患者は発育が早く，9歳ですでに乳房が発達していた。現在は11

歳と6カ月であるが、2カ月前に初潮を迎え、非常に多く出血し、期間は5日間であった。今回は出血量が多いだけでなく、口と鼻からも出血した。診察には母親が付き添っており、患者が幼くひどく恥ずかしがるので、代わりに母親が説明した。患者は小学校5年生であるが、クラスの中でも1番背が高く、すでに大人の体格である。初潮のときにも出血量が多かったのだが、今回はさらに増加し、口と鼻からも鮮血が流れ出した。また内熱心煩していらいらするという。脈滑数・苔薄黄。

弁　証：衝任の伏熱による月経過多である。
治　法：月経期間中に調経清熱する。
処　方：生地黄12g、蒲黄と炒った阿膠9g、仙鶴草9g、荊芥炭9g、赤芍6g、牡丹皮6g、白朮6g、茯苓6g、塩水で炒った川柏9g、青蒿9g、地骨皮12g、旱蓮草9g
再　診：上記の処方を服用したところ、口と鼻からの出血がまず止まり、経血も次第に減少していき、5日目に月経が終わった。しかし出血量が多いため、月経が終わった後に、めまい・腰がだるい・四肢に力が入らない・精神疲労・脈細軟・苔薄などの症状がみられた。
治　法：肝腎を補い、気血を増加させた。
処　方：黄耆9g、白朮6g、陳皮6g、白芍9g、炒阿膠9g、茯苓9g、杜仲9g、続断9g、女貞子9g、金桜子9g、製黄精9g、五味子4.5g
予　後：上記の処方で治療したところ、月経過多症状は好転した。

　経血量が多いという症状は、最初のうちはたまたま発生することもあるが、血熱が病因である場合が圧倒的多数を占める。李梴の『医学入門』では、このように述べている。「出血量が多いか5～6日以上続くものは、血熱のために血が散逸しているのである」。また『万全婦人秘科』もこう述べている。「経血が多すぎるものは、太っていても痩せていてもみな熱に属する」。つまり熱の勢いが強いために血を暴走させるのであり、上記の症

例もその1つである。

　この患者は発育が早すぎ，腎陽が亢進している。また衝脈は陽明に属しているので，衝任に熱があれば，経血が増加するだけでなく，口と鼻からも同時に出血する。そこで治療は清熱を中心にし，補助的に血を固摂した。初回の処方では，旱蓮草で上焦の熱を除き，黄柏で衝任の伏熱を除き，青蒿・地骨皮で血熱を清解し，生地黄・赤芍・牡丹皮で腎陽の高ぶりを抑え，血中の積熱を散逸させた。また仙鶴草・阿膠は，血を固摂する能力を高めるので，服用後は熱が下がって出血が止まり，経血も正常に戻った。一方何回か月経過多があったために，当時は陰血が損傷を受けていたが，症状としてははっきり出ていなかった。しかし月経が終わり熱が下がると，めまい・足腰がだるいなどの気血虚弱症状が明らかになってきた。また脈象と舌苔も，熱が強かったときとはまったく違う様相を呈するようになった。そこで2回目の処方では補養法を採用して気血を充実させ，肝腎を補って，健康を回復させた。

　月経過多が長期化すると，必ず患者の陰血が欠損し，陰虚火旺症状が現れる。このときの治療は上記の症例とは異なり，滋陰養血を中心にし，虚熱の清解は副次的に留めるべきである。当帰・地黄・何首烏・玉竹・亀板・山茱肉・阿膠・女貞子などに，青蒿・白薇を組み合わせてバランスを取るとよい。

17．過少月経

　過少月経とは，経血量が通常より少ないものをいう。

■症　例■

患　者：呉〇〇，28歳，既婚。

初　診：1960年6月2日

主　訴：結婚して2年経つが，妊娠経験はない。普段から体が虚弱で，いつもめまい・目のかすみ・耳鳴り・動悸・精神的な落ち込みなどの症状がある。毎回月経が早く，量が少なくてすっきり出ず，色が薄く，2日で終わってしまう。近頃では，午後に潮熱が出る。普段は帯下がある。先月は，12日に月経があった。脈虚細数・舌質紅・苔薄黄。

弁　証：血海が充満しておらず，陰虚のために内熱が生じている。

治　法：血の源を充実させ，虚熱を清解する。

処　方：当帰9g，白芍9g，熟地黄9g，白朮6g，陳皮6g，丹参9g，巴戟天9g，樗白皮12g，海螵蛸9g，香附子6g，青蒿9g

第2診：6月4日。薬を服用したところ，白帯は止まり，精力もやや充実したが，潮熱が残り，腰のだるさと心煩がある。脈細数・舌苔薄黄。

弁　証：衝任の虚弱であり，陰虚のために内熱がある。

治　法：肝腎を補い，虚熱を除く。

処　方：熟地9g（砂仁2.4gと混ぜる），白握9g，黄耆9g，当帰9g，杜仲9g，続断9g，巴戟天9g，狗脊9g，白朮6g，茯苓9g，青蒿6g，柴胡3g

第3診：6月9日。普段は月経が20日に1回と早く，出血量が少ない。薬で治療してからは，微熱が下がり，精神的にもすっきりした。先月は月経が12日から始まったが，今回はすでに28日間あいている。

弁　証：これは良い兆候であるが，営血の虚損がある。

治　法：気血を補う。

処　方：黄耆9g，熟地黄12g（砂仁2.4gと混ぜる），黄精9g，白芍9g，金桜子9g，杜仲9g，続断9g，白朮6g，陳皮6g，炒阿膠9g，川芎4.5g

第4診：6月13日。昨日から月経が始まった。周期も出血量も正常だが，腰のだるさと精神疲労が少しある。舌質淡・苔正常・脈やや細。

治　法：扶土益血し，衝任を補う。

処　方：当帰6g，熟地黄9g（砂仁2.4gと混ぜる），丹参9g，巴戟

天9g，杜仲9g，続断9g，菟絲餅9g，川芎4.5g，白朮9g，白芍6g，茯苓6g，陳皮6g

過少月経は，小腹部の脹痛と暗紫色の血塊があるもの以外は，ほとんどが血虚である。すなわち『丹渓心法』が「経血が少なくてすっきり出ないのは，虚か渋である。虚であれば補い，渋であれば潤す」といっている通りである。血海が充満しなければ，経血の源が欠乏するので，出血量が少なくなって色が薄くなり期間が短くなるのは，自然の理である。このような状況は不足症状であるので，攻撃薬や破壊薬を用いてはならない。癸水を増加させ，経血の源を充満させるのが，本を治療する道である。

過少月経の患者では，周期が遅くなり，小腹部の虚冷感を伴うのが一般的である。血虚で子宮が冷えているからである。しかし本症例では，経血量は少ないが，予定は早まっているので，陰虚内熱・血虚火旺症状と思われる。そこで初診時には，当帰・地黄・芍薬・丹参で養血し，白朮・陳皮で健脾して血液の産生を助け，巴戟天で腎を固摂し，椿根皮・海螵蛸で帯下を止め，補助的に香附子で気を調整し，青蒿で虚熱を除いた。服薬後は，白帯は止まったが，潮熱が残った。

そこで第2診では，帯下の治療薬を除き，柴胡を加えて，青蒿の虚熱を清解する能力を助けた。同時に黄耆と当帰を使って，当帰補血湯のように無形の気によって有形の血液を発生させた。一方患者には腰のだるさが強く現れており，腰は腎の府であるので，腎気不足による症状であると思われた。また経血をコントロールする衝任は腎に属しているので，腎気が不足しているために経血に影響を与えているのである。そこで杜仲・続断・狗脊・巴戟天を使って，腰と膝の気を補うことにした。治療後，潮熱は下がり，虚熱もなくなって，月経が早くなることはなくなった。

第3診では，肝腎を補う薬に川芎1味を加えた。血海が次第に充満しつつあったので，川芎はその流通を促すためである。服用後，周期は正常になり，経血量も正常に戻った。

このほか，周期は正常だが経血量が少なくすっきり出ず，腹脹を伴い身

体が虚弱な者には，調経養血薬に五霊脂9g（包）を加える。そして経血量が増え，腹部の脹満と下垂感がなくなったら，すぐに取り除く。経血量が少ない者は血液を損傷してはならないという原則があるからである。

また体が太っていて経血量が少ない者は，血液が脾経に集まっているのである。

18. 肝腎虚虧型の無月経

無月経と稀発月経とは，まったく別個のものである。一般に月経が遅れて35〜60日に1回のものを稀発月経といい，3カ月以上月経のないものを無月経という。以下に紹介する症例は，16カ月間月経がなく，重症である。

■|症 例|■

患　者：呉〇〇，31歳，既婚，幹部。

初　診：1962年2月16日

主　訴：もともと月経が早くなりがちだったが，2年前上海から外地へ赴任して環境が変化したために，突然月経がなくなった。1962年2月，上海に戻り受診した。現在，月経がなくなってから16カ月が経つ。羸痩・めまい・目のかすみ・頻尿・腰がだるい・悪寒・精神疲労・顔色に艶がない・性生活が淡白・眼瞼部の虚浮・脈沈細・舌淡苔薄白などの症状がある。

弁　証：肝腎の虚損であり，経血の源が不足している。

治　法：肝腎を補い，気血を増加させる。

処　方：紫河車9g，紫丹参9g，巴戟天9g，川牛膝9g，木瓜9g，仙霊脾9g，杜仲9g，熟地黄9g，白芍6g，紫石英9g（先煎），白朮9g，黄耆9g

第2診：2月19日。四肢が冷たく，小腹部に虚冷感がある。

弁　証：衝任の虚寒症状である。

治　法：腎と子宮を温める。

処　方：淡附片6ｇ，肉桂2.4ｇ，玉竹9ｇ，鹿角霜9ｇ，熟地黄9ｇ，丹参9ｇ，鶏血藤膏9ｇ，香附子9ｇ，仙霊脾9ｇ，巴戟天9ｇ，川牛膝9ｇ

第3診：2月21日。小腹部の虚冷感は治ったが，食欲がなく，精力が減退している。

治　法：脾胃は気血の源であるので，健脾益血し，経血の源を充満させる。

処　方：白朮6ｇ，新会皮6ｇ，茯苓9ｇ，黄耆9ｇ，熟地黄9ｇ（砂仁2.4ｇと混ぜる），丹参9ｇ，巴戟天9ｇ，陳艾6ｇ，炒枳殻4.5ｇ，益母草9ｇ，沢蘭葉6ｇ

第4診：2月23日。薬を服用したところ，小腹部の冷痛は治り，次第に食欲が出てきた。現在は小腹部の脹満と下垂感がある。

弁　証：衝任の流れが円滑になってきた。

治　法：理気調経

処　方：香附子9ｇ，広鬱金6ｇ，白朮6ｇ，黄耆6ｇ，当帰6ｇ，黄精9ｇ，炒枳殻4.5ｇ，川牛膝9ｇ，陳皮6ｇ，芫蔚子9ｇ，香橼皮4.5ｇ

第5診：2月25日。足と膝がだるく，胸悶し，少し白帯があり，腰のだるさが特にひどい。腎気不足である。

治　法：固腎寛胸

処　方：鹿角霜9ｇ，紫河車9ｇ，陳皮6ｇ，香附子9ｇ，潞党参9ｇ，冬朮6ｇ，茯苓9ｇ，黄精9ｇ，巴戟天9ｇ，玫瑰花3ｇ，月季花2.4ｇ

第6診：2月27日。治療後，眼瞼部の浮腫は好転し，顔色も次第に潤い，腰のだるさも治り，膝や足にも力が入るようになった。病情に転機が訪れたようである。

治　法：さらに肝腎を補う。

処　方：巴戟天9ｇ，黄精9ｇ，丹参9ｇ，党参9ｇ，熟地黄9ｇ（砂仁2.4ｇと混ぜる），炒阿膠9ｇ，香附子9ｇ，焦白朮6ｇ，川

　　　　　牛膝 9 g，炒枳殼 4.5 g，陳皮 6 g
第 7 診：3 月 1 日。薬を服用後，精力が充実し，帯下も減少した。月経は
　　　　まだ始まっていないが，体も次第に回復してきている。
治　法：さらに養血して経血の源を充満させ，健脾して供給源を増強させ
　　　　れば，月経を促さなくても自然に始まるはずである。
処　方：菟絲子 9 g，蛇床子 9 g，党参 9 g，熟地黄 9 g（砂仁 2.4 g と
　　　　混ぜる），炒阿膠 9 g，枸杞子 9 g，五味子 4.5 g，白朮 6 g，香
　　　　附子 9 g，枳殻 4.5 g，陳皮 6 g
第 8 診：3 月 3 日。白帯は治り，精神状態もよくなったが，胸悶と腹脹が
　　　　少し残った。
治　法：体力の充実を中心にし，理気することによって補佐する。
処　方：当帰 9 g，巴戟天 9 g，丹参 9 g，焦白朮 6 g，新会皮 6 g，茯
　　　　苓 9 g，香附子 9 g，合歓皮 9 g，陳香櫞 3 g，玫瑰花 2.4 g，
　　　　月季花 2.4 g
第 9 診：3 月 5 日。他症状は次第に治ってきた。月経はまだ回復していな
　　　　いが，病因が取り除かれたので，回復する日も遠くないだろう。
治　法：経血の源を滋養し，気を調整する。
処　方：党参 9 g，黄耆 9 g，当帰 9 g，紫河車 6 g，鹿角霜 9 g，丹参
　　　　9 g，巴戟天 9 g，香附子 9 g，枳殻 4.5 g，紅花 6 g
第 10 診：3 月 8 日。昨日鼻血があり，少し出血して止まった。常に血液は
　　　　流通しているほうがよいので，これも良い兆候である。上逆した
　　　　ものは下に導けば月経が始まるはずである。
処　方：仙鶴草 9 g，益母草 9 g，川牛膝 9 g，巴戟天 9 g，狗脊 9 g，
　　　　金桜子 6 g，黄耆 9 g，白朮 6 g，陳皮 6 g，何首烏 9 g，玉竹
　　　　9 g
第 11 診：3 月 12 日。16 カ月間無月経であったが，20 日間余りの治療で，昨
　　　　晩から月経が始まった。しかし出血量は少なくてすっきり出ず，
　　　　軽度の腹脹と四肢に力が入らないという症状がある。
治　法：調経疏通する。

処　方：当帰9g，川芎4.5g，熟地黄9g，焦白朮6g，白芍6g，巴戟天9g，狗脊9g，木瓜9g，烏薬6g，川牛膝9g，香附子9g

第12診：3月16日。薬を服用後，すっきり出血するようになり，4日間で終わった。現在は少し脚と膝が弱っている。

治　法：本来の症状は完治したので，気血を補い，治療効果を確実にする。

処　方：党参9g，黄耆9g，熟地黄9g，炒阿膠9g，仙霊脾9g，川断9g，玉竹9g，何首烏9g，白朮6g，木瓜9g，桑枝9g，新会皮6g

予　後：患者の体力は回復し，気持ちも朗らかになった。1カ月後（4月）再診したところ，最近めまい・悪寒・胸悶・悪心・頻尿などの症状があるという。脈は滑数である。妊娠検査の結果，2回とも陽性であった。

　中医学では，早くから無月経の病因について議論している。経典である『内経』は「血枯」「二陽の病　心脾に発し，隠曲を得ざる，女子　月せざるあり」「胞脈閉ず」「石瘕」などの証を病因としてあげ，『金匱要略』は，これに「脾虚」と「寒積」を補足している。

　臨床においては，この疾患は虚型と実型の2種類に分類される。虚は血枯であり，実は血滞であり，したがって治療は「実すればすなわちこれを瀉し，虚すればすなわちこれを補う」という法則にのっとって，血滞であれば破壊し，血枯であれば補う。臨床上は虚証が多く，実証であっても体が虚していて症状が実しているという体虚症実型が多く，純粋な実証は少ない。

　本症例も虚証であり，蔵血の臓である肝の血が少なくなったために血海が満たされず，めまい・顔色が悪いなどの症状が現れたのである。また腎気が不足して衝任が虚損したために，腰がだるい・膝に力が入らない・頻尿などの症状が現れている。腎もまた経血の本であるので，肝腎の両方が虚損すれば，経血の源が枯渇するため，月経が訪れるはずはない。このよ

うな症状に対しては，けっして功を焦って攻撃し血滞を通利させてはならない。さもなければ，1度月経を促すことができたとしても，結局血海を枯渇させてしまうだけである。『普済方』はこう述べている。「特に無月経を薬で無理矢理通じさせようとすればますます被害が大きくなり，経血が枯渇して滋養することができなくなる。月経を促すには……養血益気薬を服用さえすれば，天癸は自然に訪れる」。

本症例の治療過程で興味深いのは，16カ月間も無月経であったものを治療するのに，20日余りの間に用いた活血破瘀薬がきわめて少なく，わずか1～2味を補養薬に加えただけということである。12回の治療を通じて処方された薬は，補養薬が主体であり，紫河車・鹿角霜で腎気を補塡し，当帰・地黄で肝血を増加させている。そのうえでそれぞれの症状に照準を合わせ，帯下には固渋を，小腹部の虚冷感には子宮を温め，胸悶には寛胸和胃し，精神疲労には益気し，鼻衄には血液を導いて絡に返している。そして随伴症状が治っていくと同時に，本を培い源を潤すことによって健康を回復させている。その結果，通利しなくても月経は正常に戻り，3年間妊娠しなかったものが妊娠したのである。

肝腎の虚損は血枯に属しているので，療養するだけでなく必ず治療をしなければならない。そうすれば，疾病が完治するだけでなく，健康も回復する。張 介賓（ちょうかいひん）の『景岳全書』に，次のようなくだりがある。「枯れるというのは，血液がないためであり，痩せたりだるくなったりして……血枯による無月経の枯燥状態を改善しようと思えば，営を補養するのが一番であり，通じさせようと思えば，充満させるのが一番である。春になって雪解け水が流れ出すように，血液が満たされれば，経脈も自然に通じるようになる」。

19. 脾虚型無月経

脾胃虚弱型の無月経の場合，必ず精神疲労と顔面部の浮腫を伴う。以下

はその1例である。

■|症　例|■

患　者：石〇〇，19歳，未婚，学生。

初　診：1961年3月27日

主　訴：もともと月経は正常であったが，1960年9月から月経が停止した。顔面部と眼瞼部の虚腫と精神疲労があり，頻尿でときどき失禁し，四肢が痺れる。小腹部の重さや脹満感はないが，ときどきうたた寝をしたくなる。脈虚緩・苔薄白。

治　法：健脾養血

処　方：綿花根30ｇ，芫蔚子12ｇ，黒大豆12ｇ，香附子6ｇ，仙鶴草12ｇ，鶏血藤膏6ｇ，甘草3ｇ

予　後：上記の処方を半月余り服用したところ，4月27日に月経が再開し，3カ月間毎月月経があった。

　脾虚が無月経の原因になることは，漢代の『金匱要略』がはじめて明らかにしている。「脾気衰えればすなわち鷲溏〔アヒルの便のような水様便〕し，胃気衰えればすなわち身腫る。少陽の脈卑にして，少陰の脈細なれば，男子はすなわち小便利せず，婦人はすなわち経水通ぜず」。つまり脾胃が虚弱で体を養う材料が足りなければ，無月経を引き起こし，同時に浮腫をも発生させるということである。『素問』にも，早くから次のような記述がある。「諸湿腫満，皆脾に属す」そして「脾脈軟にして散，色沢おわざるものは，まさに足の胻腫〔脛骨部の水腫〕を病み，水状のごとくなるべし」とも述べられている。脾陽が虚弱になり，運行機能が失われれば，津液を散布することができないので，それが集まって湿となる。そしてその湿が腸からにじみ出せば泄瀉となり，肌表から氾濫して蓄積すれば浮腫となる。元代の李東垣は，次のように述べている。「女性の脾胃が慢性的に虚していると，体が痩せ，気血が衰えて，経血がめぐらなくなる」。以上の文献から，脾虚になれば，顔面部および眼瞼部の浮腫や無月経が発生することがわかる。

では治療する場合には，何を君薬とすればよいのだろうか。当帰は調経するが，健脾して浮腫を治す作用はない。黄耆皮は補気して浮腫を消すことはできるが，月経を促す力はない。君薬としては，調経と浮腫を消す作用の両方を合わせもったものでなければならない。そこで熟慮した結果，綿花根を選んだのである。綿花根は温性で無毒であり，補気健脾し利水するとともに，通経作用がある。近代の文献の多くも，この薬味の月経を促す作用を認めており，また月経と出産を促す作用があるので，月経不順と無月経に活用されている。また南通地区の報告によれば，本品を浮腫治療の臨床実験に使用したところ，腎陽虚型の皮膚の浮腫に対して高い効果が認められたという。またこの薬味には体の栄養状態を改善し，黄色くくすんでいた顔色を赤く艶やかにし，精神と体力を充実させる機能がある。朱先生は長年この薬を30〜60ｇ煎じて服用させていたが，悪い反応が現れたことは一度もなかったということである。

また茺蔚子は行血調経し，鶏血藤膏は養血活絡するので，この２つの薬味を組み合わせれば，経血の源を増加させるとともに，四肢の関節のだるさや痺れ，筋骨の運動制限を治療することができる。黒大豆は滋養利水剤であり，栄養を補充して虚腫を消す。仙鶴草は通常止血薬として使われるが，補気養血し，脾胃を健康にする効果もある。上海の浦東一帯の農民は，過労で四肢に力が入らず精神が萎縮したときには，この薬味と紅棗を煎じて服用したという。仙鶴草の補養効果が脱力証に有効であり，そのために仙鶴草は脱力草とも呼ばれている。香附子は理気調経作用があり，李時珍はこの薬味を「気病の総司令官であり，婦人科の主将である」と賞賛している。筆者も，虚証の無月経には桃仁・紅花・三稜・莪朮などの活血去瘀薬は使わず，いつも補養薬の中に香附子１味を加えて調気行滞している。そうやって血海が充満してくるのを待ってから血液を流通させれば，経血は必ず訪れる。さて最後に控える甘草は，脾胃を補って薬味の作用を修正し，諸薬の効能をまとめ上げて，補養・健脾・通経・退腫の役目を果たす。

脾虚型無月経を治療した朱先生の数々の症例によって，以上の方剤に全身状況を改善し，虚腫を消すと同時に，通経作用のあることが証明されて

いる。多くの場合7日～14日間続けて服用すれば，通経という目標は必ず達成される。

20. 暗経〔無月経でかつ妊娠可能であるもの〕

　月経は1カ月に1回あるのが正常である。しかしなかには例外もあり，2カ月に1回あるものを「併月」，3カ月に1回あるものを「居経」，1年に1回あるものを「避年」という。また夏や冬になると月経が停止するものを，「歇夏」や「歇冬」という。それが規則的でほかに苦痛を伴わなければ生理的異常の範疇に属し，病態とはみなさず治療の必要はない。
　これから紹介する症例は，もともと居経だったものが後に無月経となっただけでなく，月経の代わりに3カ月おきに規則的な腹痛が訪れるというものである。このような疾患を，臨床上「暗経」という。

■|症 例|■

患　者：曹〇〇，17歳。

初　診：12月31日

主　訴：患者は15歳で初潮を迎えた後，月経は3カ月に1回であった。医学書のいう「居経」であり，民間の俗称でいう「四季経」である。合計4回の月経の後，突然月経が止まり，その後3カ月おきに規則正しく腹痛が発生し，2～3日持続する。このような状態が18カ月間続いたため，放置しておくと血労〔婦女にみられる虚労証候の1つ〕になるのではないかと両親が心配し，1961年末，患者を伴って来診した。

　　　　診察時患者を観察したところ，体型は普通であるが，顔色が青白く，悪寒しているかのようにびくびくしている。無月経になる前の状況を訊ねてみると，1年半前の月経時にアイスキャン

ディーを食べてから月経が中断し，それ以来月経がないという。しかし時期になると腹痛があり，小腹部に虚冷感がある。昨日からまた腹痛が起こり，今も続いているとのことである。脈細遅・苔薄白。そばで聞いていた母親が血労になる恐れはないかと尋ねたので，脈と舌苔を診たうえで，次のように説明した。「これは月経時に冷たいものを食べ，気血が鬱滞したために発生した暗経である。症状からみて，寒邪が凝滞して月経を塞いでいるが，血労ではない。心配する必要はなく，治療すれば月経は回復する」。5回の診療の後，月経は再開した。当時の診察記録を見てみよう。

弁　　証：衝任の虚寒・気滞経阻
治　　法：理気し，子宮を温める。
処　　方：陳皮6ｇ，炮姜3ｇ，製香附9ｇ，広鬱金9ｇ，烏薬6ｇ，川棟子9ｇ，枳殻4.5ｇ，肉桂2.4ｇ，焦山楂9ｇ，牛膝9ｇ，沢蘭6ｇ
第2診：1962年1月2日。薬を服用後，腹痛はだいぶよくなったが，腰がだるい・四肢に力が入らない・精力減退などの症状が残った。
弁　　証：まだ気血が凝滞している。
治　　法：衝任を温めて補う。
処　　方：肉桂2.4ｇ，呉茱萸2.4ｇ，黄耆9ｇ，製香附9ｇ，川断9ｇ，杜仲9ｇ，枳殻4.5ｇ，白朮6ｇ，陳皮6ｇ，川牛膝9ｇ，杜紅花9ｇ
第3診：5月22日。前回薬を服用したところ，腹痛が止まった。3月にも腹痛があったが，痛みが弱く時間も短かった。昨晩また腹痛が発生したが，やはり3カ月の間隔があいている。
治　　法：経絡と子宮を温める。
処　　方：陳艾6ｇ，製香附9ｇ，当帰9ｇ，大熟地9ｇ，延胡索6ｇ，台烏薬9ｇ，肉桂2.4ｇ，白朮6ｇ，陳皮6ｇ，杜紅花9ｇ，沢蘭葉9ｇ
第4診：5月23日。薬を服用後，腹痛は治ったが，めまいと目のかすみがあり，月経はまだ訪れていない。

治　法：血海を温めて通利させなければ，経血を流動させることはできない。
処　方：上官桂2.4ｇ，鹿角霜9ｇ，巴戟天9ｇ，当帰9ｇ，丹参9ｇ，製香附9ｇ，大熟地9ｇ，焦山楂9ｇ，煨木香4.5ｇ，杜紅花9ｇ，陳皮9ｇ
第5診：6月17日。先月治療した後，昨晩2年ぶりに月経が始まった。しかし出血量が少なくてすっきり出ず，腰のだるさと腹痛がある。脈細弦・苔薄白。
弁　証：血海は流通したが，まだ経血が渋滞している。
治　法：理気活血
処　方：当帰9ｇ，熟地黄9ｇ，川芎4.5ｇ，製香附9ｇ，巴戟天9ｇ，杜仲9ｇ，広鬱金9ｇ，台烏薬6ｇ，焦白朮6ｇ，五霊脂9ｇ（包），焦山楂9ｇ

　本症例のような暗経は，寒邪を感受したために気血が凝滞し，経血が通じなくなることによって起こる。腹痛は月経が通じなくなったために起きた代替症状であり，やはり無月経の範疇に属する。治療は「温めて通じさせる」という原則にのっとり，肉桂・陳艾・呉茱萸・炮姜で中焦を温めて痛みを止め，香附子で調気行滞し，紅花・沢蘭で活血通経し，川楝子・烏薬・延胡索で渋滞を散逸させ，理気止痛した。これらの薬味は，暗経の腹痛には大変効果的である。薬を服用後，痛みは和らぎ期間も短縮したが，月経がまだ訪れないので，衝任を温めて補う鹿角霜と巴戟天を加えたところ，ようやく月経が始まった。しかし最初は出血量が少なくすっきり出ず，渋滞がまだ完全には解消されていなかったので，調経薬に川芎と五霊脂を加えたところ，出血量が増加し，腹脹などの症状も消失した。

　鹿角霜は衝任を温めて補うとともに，衝任の虚寒型無月経を治療することができる。陳修園（ちんしゅうえん）が虚証の無月経を治療したときには，鹿茸を用いて効果を上げており，その症例が『女科要旨』に収録されている。「乾隆辛丑の歳，朱紫坊に住む22歳の黄という女性は，無月経になったために行経

薬を服用したが，効果がなかった。その後泄瀉が止まらなくなり，食が細くなって，枯木のように痩せ細ってしまった。そこで四神や八味の類を服用したが，泄瀉はますますひどくなり，五更から明け方までの間に，数回下痢をし，排便の後には出血がある。そこで私は，『金匱要略』の黄土湯の黄土を赤石脂に換え，附子を乾姜に換え，生鹿茸5銭を加えて服用させた。まずは泄瀉と出血を止めてから，経血を調整しようと思ったのである。ところが続けて8剤を服用したところ，泄瀉は元通りだったが，月経が始まった。そしてまた5剤を服用したところ，下痢と下血も止まった。その後は，六君子湯に乾姜を加えて与えたところ，経過は良好であった。このように，鹿茸は衝任督三脈に入っておおいに血を補う。植物性の草木薬とは比べものにならない」。

臨床においては，居経から暗経に移行することはありえないことではなく，毎月1回あるいは2カ月に1回（併経）であったものが暗経に移行する場合もある。そして月経が停止した後は，毎月あったものは毎月1回腹痛があり，2カ月に1回だったものは2カ月に1回腹痛がある。弁証論治すれば，確実に治療することができる。

21. 月経時の便溏〔水様便〕

■|症 例|■

患　者：斯〇〇，29歳，既婚，教師。

初　診：1953年9月。

主　訴：患者はもともと体が弱く，食欲不振とめまいがあり，常に腰がだるく力が入らない。経血は量が少なく，色が薄い。月経時にはしょっちゅう便意を催し，1日に2〜3回以上下痢をするが，月経が終われば正常に戻る。そしてこのような状態が数年間続いている。診察時患者を観察すると，顔色が青白く，元気がない。患

者の訴えによれば，普段大便は正常であるが，月経が始まると
しょっちゅう便意を催し，何回も泄瀉すると同時に，ひどく腰が
だるくなる。脈沈細・舌質淡・苔少。

弁　証：中気不足・腎虚脾弱
治　法：補中益気・固腎健脾
処　方：炙升麻2.4g，潞党参9g，黄耆9g，当帰6g，煨木香4.5g，
　　　　焦白朮6g，製香附9g，茯苓9g，巴戟肉9g，杜仲9g，続
　　　　断9g，陳皮6g
再　診：上記の処方を服用したところ，次第に排便回数が減り，大便の質
　　　　もだんだん固くなってきた。普段眠るときには，伏臥（背中を上
　　　　に向ける）で寝るように，また消化がよく栄養が豊富なものを食
　　　　べるように指示した。翌日にまた月経が始まったが，今回は大便
　　　　は正常であり，腰のだるさも軽減し，食欲もあるという。ただ夜
　　　　眠ると夢が多く，心悸怔忡する。脈細軟。
弁　証：気血の虚損であり，血が心を養えない。
治　法：再び気血を補う方剤を投与した。
処　方：潞党参9g，茯苓9g，酸棗仁9g，当帰9g，熟地黄9g（砂
　　　　仁2.4gと混ぜる），白朮6g，白芍6g，柏子仁9g，狗脊9g，
　　　　巴戟肉9g，陳皮9g
予　後：服用後，安眠できるようになっただけでなく，顔色もよくなった。

　この疾患の患者は非常に多く，生まれつき虚弱であることが多い。月経
が始まると何度も排便し，腰がだるくなるという患者には，婦人科検査で
子宮後屈が発見されることが多い。そもそも胞絡は腎と繋がっており，衝
任の脈とも関与しているが，それら小腹部の経絡は腰の周りをめぐる帯脈
に束ねられているので，中気が不足して帯脈が弛緩し，腎気が虚損すれば，
子宮が後ろに傾斜する。すると子宮の位置が直腸に近くなるので，腰のだ
るさが現れるのである。ただし普段は腰のだるさだけで大便の異常などは
ないのだが，月経が始まって血海が充満すると，子宮が膨張して直腸を圧

迫するので，腰のだるさを悪化させ便意を催させる。そのため腸内の糞便はまだ乾燥しないうちに直腸に圧迫されて排出され，排便回数が多くなり，溏泄〔水様便〕となる。しかし月経が終われば血海は空になり直腸を圧迫することがなくなるので，大便は正常に戻る。

　治療は，補中益気と帯脈の昇提を中心にする。なかでも升麻の昇提作用は際立っており，その効能を『本草綱目』は「慢性の泄瀉と下痢，後重，混濁尿，帯下崩中」を治療すると述べている。また『本草備要』も，升麻が「慢性の泄瀉，脱肛を治療する」と指摘している。どちらも升麻の下陥を持ち上げ昇提する力に注目している。また胃腸を補い，帯脈を強固にすることができるので，升麻は本症の主薬である。人参・白朮・茯苓・陳皮は，脾胃を補って中気を増益し，升麻と協調することによって薬効はさらに高まる。当帰は調経補血し，香附子は調経利気し，木香は健脾して泄瀉を止める。杜仲・続断・巴戟天は，腎気を固摂し，腰と膝を強くする。このほかに理学療法として，睡眠時に伏臥させることによって後屈した子宮を正常な位置に戻せば，さらに効率が上がり，治療効果を高めることができる。

22. 月経時の嘔吐と泄瀉

　前頁で述べた月経時の便溏〔水様便〕と，月経時の嘔吐泄瀉とは，一見似ているようだが，実際には病因も治療法もまったく異なっている。下記の症例と比較すれば，鑑別方法を理解することができるだろう。

■|症　例|■
患　者：朱〇〇，女性，17歳，未婚。
初　診：1963年8月
主　訴：患者は，15歳で初潮を迎えたときから月経痛があり，この2年間
　　　　症状の改善はみられない。月経前には，めまい・胸悶・食欲不振・

精神疲労・乳房部の脹満などの症状があり，月経時には，必ず嘔吐と泄瀉があり，胸脘部がすっきりしない。月経後は正常に戻る。診察時はちょうど月経期であり，顔色が青白く，元気がない。腹部を手で触診すると，患者は次のように訴えた。「朝食の後，嘔吐と下痢をしたので，体に力が入らず，胸悶と腹痛，小腹部の冷えがある」。脈虚弦・苔薄白。患者の手指を触ってみると，非常に冷たい。

弁　証：肝鬱克土・脾胃虚弱
治　法：疏肝健脾・理気温中
処　方：陳艾 6 g，製香附 9 g，蘇藿梗（各）6 g，広鬱金 6 g，土炒白朮 6 g，煨木香 6 g，橘葉核（各）6 g，砂仁 2.4 g（後下），川楝子 9 g，炮姜 2.4 g，延胡索 6 g，茯苓 9 g
予　後：上記の処方を 2 剤服用したところ，嘔吐と下痢は止まり，その他の症状もすべて治ったので，月経前の前兆症状があるときにまた来るように指示した。9 月 10 日に来診し，再び上記の処方を加減して治療したところ，満足できる治療効果を得ることができた。

　肝は剛臓であり，条達・疏泄を喜ぶ性質がある。したがって気持ちが塞ぎ込めば，条達の性質が阻害され，疏泄機能が消耗されるので，気滞鬱結し，胸悶・脇脹・乳房部の脹痛などが現れる。そしてこれが長引き肝気が横逆すれば，木が土に乗じて，脾胃が損傷される。『霊枢』経脈篇も，このような状態を「これ肝の所生病とは，胸満嘔逆し，飱泄〔未消化便の下痢〕し……」と表している。この理論は臨床においても証明されており，上記の症例のような月経痛に嘔吐と泄瀉を伴うものは，肝・脾・腸・胃すべてが病んでいるのである。そしてそれが 2 年余りも続いたために，胃腸の虚寒が加わって，消痩し顔色が悪くなるという現象が現れている。

　治療は『金匱要略』の「肝の脾に伝わるを知れば，まさにまず脾を実すべし」という教訓に従い，胃腸を温めることを中心に据える。陳艾・香附子・炮姜・木香は中焦を温めて健脾し，胃腸を調整する。砂仁・白朮・藿

佩梗などの芳香性の薬味は脾胃を覚醒させ，食欲を増進させる。鬱金・川棟子・延胡索は理気行滞し，月経痛を止める。橘葉核は乳房部の脹満を治療する専門薬であり，肝経の気滞をめぐらせ通絡消結する。茯苓は胃腸を調整する。上記の処方は，嘔吐と泄瀉を止めるだけでなく，調経して月経痛を治療することができるので，一挙両得である。また腹脹・食積などの症状がある場合は，沈香曲・穀麦芽・焦内金・炒枳殻などの積聚を消す薬味を加える。嘔吐が激しい場合は，姜半夏を組み合わせる。脾の治療を優先し，疏肝は補助的に行う。

23. 逆経〔代償性月経〕

逆経は倒経ともいい，月経前や月経時に鼻血が出る病症である。そして出血することによって，経血量が減少したり月経が止まったりする。

■|症 例|■

患　者：高〇〇，23歳，未婚，労働者。
初　診：1960年6月
主　訴：患者は体ががっちりしているが，15歳から周期的な衄血があり，8年余り続いている。20歳のときにはじめて月経があったが，1年後には停止し，鼻衄血の量が次第に増加している。ちょうど衄血の時期にあたり，患者は綿花で片方の鼻孔を塞いでいる。昨日この鼻孔から大量の出血があり，今も続いているので綿球でふさいでいるが，出血の勢いはやや弱まったとのことである。普段はめまい・腰のだるさ・帯下があり，月経は2年間ない。性格はいつもイライラして，怒りっぽい。脈弦数・苔薄黄。
弁　証：腎虚肝熱のために血液が暴走しているのである。
治　法：現在は出血期であるので，急すればその標を治すという原則に従

い，肝熱を瀉し，血を導いて下降させる。
- 処　　方：旱蓮草12ｇ，懐牛膝９ｇ，柴胡３ｇ，鮮生地24ｇ，焦山梔９ｇ，淡子芩９ｇ，炒当帰６ｇ，炒赤芍６ｇ，焦梔炭９ｇ，丹参９ｇ，茅根15ｇ
- 再　　診：数剤を服用したところ，衄血は次第に減少し，やがて停止した。しかし月経が２年余り止まっていること，初潮が20歳であったこと，普段腰のだるさがあることなどから，外見的には太っているが，子宮の発育が悪く，腎気が虚弱であるものと思われる。経血を調整するには，まず衝任の気を補うことが重要であり，それが本を治療することになる。
- 治　　法：養陰調経して，衝任を補塡する。
- 処　　方：紫河車９ｇ，女貞子９ｇ，白芍９ｇ，菟絲餅９ｇ，巴戟天９ｇ，仙霊脾９ｇ，当帰６ｇ，熟地黄９ｇ，山萸肉９ｇ，沢蘭葉９ｇ，青蒿６ｇ
- 予　　後：上記の処方を加減して治療したところ，月経が始まった。

　本疾患は，逆経とはいっても経血が鼻から出るわけではなく，肝熱のために気が逆上し，血液を暴走させているのである。鼻腔は粘膜が薄く血管が密集しているために，血管が破れて出血しやすいのである。『霊枢』百病始生篇は，こう説明している。「陽絡傷らるればすなわち血外溢し，血外溢すればすなわち衄血す」。そして上からの出血が多くなれば，その分下からの経血が減少して，ついには停止してしまうのは自然なことである。
　本症例を診察したときには鼻出血がひどかったので，衄血の治療を優先した。旱蓮草は主薬であり，性は寒で涼血止血し，鼻衄に対しては特に有効である。これに佐薬として組み合わせた牛膝は，活血通経し，血熱による気逆で血液が暴走して経絡から遊離したものを治療する。また朱震亨によれば，「諸薬を誘導して下降させる」働きがあるという。つまり血を経絡に戻し，下降させて血海に納めるのである。このほかに柴胡・地黄・山梔子・黄芩は，肝熱を除く。このうち柴胡は，直接足厥陰に入ることが広

く知られており，清熱舒肝効果が高い。当帰・白芍・山楂子・丹参は活血調経して，茅根は衄血を止め，止血効果を強化することができる。

　通常上記の処方を1～2剤使えば，効果が現れる。そして衄血が止まったら，次には無月経を治療するのである。上記の症例の無月経の原因は2つあり，1つは腎気の虚弱である。内経にも「女子二七にして天癸至り」と述べているように，時期がくれば月経が始まるはずである。ところが患者は20歳になってようやく月経が始まっており，逆経もその要因の1つではあるが，主原因はやはり腎気不足と子宮の発育不全であり，ときどき腰がだるくなるのもこれを裏づけている。外見的には体格がよく太っていても，子宮の発育が悪いのはよくあることである。そしてもう1つの原因は逆経であり，血液が暴走して逆上したために血海が満たされず，経血が止まったのである。したがってまず肝腎を補って衝任を補填し，補助的に養血調経すれば治すことができる。

24. 月経時の心煩

■症　例■

患　者：周〇〇，33歳，既婚，労働者。

初　診：1963年9月

主　訴：患者は月経周期は正常であるが，月経時にめまい・胸悶・食欲不振があり，心煩が起こりやすく，記憶力が衰える。また，月経後にはいつも白帯がある。訴えによれば，月経時には気持ちが塞ぎ込み，夜は安眠できず，感情が高ぶり，考え込むことが多く，めまいがする。脈細数・舌質絳〔濃赤色〕・苔薄黄。

弁　証：肝木鬱結・陰虚火動

治　法：養血して気持ちを和らげるとともに，内熱を清解する。

処　方：甘松香3g，生地黄9g，石斛9g，製首烏9g，白芍6g，製

　　　　香附 9 g，炒棗仁 9 g，合歓皮 9 g，枸杞子 9 g，穞豆衣 9 g，青蒿 9 g
　　　　悪心があるときには何首烏を除いて姜半夏を加え，帯下があるときには樗白皮と海螵蛸を加えた。
予　後：2カ月余り計4回の治療で月経時の心煩は完治した。

　古人は，煩と躁とを区別して認識していた。煩とは，胸中が熱くなり不安感があるという証であり，陽に属することが多い。一方躁とは，手足が動いて落ち着かない証であり，陰に属する。本症例の患者の場合は，躁よりも煩の要素が強く，それが月経時に増悪するので，月経時心煩と呼ぶのである。病機は肝木鬱結であり，そのために精神状態が悪化し，一言一言に感情を高ぶらせて不安感をつのらせる。また肝木鬱は火に変わりやすく，陰虚になれば火が揺れ動くので，めまい・不眠が現れる。そして長引けば脾土を克するので，食欲不振や悪心などの症状が次々に現れる。

　治療は，疏肝条達・健脾和胃を中心にする。上述の薬味の中では，甘松香の機能が最も優れているので，主薬とする。『本草綱目』はこの薬味を芳草類に分類しており，王好古はその作用について「元気をめぐらせ鬱を除く」と評している。開鬱の特効薬であり，その味と芳香性は脾胃を覚醒させる。現代では甘松香を陳皮と組み合わせ，女性の臓躁の治療に活用している。また生地黄・石斛・白芍は養陰し，香附子は疏肝理気し，合歓皮は怒りを鎮めて益神増智する。酸棗仁は養心益肝・安神滋養し，枸杞子は養肝益精・滋腎助気し，青蒿は虚熱を除く。また黒料豆の鞘である穞豆衣も本症の要薬であり，性が甘平で陰血を増加させて肝風を鎮め，虚熱を消して煩悶を除くことができる。したがって陰虚火の症状には最適である。

25. 月経時の全身浮腫

■症 例■

患　者：盛○○，23歳，未婚。

初　診：1963年9月

主　訴：患者は月経が遅れがちであり，月経の前に胸悶・乳房部の脹り・食欲不振などの現象とともに，全身の浮腫が現れる。浮腫は月経が終われば数日内に消失するが，このような発作がすでに3年余り続いている。小便はひどく混濁しているが，正常の範囲内である。現在は月経の直前であり，患者の顔面部や眼瞼部には強い浮腫が現れている。顔色は青白く，手の指が冷たい。脈沈弱で弦・苔薄白。普段は悪寒と精神疲労があり，現在は乳房部の脹満・腰のだるさ・食欲不振がある。月経時には全身が浮腫し，経血は暗紫色で，量が少なくすっきり出ない。

弁　証：脾腎陽虚・肝鬱気滞

治　法：温腎健脾・疏肝滲湿

処　方：淡附片4.5g，黄耆皮12g，当帰9g，製香附9g，焦白朮9g，茯苓皮9g，炒枳殻4.5g，路路通9g，合歓皮9g，淮山薬9g，新会皮6g

予　後：上記の処方を2剤服用したところ，月経が始まった。まだ少し浮腫が残っているが，前回よりはよいとのことである。そこで翌月の月経前に再診し，上記の処方を加減して4剤服用したところ，月経時に浮腫は現れなかった。

　浮腫の発生する原因について，『内経』は脾腎両臓との関係を指摘している。すなわち「諸湿腫満，皆脾に属す」「腎とは，胃の関なり。関門利せざれば，ゆえに水を聚めてその類に従うなり」と述べているのは，脾が

水をコントロールする一方，腎は水源としての役割を果たし，また脾が運化する一方，腎は開闔を主るということを説明している。その脾腎が機能せず，水湿が集まって鬱積し，氾濫して横溢すれば，水腫が形成される。

　月経と浮腫との関係については，婦人科の医学書にはあまり取り上げられていない。清代・何松庵(かしょうあん)，浦天球(ほてんきゅう)の『女科正宗』には，最初に月経が断絶してから四肢が浮腫するものを「血分」，まず浮腫してから経血が通じなくなるものを「水分」と名づけるという説が紹介されている。(この理論は『脈経』から引用されている。『脈経』は，「血分という病があるが，これはどういう意味でしょうかと尋ねたところ，師がお答えになった。月経が先に断絶して，後から水を病むものを血分と名づける。これは治りにくいと。では水分という病があるが，これはどういう意味でしょうかと尋ねたところ，師がお答えになった。まず先に水を病んで，後から月経が断絶するものを水分という。これは治りやすい」と述べている) ただしこれは無月経と浮腫との関係を論じたものであり，月経時の浮腫を論じたものではない。唯一『竹林女科』第三十症に，「月経時の全身浮腫」方というものがあり，上記の症例と一致しているようである。しかし，きわめて簡潔なその原文で使用されている木香調胃湯（木香・生山楂・甘草梢・大腹皮・莪朮・木通・砂仁・蒼朮・陳皮・草薢・紅花・生姜）の組成から推測すると，ここで述べられている病症は脾虚気滞であると考えられる。また小便が少なく出渋って痛むこと，経血がすっきり出ないことからも，脾虚不化証であると推測でき，朱先生の診察した症例の病機とは異なっている。

　本症例は，腎陽虚寒のために水をコントロールすることができなくなり，水が溢れ出して脾土を侮り，胃腸の不足を引き起こしたものである。その結果，月経時に浮腫が現れ，経血が減少して暗紫色になり，湿のために血液が鬱滞している。そこで小温経湯（『簡易方』，当帰・附子）を中心に治療を行った。処方の君薬である附子は，命門の火を燃え上がらせ，脾胃を温めて運化を促し，三焦・膀胱の気化作用を助け，水湿を排除する。これに当帰を組み合わせて調経活血し，滞留している経血を流通させる。また山薬は脾胃を補い，白朮・茯苓皮・黄耆皮・陳皮は健脾利水し，浮腫を消

去する。これに香附子を佐薬として調経開鬱し，路路通で通経活絡し，枳殻で理気寛中して，気持ちが塞ぎ込んだり，乳房部が脹満するなどの気鬱症状を治療する。これらは対症療法である。

26．月経時の頻尿

■|症 例|■

患　者：傅○○，39歳，労働者。
初　診：1959年11月
主　訴：妊娠経験は2回ある。近年月経のたびに食べ物がおいしくなく，頻尿になり，腰がだるくなって，四肢に力が入らない。訴えによれば，月経時には小便が非常に近くなるという。色は澄んでいるが，常に尿意があり，ときには失禁することもある。冬の厳寒時には，夜間寝てから5回から8回も起きなければならないので，安眠できないばかりか，布団の暖まる暇がない。同時に胸悶・腹脹・消化不良などの症状がある。月経は昨日から始まったが，いつも通りの症状である。脈沈緩・舌質淡・苔薄白。脾腎の気虚・下元不固である。脾胃を温めて補い，下陥を昇提する。
処　方：炙升麻2.4g，潞党参6g，焦白朮6g，当帰6g，山茱肉9g，淮山薬9g，菟絲子9g，益智仁9g，覆盆子9g，桑螵蛸9g，五味子4.5g，新会皮6g
予　後：月経前に続けて5～6剤服用するよう指示したところ，3クールで病状は好転した。

小便は膀胱が管轄するものであるが，脾・肝・腎などの臓腑との関係も深いので，単一の臓器の病変と決めつけるわけにはいかない。本症例は，月経時の頻尿が主訴であるが，尿は澄んでいて，腰のだるさを伴っている。

舌と脈の状態を合わせて考慮すれば，腎虚であることは明らかである。腎と膀胱とは表裏の関係にあり，腎が虚せば水をコントロールすることができず，膀胱の気化作用を妨げるので，当然小便にも影響が現れるのである。一方中気が不足して脾胃が虚弱になり，食欲不振・消化不良が現れ，運化機能が働かなくなったときにも，膀胱のコントロール機能が失われ，小便が止まらなくなる。

　本症例は脾腎の気化不足であり，『景岳全書』は次のように説明している。「膀胱が貯蔵することができず，水が溢れ出して止まらないのは，間違いなく気虚が原因である。気は水の母であるので，水を蓄積できなければ，気によって固摂するしかない」。その実例として，気脱になれば必ず無意識のうちに遺尿するという事実がある。このことは，気が小便に強い影響力をもっていることを証明するものである。

　治療は，脾腎の気を補うことを優先し，その後臨機応変に固渋薬を加えて補佐する。『薛氏医案』では，次のように述べている。「頻尿で疲れるとますますひどくなるのは，脾の気虚である。補中益気湯に山薬と五味子を加える」。李梴の『医学入門』小便不禁篇もこう述べている。「労働のために脾を損傷したものは，補中益気湯で治療する」。つまり下陥を昇提するという方法は，気陥による泄瀉や脱肛などの虚証だけでなく，頻尿にも応用できるということである。朱先生が処方に升麻・党参・白朮・山薬・陳皮を使っているのは，中気を補い陥脱を昇提するためである。

　腎気を補う薬としては，主に温酸薬を使用する。温薬は腎を強化し，酸味は収斂するからである。そのうち五味子・菟絲子・山萸肉・益智仁・覆盆子は，みな腎を強化して気脱を固摂し，小便を固摂する機能がある。成方の縮泉丸（『集効方』，益智仁・烏薬・山薬），茯菟丸（『証治準縄』，菟絲子・白茯苓・石蓮子），鞏提丸（『景岳全書』，熟地・菟絲子・五味子・益智仁・補骨脂・附子・白朮・茯苓・韭子・淮山薬）は，みな上記した薬味を主薬にして，頻尿や失禁を治療している。桑螵蛸は性が平であるが，その酸味は収斂し，渋の性質が気脱を止め，1味でも小便を固摂する専門薬として作用する。桑螵蛸散にはいろいろな処方があるが，そのうち『証治準縄』

が採用しているもので，桑螵蛸1味を粉末にして妊娠時の失禁に使うという方法は，高い効果が実証されている。しかし大量の酸渋薬は経血に悪影響を与えるので，このような弊害を防ぐために，別に当帰1味を加えて活血調経するとよい。

帯下病

1. 黄白帯下

　帯下という名称は，1つには帯脈の疾患であることから，もう1つには女性の膣から流出する粘液が帯のようにとぎれないことから，こう名づけられた。

▌症　例▐

患　者：沃〇〇，48歳，既婚。
初　診：1959年12月
主　訴：月経周期は短めであるが，この数カ月間，黄白色の帯下が続き，腰のだるさ・精神疲労・食欲不振がある。帯下は黄白色で粘り，生臭い。脈細濡でやや数・舌質淡・苔薄白。
弁　証：脾虚腎虧・湿熱内蘊
治　法：脾腎を補って，湿熱を清解する。
処　方：焦白朮9g，茯苓9g，菟絲子9g，蛇床子12g，塩水で炒った黄柏9g，青蒿6g，鶏冠花9g，石蓮肉9g，樗白皮12g，白槿花9g，墓頭回9g
再　診：上記の処方を数剤服用したところ，帯下はだいぶよくなり，量が減少しただけでなく臭いも少なくなり，食欲も出てきた。ただ腰のだるさが残り，四肢に力が入らない。慢性の帯下のために脾腎が虚損されているので，両臓を補って残っている邪を取り除かなければ，治癒させることはできない。処方は，2日間補うととも

　　　　に，帯脈に残った邪を取り除く。
処　方：川断9g，狗脊9g，巴戟天9g，党参3g，焦白朮6g，茯苓9g，陳皮6g，塩水で炒った川柏9g，蛇床子12g，樗白皮9g，薏苡仁12g

　帯下が帯脈の疾患であることは，歴代の医学者たちが認めてきたことである。帯脈は腰から下の経脈を束ねる中枢であり，その帯脈の束ねる機能が失われれば，任脈は固摂することができなくなるので，湿熱が侵入して中で醸成され，帯下を引き起こす。『傅青主女科』は，このように述べている。「帯下はみな湿による疾患であるのに，帯という名前がついているのは，帯脈の拘束機能が失われるために起こる疾患だからである」（白帯下篇）。

　本症例は，脾虚のために運化機能が働かなくなり，中気が不足して帯脈が弛緩し，拘束能力が失われたものである。また多産と過労が重なり腎気と帯脈が虚損した場合も，任脈の固摂機能が働かなくなり，そこに外から湿熱が侵入して黄白色の帯下を醸成し，流出して止まらなくなる。

　古人は，帯下も赤白痢も同じように帯と呼んでいた。たとえば『婦科玉尺』はこう述べている。「帯は，zhi（滞）と読み，牛頭瘡であり，赤白痢である。また帯とも発音し，この場合は帯下病である」。どちらも粘液の形状が類似しているからであり，一方は膣から流出し，一方は肛門から流出するという違いがあるだけである。ただし治療法はまったく異なり，俗に止める手段がないといわれる赤白痢の治療は，『内経』の通因通用法を適用する。それに対し帯下の場合は，疾病の新旧・色・質・臭いに関わらず，流出するままにせず，すべて停止させなければならない。樗白皮・白槿花・鶏冠花・烏賊骨には帯脈を固摂して下陥を止める作用があり，帯下治療の常用薬である。湿熱を伴う場合は，これらに湿熱を除く薬味を加える。

　上記の症例の場合，初診時は湿熱が強かったので，去邪を優先した。黄柏・青蒿・蛇床子・墓頭回は湿熱を清理し，鶏冠花・蓮肉・樗白皮・白槿花は帯脈を固托し帯下を止める。また白朮・茯苓は健脾滲湿し，菟絲子は

腎を補って固泄する。処方を服用後，帯下は減少し，臭いもなくなったので，第2回目の処方では，補うことに重きを置いた。川断・狗脊・巴戟天は肝腎と衝任を補い，党参・白朮・茯苓・陳皮は中気を補い脾胃を健康にするとともに，帯脈の拘束能力を強固にする。これに黄柏・薏苡仁・蛇床子・樗白皮を組み合わせて，残りの邪を除き下陥を止める。

処方の中に墓頭回という薬味があるが，これは悪臭を伴う帯下の専門薬であり，『本草綱目』では雑草類に分類している。性は微寒であり，味は苦でわずかに酸渋であり，董炳の集験方では，この薬味と紅花・童便とを組み合わせ，酒で煎じて崩中と赤白帯下を治療し，「その効果は神業である」と賞賛している。筆者はこの薬味と土茯苓とを組み合わせ，生臭い臭いのある帯下を治療して，その効果を確認している。臨床試験の結果，使用量は9〜12gである。

このほかに，色が濁っていて異常な悪臭を伴う帯下がある。たとえば，『医宗金鑑』婦科心法で述べている膿状の帯下は，子宮の中に潰瘍か癰腫ができている恐れがある。筆者はこれを薏苡仁で治療している。この薬味は，古来より疼痛と腫脹を消すことで知られており，範汪方(はんおうほう)はこれで肺癰を治療し，『外台秘要』は喉の急性癰腫を治療し，『婦人良方補遺』は妊娠中の癰腫を治療している。また一般の湿熱による帯下にも本品を用いることができ，薬性が穏和で，湿熱を除き帯下を止めることができるので，非常に便利である。使用量は12〜15gであり，継続して服用するとよい。

2. 赤帯

赤帯と月経時の出血とは，別個のものである。前者は白帯や黄帯に赤い色が混じっているものであり，血液に似てはいるが濁っており，後者はすべて経血である。これが一番の鑑別点である。

■|症 例|■

患　者：卜○○，42歳，既婚，労働者。
初　診：1963年9月
主　訴：妊娠経験は3回あり，月経周期は短めである。この1年間，ときどきピンク色の粘った帯下があり，同時にめまい・脚腰のだるさ・胸悶・脇脹・気持ちが塞ぎ込むなどの症状がある。顔色は黄ばみ，眼瞼がわずかに虚腫し，食べ物がおいしくなく，夜安眠できない。帯下の色を訊ねてみると，次のように答えた。わずかにピンク色で，膿汁などはみられず，少し臭いがあるが腐敗したような悪臭ではなく，血崩現象もない。性交後に出血があるかどうかを訊ねたところ，首を振って否定した。脈細弦・舌質淡・苔微黄。
弁　証：肝経の鬱熱・任帯脈の虚弱
治　法：疏肝清熱・養血束帯
処　方：香附炭9g，合歓皮9g，生地黄12g，川柏9g，白芷炭3g，焦白朮6g，地楡炭12g，土茯苓9g，側柏炭9g，海螵蛸9g，新会皮6g
予　後：10日余り治療したところ，帯下は止まり，さらに養血固腎薬でめまいと腰のだるさなどの症状を治療したところ，その後発作は現れていない。

『神農本草経』が赤沃・赤白沃と表現しているのは，この疾患のことである。また隋代・巣元方の『諸病源候論』が5色の帯下を紹介しているが，赤帯はこのうちの1つである。赤帯は，最初鬱熱の要素が強く，『傅青主女科』もこう述べている。「肝経の鬱火が中で燃えあがり，それが下降して脾土を克し，脾土が運化することができなくなると，湿熱の気が帯脈に鬱滞する。また肝が血を貯蔵することができなくて，血液が帯脈に滲出する場合がある。いずれも脾気が損傷を受け，運化機能が働かなくなったために，湿熱の気が下陥し，血とともに下降したのである」。

本疾患は肝鬱から始まり，帯下に赤い色が混じるという証であるが，こ

の赤い色は，血液が混入したものである。血液は人体にとっての宝であり，全身を循環して臓腑に栄養を与えるので，流出し続ければ健康を損う。そこで本症例では，香附炭を君薬として使用した。この薬味は疏肝開鬱するだけでなく，止血作用がある。また合歓皮は開鬱健脾し，和営安神する。川柏・土茯苓は清熱止痛し，白朮・陳皮は健脾利湿し，海螵蛸は帯脈を固摂して帯下を止める。このほか白芷については，『神農本草経』が「女性の漏下，赤白帯下，無月経，陰部の腫脹」を治療することを確認している。また湿を乾燥させ膿汁を排泄させることもできるのだが，残念なことに性味が辛温であるので，通常寒湿による瘀濁にしか使うことができない。ところが上記の症例は湿が強く悪臭があり，鬱熱に属している。そこで本品少量を炒って炭にし，清泄薬の中に加えることにした。そうすれば燥湿止血して濁った帯下を排除するだけでなく，帯下治療の引経薬としても使うことができる。朱先生の臨床では，虚証の肥満体型で，湿が強くて陰部の疼痛・痒み・腫脹を伴うものには，いつも白芷炭・車前子の2味を清熱化湿薬の中に加え，湿を乾燥させ膿を排出する機能を強化して，高い効果をあげている。

　本症例の赤帯は1年近く続いており，屋根から滴り落ちる水はわずかでも，長く続けば石に穴を開けるという喩えの通り，帯下が治癒した後に，めまい・目のかすみ・腰のだるさ・四肢に力が入らないなどの血虚腎虧症状が現れた。引き続き養生して，健康を回復させる必要がある。

3．黒帯

■症　例■

患　者：利〇〇，49歳，既婚。

初　診：1960年7月

主　訴：月経は早くなりがちであり，出血量が非常に多い。そして月経が

終わった後は，黒い色の混じった生臭い黄白色の帯下が続く。体は虚弱で，顔色が黄色く，唇が白い。顔色から陰血の虚損であると思われる。黒帯は月経後10日間に多くみられ，普段は口が乾燥し内熱があるが水を飲みたがらず，腰のだるさと動悸がある。また精神状態もよくない。現在は，黒帯が続き，腰がだるい・四肢に力が入らない・顔色が悪い・心煩・不眠・脈虚細数・舌質淡・少苔などの症状がある。

弁　証：『諸病源候論』はこう述べている。「腎臓の色は黒であり，帯下が黒いのは，腎臓が虚損しているのである」。腎水が欠乏すれば，火を制御することができないので，虚火が燃え上がり，積血を枯渇させて黒帯を作り上げるのである。

治　法：滋水清火

処　方：生地黄12ｇ，女貞子９ｇ，白芍６ｇ，黄耆９ｇ，黄柏炭９ｇ，肥知母９ｇ，陳青蒿９ｇ，地楡炭９ｇ，仙鶴草12ｇ，牛角腮９ｇ（先煎），炒貫仲９ｇ

再　診：翌月。先月２剤を服用したところ，黒帯は止まった。ただもともと月経が過多で，普段も腰のだるさ・めまい・精神不振がある。昨日から月経が始まったが，経血が多い。脈細数・苔薄黄。

弁　証：陰虚内熱であり，脾が血を固摂できない。

治　法：養血固腎・健脾清熱

処　方：当帰６ｇ，黄耆９ｇ，生熟地（各）９ｇ，山萸肉９ｇ，牛角腮９ｇ（先煎），炒阿膠９ｇ，炒蓮房９ｇ，炒貫仲９ｇ，蒲黄炭９ｇ，焦白朮６ｇ，青蒿６ｇ，白薇６ｇ

　赤帯が心に帰属するのに対し，黒帯を古人は腎に帰属させて区別していた。実際には黒でも赤でも出血にはかわりなく，新しい出血であれば赤くなり，滞留していれば乾燥して黒くなるだけのことである。その出血源を塞ぐのが治療の中心となる。そこで急すれば標を治療するという原則に従い，初診時には地楡・貫仲・牛角腮・仙鶴草を止血薬として用いたところ，

黒帯を止めることができた。また地黄・女貞子・白芍で腎水を滋養して営血を補い，これに知母・黄柏・青蒿を加えて清熱瀉火し，黒帯を発生させる病因を除去した。2剤を服用して，黒帯は止まった。

　本症例では，頻発月経と月経過多と黒帯とが長期間続いたため，腎水が不足し営血が虚損していたが，これは慢性疾患の後によくみられる現象である。したがって黒帯が一時的に停止したとしても，継続して治療しなければ，また内熱が燃え上がって月経過多となり，黒帯が再発する恐れがあった。そこで月経中に，養陰補血し虚熱を除き，経血を抑制するとともに，黄耆・白朮を加えて脾陽を補い，脾臓が血を固摂・コントロール・産生する能力を強化した。しかし経血を抑制すると，血が滞留する恐れがあったので，当帰を君薬として，調経益血・活血し，血が滞留して黒帯に変化することがないようにした。本疾患が治癒した後は，気血を補い，固腎健脾し，健康を回復させた。

4．白崩

■症　例■

患　者：王〇〇，36歳。

初　診：1959年7月

主　訴：1カ月余り，膣から米のとぎ汁のような白い粘液が流出して止まらず，自分ではどうすることもできない。消痩し，顔色が憔悴し，常にめまいと目のかすみがあり，背中と腰のだるさ・精力減退・脱毛・精神疲労・胸がすっきりしないなどの症状がある。近頃では白帯が稀薄になり，溢れるほどである。脈虚細でやや数・舌質淡・苔薄黄。

弁　証：脾虚腎虧で，湿淫内蘊型の白崩である。脈象と舌苔の情態を考慮すれば，脾腎陽虚に湿濁を伴っているために，固摂機能が働かな

くなり，堤防が決壊するように崩下したものである。

治　法：補渋燥湿

処　方：狗脊9g，巴戟天9g，杜仲9g，続断9g，山茱肉9g，白石脂9g（包），焦白朮9g，金桜子9g，菟絲餅9g，柴胡3g，塩水で炒った川柏9g

再　診：薬を服用後，崩下の勢いは弱まり，症状の大半は好転したが，慢性病であるので，引き続き治療しなければならない。現在は，めまい・腰のだるさ・両目が朦朧とする・脈細軟・舌質淡・苔薄白などの症状がある。

弁　証：湿濁は次第に減少しているが，脾腎の虚損はまだ回復していない。

治　法：温補固渋し，残りの邪気を取り除く。

処　方：鹿角霜9g，五味子4.5g，狗脊9g，巴戟天9g，黄耆9g，淮山薬9g，山茱肉9g，焦白朮6g，白茯苓9g，塩水で炒った川柏6g，海螵蛸9g

予　後：翌年往診したところ，白崩は完治し，現在まで再発していない。

　白崩は白帯に比べて重症であり，一般には白帯が長期化することによって崩下へと発展していく。初期の帯下の原因は，9割が湿熱内蘊であるが，長引けば体が次第に虚していって固摂能力が減退するので，帯下が稀薄になって増加し，堤防が決壊するように噴出して止めることができなくなる。このとき同時に，めまい・腰のだるさ・四肢に力が入らない・食欲不振などの脾虚腎虧現象を伴うので，治療は補渋を中心に行う。ただし，その場合は湿熱が残留しているかどうかを詳細に鑑別する必要が生じてくる。もしも邪が残留していれば，ただ漫然と補渋だけを行っても，流出を止めることはできない。

　本症例は脾腎両虚であり，湿淫が内蘊しているので，巴戟天・狗脊・杜仲・川断で腎を補い，山茱肉・金桜子・菟絲子で肝腎を補って帯下を止めた。また白朮は健脾利湿し，柴胡は肝気を伸びやかにして胸の脹悶を除き，残留している熱を冷ます。川柏は燥湿清熱し，残っている邪を治療

する。また赤石脂は白崩を止める専門薬である。性味は温渋で，固脱重鎮作用があり，臨床においては月経過多によく用いられる。また本品は，溢れ出すような白崩に有効であり，服用すれば湿熱の8〜9割方は除かれる。

　再診時には，脾腎の温補を目標とし，鹿角霜・五味子に山薬・黄耆・白朮を組み合わせて固摂能力を強化した。燥湿清熱薬は黄柏1味のみとし，分量も少なくした。それは外邪の比重が軽くなっていたからであり，むしろ止渋薬を加えることによって状況の打開を図った。

5．黄水淋漓

　月経時に，黄色く希薄な液体が膣から流出するものであり，ぽたぽた滴り落ちて悪臭がある。一般には子宮の損傷に乗じて湿熱が侵入し，それが内蘊して発生するものであり，帯下の範疇に属する。

■ 症 例 ■

患　者：趙〇〇，43歳，既婚，農民。
初　診：1960年9月7日
主　訴：患者は出産経験が3回あり，流産が3回ある。流産の後子宮が損傷され，ときどき悪臭のある黄色い液体が流出するようになった。9月7日から17日まで，合計6回来診して12剤を服用し，完治した。月経周期は短く，出血量が少なく，期間は4日ほどである。先月は13日に始まったが，ときどき悪臭のある黄水が流出した。この症状は，現在まで3年余り続いている。ほかに子宮の下垂感・腰がだるい・四肢に力が入らない・舌質紅・苔薄黄・脈細数などの症状がある。
弁　証：中気不足のために，帯脈の拘束能力が失われ，湿熱が滞留し，任脈の固摂機能が働かなくなったのである。

治　法：気を補って下陥を昇提し，健脾束帯する。
処　方：升麻2.4g，黄耆9g，巴戟肉9g，狗脊9g，焦白朮6g，生地黄9g，黄柏9g，青蒿6g，樗白皮12g，白芍6g，金桜子9g，炒枳殻4.5g
第2診：9月9日。薬を服用後，黄水の流出はやや減少し，小腹部の下垂感も軽減したが，まだ黄水に生臭い臭気がある。現在は，心煩・口の乾き・脈細数・苔黄膩などの症状がある。
弁　証：帯脈が弛緩し，湿熱が下注している。
治　法：健脾束帯し，湿熱を清理する。
処　方：焦白朮6g，新会皮6g，赤茯苓9g，蛇床子12g，土茯苓12g，墓頭回12g，白槿花9g，海螵蛸9g，炒枳殻4.5g，升麻2.4g，鶏冠花9g
第3診：9月11日。薬を服用後，子宮の下垂感は治り，黄水も減少し，昨晩は予定通り月経が始まった。現在は腰と膝がだるく，精力減退がある。
治　法：月経中に気を調整し，腎を補うことが重要である。
処　方：川断9g，杜仲9g，巴戟肉9g，狗脊9g，製香附9g，枳殻4.5g，淮山薬9g，生地黄12g，青蒿6g，当帰6g，陳皮6g
第4診：9月13日。月経が終わり，食欲も出てきたが，めまい・目のかすみがあり，黄水がまた流出するようになった。脈滑数・苔黄膩。
弁　証：湿熱がまた強くなっている。
治　法：清熱利湿するとともに，帯脈を固摂する。
処　方：焦白朮6g，新会皮6g，樗白皮12g，五味子4.5g，海螵蛸9g，狗脊9g，黄柏9g，青蒿6g，土茯苓9g，焦山梔9g，茯苓6g
第5診：9月15日。黄水はかなり減少し，1日に数滴だけになった。症状はかなり好転しているが，精力減退・めまい・目のかすみがある。脈虚数・苔黄膩。

弁　証：中気が虚弱で，湿熱がまだ残っている。
治　法：補気固帯・湿濁清利
処　方：黄耆9ｇ，党参4.5ｇ，焦白朮6ｇ，陳皮6ｇ，白芍6ｇ，竜胆草4.5ｇ，土茯苓12ｇ，墓頭回12ｇ，川黄柏9ｇ，蛇床子9ｇ，五味子4.5ｇ，白果7粒（砕く）

第6診：9月17日。上記の処方を服用したところ，黄水は止まり，腰のだるさと四肢に力が入らないという症状も治った。脈虚でやや数・苔薄黄。
治　法：湿熱の8〜9割方は除かれたので，時を移さず調整する。補気固腎するとともに，残りの邪気を排除する。
処　方：党参6ｇ，杜仲9ｇ，続断9ｇ，狗脊9ｇ，巴戟天9ｇ，淮山薬9ｇ，焦白朮6ｇ，陳皮6ｇ，土茯苓9ｇ，黄柏6ｇ，白果7粒（砕く）

　本症例は，流産で子宮が損傷を受たときに衛生状態に気を配らなかったために，虚に乗じて湿熱が侵入したものである。感染後は，ときどき濁った液体が流出するという状態が3年余り続いているが，治療せずに放置したために脾虚腎虧となり，中気が不足して帯脈が弛緩し，子宮の下垂感が現れた。本症例の場合は体虚邪実であるので，治療を始めるにあたっては，扶正と去邪のどちらを優先させるかという問題をまず解決しなければならなかった。そこで熟慮した結果，濁った液体が流出するという症状はもう長いので，すぐには効果が現れないものと判断した。一方，子宮の下垂は新しい症状であるので，下陥の昇提を優先することにした。升麻・黄耆・白朮・巴戟天・狗脊で補気固腎し，帯脈を昇提し，佐薬として黄柏・青蒿で湿熱を清利した。薬を服用後，次第に帯脈は固摂し，下垂感も軽減したが，湿熱が強く，内熱と心煩が残った。
　第2診では，一方では升麻・白朮で昇堤束帯し，一方では土茯苓・蛇床子・墓頭回で湿熱を清利し，さらに海螵蛸・鶏冠花で固渋した。薬を服用後，子宮の下垂感は治り，湿熱症状も軽減した。ところがそのとき，

ちょうど月経が始まったために，冷やしたり止渋したりすることができなくなった。月経中に冷やし過ぎれば腹痛を引き起こすし，止渋すれば経血が中に滞留し，小腹部に脹満や下垂感を発生させて経血がすっきり出なくなる恐れがあったからである。そこで補腎調経薬を使用することにし，また患者はもともと月経周期が短かったので，今回は予定通りであったが，青蒿1味を加えることによって次回の月経が早まらないように調整した。またそうすることで，処方全体の性質が温和になり，月経中であることに配慮した配合にすることができた。

月経後は通常帯下が多くなるものだが，第4診時には湿熱が盛り返したためにまた黄水が多くなったので，湿熱の清利を目標とした。茯苓・黄柏・山梔子・青蒿を併用して清熱利湿効果を強化し，さらに椿根皮・海螵蛸などで固渋し，黄水の発生を抑制した。服用後，効果はてきめんであり，病状は転期を迎えた。

第5診では，湿濁を清利する薬で，残った邪気の駆除をさらに強化した。また佐薬として補気薬を使って体内の抵抗力を回復させ，一挙にせん滅した。服用後，黄水は停止した。

第6診では，補養固渋して治療効果を高め，再発を防止した。

6. 白帯（心腎不交型）

■|症 例|■

患　者：侯○○，28歳，既婚。

初　診：1962年5月

主　訴：脈細数・舌淡苔薄黄。症状を訊ねると，次のように訴えた。2回出産したことがあるが，この2年間情緒が不安定で怒りっぽく，めまいと心悸がある。また疲れると気逆喘急し，夜安眠できず，腰がだるく，精神疲労がある。帯下は白く粘っていて，糊のよう

　　　　である。さらに詳しく訊ねると，性交の夢をみることがあり，目
　　　　覚めると精神疲労と四肢のだるさが残るという。
弁　証：心腎不交
治　法：腎水を補い心火を瀉す。
処　方：蓮心6ｇ，熟地黄9ｇ，山薬9ｇ，山茰肉9ｇ，牡丹皮9ｇ，茯
　　　　苓9ｇ，沢瀉9ｇ，黄柏6ｇ，知母6ｇ，芡実9ｇ，煅牡蛎12ｇ（先
　　　　煎）
予　後：数剤を服用したところ，症状が好転した。

　本症例は，心腎不交型の白帯である。心腎不交説は，『中蔵経』が提起
したものである。「火が（水の卦である）坎を訪れ，水が（火の卦である）
離に至り，陰陽が呼応することによって，安定が保たれる」。すなわち心
は火であって上にあり，腎は水であって下にあり，水が上昇し火が下降す
ることによって精神の健康が保たれる。ところが腎水が虚損して上昇する
ことができなくなれば，心肝の火が激しくなって精関不固を引き起こし，
性交する夢をみたり遺精したりする。治療は，心腎を相交させる。上記の
処方は六味地黄丸を湯剤に改めたもので，腎水を補って上昇させる。川柏・
知母は，君火・相火を瀉して下降させ，牡蛎は潜陽固摂し，芡実は固精し
て帯下を止める。この疾患にとっての君薬である蓮薏は，蓮の実の芯であ
り，実の中にある緑色の胚芽であるが，性味は苦寒で，心熱を除き，安神
して渇きを止める。朱先生の臨床応用例を見てみても，この薬味の安眠と
止渋固精作用をおおいに活用しており，使用量は通常3〜9ｇである。清
代の斉有堂もこの薬味を評価し，こう述べている。「蓮薏は心気を清熱し
て下降させ，腎に通じさせて心腎を相交させる」。

7. 錦糸帯

　錦糸帯は帯下病の1つであるが，一般的な帯下とはいささか様相を異にしている。一般的な帯下は，質の濃淡はあってもそれほど粘稠性があるわけではない。ところが錦糸帯の場合は銀糸のように細長く透明で，トイレットペーパーでぬぐうと長さが数cmから数十cmにも伸び，粘り気があって引っ張っても切れない。このような帯下は，歴代の婦人科医学書にはほとんど取り上げられていないが，臨床上では非常に多く見受けられるものである。
　以下に1例をあげる。

■|症　例|■

患　者：沈○○，28歳，既婚。
初　診：1962年1月
主　訴：結婚後，妊娠経験はない。月経は遅れ気味で，初潮も非常に遅かった。初潮の後月経は1年に1回あり，結婚後は好転したが，2カ月に1回になるときがある。普段は悪寒と精神疲労があり，月経が終わってから20日後に錦糸帯が現れる。そして，そのときにはきまって腰が我慢できないほどだるくなる。患者は次のように訴えた。「この透明の錦糸帯は小便や大便の後にトイレットペーパーに付いてくるのだが，これがあるときには，いつも腰がだるくなる。普段は小腹部に虚冷感があり，今は少し鈍痛がある。性欲は淡白で，精神状態もすぐれない」。脈沈細・舌淡苔薄白。
弁　証：腎気の虚損・衝任の虚寒である。
治　法：腎と子宮を温め，衝任を補填する。
処　方：鹿角霜9g，紫河車6g，淡附片6g，肉桂2.4g，当帰9g，

　　　　　熟地黄9g，山萸肉9g，仙霊脾9g，菟絲餅9g，杜仲9g，
　　　　　金桜子9g，陳皮6g
予　　後：上記の処方を加減して治療したところ，腰のだるさと小腹部の虚
　　　　　冷感は好転し，錦糸帯も少なくなった。しかしこの疾患は慢性で
　　　　　あり，すぐには治らないので，丸剤でゆっくりと治療するよう指
　　　　　示した。金匱腎気丸を常用させ，徐々に改善を図ることにした。

　本症例では，まず子宮の発育不全があるために，初潮が非常に遅く，月経が常に遅れ，1年に1回のときもあり，出血量が少なく，色が薄い。婦人科検査では，子宮の大きさは6.5cmと計測され，通常より小さいことが認められた。錦糸帯があることと，舌脈の状態を考え合わせれば，衝任の虚寒と考えることができ，そのために小腹部の虚冷感が現れたのである。そこで紫河車・鹿角霜などの動物性の薬味でおおいに子宮を補った。さらに裏と子宮を温める附子・桂枝で，内寒によって起きた小腹部の鈍痛を取り除いた。当帰・地黄は調経養血し，仙霊脾・杜仲は固腎して膝と腰を丈夫にし，山萸肉・菟絲餅・金桜子は肝腎を補って帯下を止め，陳皮は脾胃を健康にして食欲を増進させる。服用後，帯下は好転したので，腎気丸を続けて飲むよう指示した。

　錦糸帯は衝任の虚寒に属するので，必ず腰のだるさを伴うのが特徴である。すぐに治療しなければ，小腹部の虚冷感が鈍痛へと発展していき，そうなれば8～9割は不妊症になり，子宮を温めなければ妊娠することはできない。そもそも衝任が虚寒すれば妊娠は不可能であり，『諸病源候論』も「子宮が冷えれば子供はできない」と指摘している。また陳士鐸の『石室秘録』は「子供ができない女性には10個の疾病がある」と述べ，「胎盤の冷え」を真っ先にあげている。また「胎盤の脈によって物を受け取ることができるのである。温めれば物を生み出すが，冷やせば物を殺す」とも述べている。

妊娠病

1．悪阻嘔吐

■症　例■
患　者：黄○○，34歳，既婚。
初　診：1962年2月22日
主　訴：普段から胃気が弱く，食欲不振がある。現在は妊娠70日であり，めまい・目が眩む・食べ物の匂いを嫌がる・胸悶・気逆・悪心・嘔吐・心煩・イライラする・脈滑数・苔薄黄などの症状がある。この状態になってすでに30日になるが，近頃では嘔吐が激しくなり，ひどいときには鮮血が混じるようになった。
弁　証：脾虚胃熱であり，嘔吐によって絡が損傷されている。
治　法：寛胸健脾・降逆止血
処　方：鮮生地12ｇ，淡子芩9ｇ，焦白朮6ｇ，新会皮6ｇ，砂仁4.5ｇ（後下），姜竹茹9ｇ，老蘇梗6ｇ，伏竜肝12ｇ（包），藕節炭9ｇ，左金丸3ｇ（包）
再　診：2月24日。2剤を服用後，吐血と悪心は治り，次第に食が進むようになった。現在はめまいと腰のだるさが少し残っている。脈細滑・苔薄黄。
弁　証：腰は腎の府であるので，妊娠期にここに痛みとだるさが現れるのは要注意である。
治　法：固腎健脾・順気寛中
処　方：姜半夏6ｇ，姜竹茹9ｇ，焦白朮6ｇ，新会皮6ｇ，鮮生地12ｇ，

　　　　　杜仲9g，続断9g，藕節炭9g，左金丸2.4g（包），烏梅1枚
予　　後：薬を服用後，悪阻は次第になくなっていった。

　悪阻という名称は,『胎産心法』がいうように,「悪心のために飲食を阻む」ことから名づけられ，民間では「害喜」ともいう。妊娠の初期にはよくみられる症状であり，妊娠2～3カ月のときに軽度の悪心と食欲不振が現れ，ときどき嘔吐し，塩辛いものや酸っぱい果実などを食べたがる。食事や動作に注意し，精神状態を良好に保ち，好きなもので消化がよく栄養のある食品を食べるようにし，適度に休息を取るようにすれば，治療をしなくても，時間が経てば症状は自然に消失する。しかし普段から胃気が虚弱で情緒が不安定なものは，猛烈に嘔吐し，長期間食べることができず，ついには吐血したり昏厥したりすることがある。その場合には，母体と胎児双方の健康を損う恐れがあるので，治療する必要がある。

　悪阻とは，胎気が上逆して脾胃を損なうことによって発生するので，治療は健脾寛中・降逆清熱を中心とする。次に述べるものは，朱先生の常用方であり，一般的な悪阻や嘔吐に使用すると大変効果がある。処方の組成は，焦白朮・姜半夏・姜竹筎・橘皮・砂仁（後下）・淡子芩・烏梅・左金丸である。胃寒がある者には，黄芩を除き生姜・伏竜肝を加える。胃熱がある者には，姜川連・活水芦根を加える。吐血を伴うものには，鮮生地・藕節炭を加えて涼血止血し，腰のだるさを伴うものには，杜仲・続断を加えて固腎して腰を丈夫にする。

　悪阻と嘔吐が激しい者は,薬を飲むと嘔吐してしまって効果がないので,次のような方法で服用するとよい。

①まず生姜の汁を数滴飲むか，薄い粥に生姜を加えて煮詰めたものを少し温めてから飲み，その後に薬を服用する。胃熱がある者は，冷たくして少量を飲んでから薬を服用する。

②薬は一度に飲むのではなく，何回かに分けて飲む。少し飲んで嘔吐しなければ，しばらくしてまた飲む。

　このほかに重症の悪阻の場合で,薬を飲むとすぐに吐き出すだけでなく,

薬の匂いを嗅いだだけでも嘔吐してしまうものがいる。この場合患者は長い間食べることができないので，体が消痩して顔つきが憔悴し，1カ月余りも寝込んで起き上がることができず，毎日ビタミン剤やブドウ糖の注射でもたせるといった状態になる。このような患者には，香開蒸気法を使うとよい。鮮芫荽（俗名香菜）1把に，蘇葉・藿香各3ｇ，陳皮・砂仁各6ｇを加え，蒸してから大きな壺に入れ，壺の口に鼻をあててその匂いを吸いこむのである。この芳香の気が胸をすっとさせて上逆を止め，脾胃を覚醒させるので，即座に胸腹部が気持ちよくなり，食欲が出る。そうなったら消化のよい食べ物を少しずつ食べてみて，大丈夫ならば二度と吐き出すことはない。

2．子懸

子懸とは，懐妊後に胸悶脇脹し，息切れ煩悶するという症状を指し，いわゆる『広嗣紀要』のいう「物が引っかかっているような状態」であるが，けっして胎児が引っかかっているわけではない。

■症 例■
患　者：曹〇〇，21歳，既婚。
初　診：1959年12月
主　訴：現在妊娠8カ月である。憤慨したために気機が上逆し，胸肋部に気の閉塞状況が現れ，1度昏厥したことがある。患者が胸部をもみながら訴えるところによれば，昨日気塞のために昏厥したが，覚醒したあとは胸悶脇脹して，悪心・嘔吐があった。現在は心煩・口の渇き・腰背部のだるさ・食欲不振があり，異物が痞えているようで辛いという。脈滑数・苔黄膩。
弁　証：気鬱が原因である。

治　法：まず気持ちをのんびりとさせなければならない。
処　方：蘇梗6g，白朮6g，陳皮6g，白芍6g，合歓皮9g，帯殻砂仁2.4g(後下)，淡子芩9g，釣藤鈎12g(後下)，杜仲9g，続断9g，姜竹茹9g　2剤
再　診：情緒はやや安定し，苦悶の表情はなくなった。薬がよく効いているらしく，嘔逆は停止し，胸脘部の脹悶も治り，食欲が出てきて少し食べられるようになった。まだ腰のだるさと胎動があるが，ほかに苦しいところはない。脈も前回ほど数ではなく，舌苔も黄膩から薄黄に変化し，症状がかなり好転している。
治　法：当初の方針通り，寛胸健脾・解鬱安胎する。
処　方：蘇梗6g，合歓皮9g，白芍9g，代代花2.4g，帯殻砂仁4.5g(後下)，白朮6g，陳皮6g，釣藤鈎12g(後下)，菟絲子9g，覆盆子9g，茯苓9g

　妊娠後期には，胎児が次第に大きくなって腹部が膨張し，胸脘部が圧迫されるようになる。そのために胸肋部が脹悶し呼吸が速くなるのはよくある現象であり，病気ではない。ただしこの時期に精神的な刺激を受け，肝気が熱を伴って上逆すれば，胸肋部の脹悶が次第に増悪していって気の塊が胸を塞いでしまうことがある。すると心悶・煩躁・不安感が現れ，気逆して昏厥し意識が朦朧とすることさえある。こうなると妊婦の健康を害するばかりでなく，胎児の安全をも脅かすので，急いで治療して禍根を残さないようにしなければならない。
　本症例は，情志刺激から気鬱になり，それが熱を伴って上昇し，気機の閉塞を引き起こしたものである。そのために嘔逆・煩躁・内熱・口の渇き・食欲不振が現れているので，治療は清熱解鬱・疏肝降逆を中心とする。このような症状に対しては，古来より蘇梗が君薬として使われているが，この薬味は理気寛中し，嘔吐を止め，安胎の効果もあるので，本症には大変適している。白芍もまた，柔肝緩急し，健脾して痛みを止める重要な薬味である。合歓皮は化鬱して怒りを鎮め，気持ちを快活にして憂いを除くこ

とによって，肝気を条達させる。竹筎・砂仁は健脾降逆し，杜仲・川断は王肯堂の杜仲丸（杜仲・川断・棗肉）の主薬でもあり，安胎して腰と膝を丈夫にする。また釣藤鈎・黄芩は，肝経の鬱熱を除いて上昇を食い止める。これらの薬には即効性があるので，服用後，嘔逆・胸悶などの症状は次第に軽減していった。しかしこの間，この症状のために胎児が不安定となっていたので，腰のだるさと胎動が現れていた。そこで再診時には健脾安胎を中心にして，母体と胎児の健康を回復させた。

　本疾患に対しては，古人はよく『本事方』の紫蘇飲（紫蘇茎葉・大腹皮・人参・川芎・陳皮・白芍・当帰・甘草）を使用しており，李梴の『医学入門』子懸篇などは「突然火の勢いが極まれば，心気が悶絶して死亡する。紫蘇飲を連服してこれを救う」と述べている。しかし紫蘇は辛温薬であり，大腹皮・陳皮・当帰などの薬も温薬であり，処方全体が温補に偏っている。そのうえ人参は補気薬であり，益気効果があるとはいっても，胸肋部の閉塞感や気機不通などの症状には適さない。また川芎は，辛温で昇提するばかりでなく活血薬でもあるので，分量を減らしたとしても本証には適さない。そもそも臨床においては子懸の9割が鬱熱に属し，『医学入門』などは「胎熱気逆が心に湊まった」ために発生する疾患であると述べている。したがって治療は辛温に偏ることなく，清熱薬を加えて清熱と解鬱の両方に力を入れれば，バランスを取ることができる。かつて王孟英は，妻が妊娠8カ月で子懸を発病したときに，生石膏で陽明の火を鎮めた。また再度妻が妊娠8カ月で子懸を患ったときには，蘇葉・大腹皮に茯苓・山梔子・竹筎を加えて，清熱安胎した。

3．妊娠浮腫

　妊娠浮腫とは，妊婦の体内に水腫が発生するものであり，妊娠中には最もよくみられる症状である。

◼︎ 症 例 ◼︎

患　者：銭〇〇，38歳，既婚，労働者。
初　診：来診時，患者の腹部は大きく膨らみ，顔面部と眼瞼部が浮腫していた。脈浮緊・苔黄膩。すでに妊娠9カ月であるが，10日前から浮腫が始まり，胸悶・頻呼吸・食べ物の味がわからない・内熱・心煩・尿量減少・大便溏薄で回数が多いなどの症状がある。上腕部の皮膚を押してみると，くぼんでなかなか戻らない。
弁　証：脾虚による湿熱であり，内熱を伴っている。
治　法：健脾利湿・束帯清熱
処　方：黄耆9g，蒼白朮（各）4.5g，生地黄9g，焦山梔9g，淡子芩9g，青蒿6g，漢防已9g，新会皮9g，茯苓皮9g，地骨皮9g，炒枳殻4.5g
予　後：上記の処方を2剤服用したところ，小便がすっきり出るようになり，すぐに浮腫も軽減した。そしてまもなく出産し，浮腫は完全に消失した。

　本症例は，脾胃が虚弱なために，湿邪が停滞したものである。『素問』至真要大論篇が「諸湿腫満，皆脾に属す」と述べているように，脾が虚せば湿が停滞する。それは脾が肌肉と運化を主るので，脾が虚せば運化機能が損われ，水をコントロールすることができなくなるからである。そして水飲が化生できなければ，湿淫が肌膚に流入して浮腫を形成する。また臨月が近づくと，胎児が成長して体積が増大し，胸腹部を圧迫するので，息切れ・脹悶を感じるようになり，また胎児は直腸をも圧迫するので，排便回数が多くなる。そして胎熱が燃え上がれば，内熱と口の渇きを発生させる。
　治療は黄耆を君薬とする。それは黄耆が補気健脾して運化を促進し，脾土を培補して瀉下を止めるとともに，利水退腫する効果があるからであり，脾胃が虚弱な者には大変適している。しかし性味は甘温で，湿の阻滞にはあまり適していないので，蒼朮・白朮を臣薬として使うことによって，燥湿健脾する。脾が壮健になれば，運化作用は正常になるので，水湿が滞留

することはなくなる。山梔子・黄芩・青蒿は内熱を除き，生地黄は滋陰涼血し，陳皮・冬瓜皮・防已・地骨皮・茯苓皮は利水して浮腫を消す。さらにここに枳殻1味を加えれば気機を疎通し，束胎して出産を容易にするので，分娩を控えた患者に有効である。

　妊娠浮腫は，その発生部位によって，古来よりさまざまな名称がつけられている。たとえば『医宗金鑑』婦科心法篇は,次のように分類している。頭部・顔面部・体の片側が浮腫するものを「子腫」といい，腹部が脹満するものを「子満」といい，脚や足部が腫脹して大きくなるものを「子気」といい，両足が浮腫して皮が張って厚くなるものを「皺脚」といい，両足が浮腫して皮が薄いものを「脆脚」という。以上の証候は，すべて妊娠浮腫に含まれる。

　水腫の発病メカニズムについて，『素問』は，脾・肺・腎・三焦・膀胱との関係を指摘している。脾虚については前にも述べたが，『素問』水熱穴論篇は「その本は腎にあり，その末は肺にあり，皆積水なり」と述べている。また『素問』霊蘭秘典論篇は「三焦とは，決瀆〔水利を通ずる〕の官にして，水道出ず」「膀胱とは，州都〔水液の聚まる所〕の官にして，津液蔵され，気化すればすなわちよく出ず」とも述べている。ただし妊娠浮腫は脾との関係が最も強く，その次が腎である。肺の影響については，一般に水腫が強くなったときに上逆して息切れを引き起こす程度である。

　朱先生の常用方は，『金匱要略』の防已黄耆湯（防已・黄耆・甘草・白朮）を加減したものである。配合は，黄耆9g，白朮6g，帯皮苓9g，漢防已9g，生地黄9g，淡子芩9g，桑白皮9g，大腹皮9g，新会皮6gである。脾虚で食欲不振があるものには，茯苓を除き，木香・砂仁を加える。湿が強く下肢が麻痺しているものは，赤小豆・冬瓜皮を加える。腎虚で腰のだるさがあるものは，淡子芩を除いて，杜仲・続断を加える。妊娠中の子宮が脹満し気滞があるものは，黄耆を除いて，香附子・枳殻を加える。内熱を伴うものには，釣藤鈎・青蒿・地骨皮を加える。

　ところで妊娠浮腫のなかでも特に区別しておかなければならないのは，陽虚によるものと肝陽偏旺を伴うものであり，前者は脾陽を温めるが後者

は潜陽清熱する。

　脾陽虚弱に属する妊娠浮腫には，発作の前に必ず前兆現象が現れる。つまり妊娠後，悪寒・食欲不振・大便溏薄などの脾胃虚弱症状があるので，これを見過ごさず，その都度治療しなければならない。香砂六君子丸（香附子・砂仁・陳皮・半夏・潞党参・白朮・茯苓・甘草）などを服用して脾胃を温め，水湿を徐々に排出させれば，疾病の発展を防ぐことができ，以降は水腫症状が発生することはない。

4．妊娠時尿閉

　転胞とは，『諸病源候論』では胞転ともいっており，妊娠時に小腹部が脹満して下垂し，小便が出なくなる症状である。

■症　例■

患　者：王○○，38歳，既婚。

初　診：1960年6月

主　訴：患者はもともと体が虚弱であるが，何回もの出産経験がある。現在は妊娠4カ月になるが，突然小腹部が脹満して下垂し，小便が出なくなった。そして一昼夜経っても症状が改善しないので，早朝急患として来訪した。患者が次のように訴えた。「妊娠してから食欲不振があり，常にめまい・目のかすみ・腰のだるさがあった。最近の10日間は，小腹部が脹満して下垂感がある。昨日の朝から小便が出なくなったが，気にせずにいたら，夜になって小腹部が膨張し，辛くて眠ることができなくなったので，早朝であるにもかかわらず来診した」。脈をとってから横にして小腹部を触診したところ，胎位が通常より低い。そこで病歴を尋ねてみると，もともと月経時に腰のだるさと便溏があり，子宮が後屈しているとの

ことである。脈細滑・苔薄白。
弁　証：転胞に属し，腎気不足から胎位が下垂したのが原因である。
治　法：固腎托胎
処　方：升麻2.4ｇ，五味子4.5ｇ，杜仲９ｇ，続断９ｇ，菟絲子９ｇ，淮山薬９ｇ，白朮６ｇ，帯皮苓９ｇ，陳皮６ｇ　１剤
予　後：上記の処方を１剤服用して，翌日また来るように指示した。症状が急激であるので，これ以上小便が通じなければ予後を悪化させる恐れがあるので，服薬後の状況を観察してから再び対策を立てることにした。翌日患者が来て述べるには，服用後，小便が通じるようになったという。
再　診：昨日，固腎托補薬を服用後，胎位がやや上がり，膀胱の気化作用が回復し，小便が通るようになった。また腹部の脹満と腰のだるさも好転した。現在は耳鳴りと目のかすみが少しあるので，本来の方針通り投薬し，薬効を固める。
処　方：升麻2.4ｇ，五味子4.5ｇ，黄耆９ｇ，太子参4.5ｇ，狗脊９ｇ，菟絲餅９ｇ，山薬９ｇ，炒枳殻4.5ｇ，覆盆子９ｇ，白朮６ｇ，茯苓９ｇ

　転胞症の初出は，『金匱要略』婦人雑病脈症併治篇であり，次のように記載されている。「問いて曰く。婦人病，飲食故のごとく，煩熱して臥するをえず，かえって倚息するものは，何ぞやと。師曰く。これを転胞と名づけ，溺するを得ざるなり。胞系了戻〔膀胱付近がねじれること〕するをもって，故にこの病を致す」。この疾患が発生するのは，通常妊娠７～８カ月が多い。胎児が次第に大きくなるのに対し体力は衰えていくので，胎児の重さに耐えきれなくなって子宮が下垂し，膀胱を圧迫して小便が滞り，排泄できなくなるのである。しかしなかには妊娠中期（４～６カ月）に発生するものもある。それはもともと腎気が不足し，胞絡が弛緩して子宮が後屈していたために，妊娠して胎位が下がると尿道が圧迫され，小腹部が脹満して下垂し，小便が通じなくなるのである。治療は帯脈を昇提し，腎

気を温めて子宮を吊り上げる。胎位が少し上昇すれば，排泄するための道が通じるので，小便が勢いよく出るようになる。

処方の升麻・五味子は，下陥を昇提し,帯脈を固摂して胎位を上昇させる。黄耆は気を補って気持ちを奮い立たせ，陳皮・白朮・茯苓は脾胃を健康にして中気を充実させる。小便が通じれば，脹痛は治る。しかしなかにはこう疑問を呈するものもいるだろう。「小便が出ないのに，どうして収斂作用のある菟絲餅や覆盆子を使うのだろうか」。それはこの疾患が，腎気不足から発生したものだからである。腎は子宮に繋がり，胞絡は腎によって統轄されているので，この2つの薬味は，腎を固摂することによって胞絡を丈夫にしているのである。その結果子宮が少し上昇すれば，小便は自然に通じるようになる。通利疏通する薬味をいくら多用しても，疾病にとっては無益である。

5．子嗽〔妊娠時の咳嗽〕

咳嗽は本来内科の領分であるが，妊娠時の咳嗽についてだけは，その特殊状況に配慮し,「子嗽」と名づけて通常の咳嗽とは区別している。

■症 例■

患　者：朱○○，25歳，既婚，労働者。
初　診：1月12日
主　訴：妊娠3カ月のときに風寒を感受し，喉の瘙痒感と咳嗽が始まった。現在は妊娠7カ月であるが，すでに3カ月間咳嗽が続いている。うまく痰を吐き出すことができず，喉に少し瘙痒感がある。悪寒・潮熱・胸悶・脇脹・悪心・腰のだるさ・脇痛・頻尿・脈滑数・苔薄白などの症状がある。咳嗽が激しいときには失禁することもあり，胎動が不安定で，心窩部が苦悶するので来診した。およそ半

月の治療により完治した。以下に診断記録を示すので，疾病の経
　　　過と処方の流れをみていこう。
弁　　証：風寒が肺を襲ったために，痰湿が内蘊した。
治　　法：宣肺疏散
処　　方：紫蘇葉梗（各）6ｇ，前胡4.5ｇ，藿佩梗（各）4.5ｇ，新会皮6ｇ，
　　　製半夏6ｇ，姜竹筎9ｇ，玉桔梗4.5ｇ，白朮6ｇ，炙款冬9ｇ，
　　　炙甘草3ｇ，象貝粉3ｇ（呑む）
第2診：1月15日。薬を服用後，寒熱と咳嗽は治ったが，食欲不振があり
　　　腰が少しだるい。咳嗽が胎児を傷つけないよう，慎重に治療する。
　　　化痰安胎するとともに，残りの邪気を取り除く。
処　　方：焦白朮6ｇ，新会皮6ｇ，桔梗2.4ｇ，沙参6ｇ，炙紫菀6ｇ，炙
　　　款冬6ｇ，淮山薬9ｇ，杜仲9ｇ，続断9ｇ，炙甘草2.4ｇ，杏仁
　　　6ｇ
第3診：1月18日。咳嗽は治り，痰も次第に清澄になり，食欲も少し出て
　　　きたが，腰のだるさは元のままである。
治　　法：腰は腎の府であるので，油断することはできない。固腎養金する。
処　　方：炙款冬6ｇ，炙紫菀6ｇ，肥麦冬6ｇ，蘇梗6ｇ，白朮6ｇ，白
　　　芍6ｇ，新会皮6ｇ，菟絲子9ｇ，覆盆子9ｇ，五味子2.4ｇ，炙
　　　甘草3ｇ
第4診：1月21日。治療後，胸悶は治り，咳嗽も少なくなった。現在は胎
　　　動が不安定であり，腰がだるい。
弁　　証：肺臓の邪気は除かれたが，すでに胎児は揺さぶられている。
治　　法：鎮咳安胎
処　　方：枇杷葉6ｇ（包），蒸百部9ｇ，炙紫菀6ｇ，炙款冬6ｇ，蛤粉と
　　　炒った阿膠9ｇ，杜仲9ｇ，続断9ｇ，五味子2.4ｇ，炙甘草2.4ｇ，
　　　苧麻根9ｇ
第5診：1月31日。咳嗽は止まり，そのほかの症状も次第に治まったが，
　　　まだ少し腰のだるさがあり力が入らない。
治　　法：邪気が除かれたので，正気を助け，健康を回復させる。固腎安胎

する。
処　方：太子参4.5g，白朮6g，麦門冬6g，杜仲9g，続断9g，菟絲子9g，五味子2.4g，熟地黄9g，茯苓9g，苧麻根9g，南瓜蒂2枚

　肺は呼吸を主り，外では皮毛に合し，内では五臓の華蓋として高所に位置し，清気を吸入する。しかしその性質はもろく，外邪に襲われると感染しやすく，咳嗽や痰などを引き起こす。もしも妊娠期間にこの疾患を患ってなかなか治らなければ，胎児を振動させ，流産に至ることがある。陳自明の『婦人大全良方』も，このように述べている。「肺は内では気を主り，外では皮毛を主る。皮毛が緊密でなければ，寒邪がこれに乗じて，咳嗽を引き起こす。……咳嗽が治らなければ，腑に伝わる。妊娠しているときにこれが治らなければ，胎児を傷つける」。
　本症例の咳嗽は，診察時にはすでに3カ月間続いていた。また喉の瘙痒感があり，痰をうまく吐き出すことができず，悪寒潮熱があった。以上の症状と，脈と舌の状態とを考え合わせれば，邪気がまだ残っていることは明らかである。そこで慢性病ではあるが，治療は邪気の除去を中心に行った。喉の瘙痒感があり，痰を吐き出すことができないという症状に対しては，宣肺去痰薬で治療した。前胡・桔梗・貝母が主薬であり，佐薬として半夏・陳皮・白朮・竹筎などで健脾降逆した。さらに蘇葉梗・藿香梗・佩蘭梗を加えて，残っている風寒の邪気を取り除いた。ここで選んだ薬物は純粋で穏和であるので，邪気を取り除いても胎児を傷つけることがない。薬を服用後，寒熱はなくなり，痰もうまく出るようになった。
　第2診では，発表薬を使わず，肺に伝わる薬として少量の桔梗を使い，佐薬として沙参・紫苑・款冬花・杏仁など，肺を潤し化痰する薬味を多めに使用した。また咳嗽が長引けば胎児を傷つけやすくなるが，腰のだるさはその前兆現象と考えられるので，保孕丸（『千金方』，山薬・杜仲・続断）の薬味を使い，固腎して腰と膝を丈夫にした。服用後，喀痰は少なくなり，痰湿がなくなってきていることが確認された。

そこで第3診では，宣肺作用のある桔梗を，麦門冬・款冬花などの性質が穏和で,肺を潤し化痰する薬味に換えた。また腰のだるさが頻繁に起こっていることから，胎児を守ることが当面の急務であると思われたので，菟絲子・覆盆子・五味子などで肝腎を温め，胎児を保護した。服用後，咳嗽は終息を迎えたが，胎動不安症状が現れた。そこで，肺を潤し化痰する薬の中に，枇杷葉・百部などの鎮咳薬を加え，咳嗽が胎児を振動させることがないようにした。同時に，蛤粉炒阿膠・苧麻根・杜仲・続断などの固腎安胎薬を大量に使い，胎盤を安定させた。薬を服用して数日後，そのほかの症状はすべて治ったが，軽い腰のだるさだけが残った。邪気はなくなったので，正気を助けるために，気血を増強させ肝腎を補う薬で胎児を養い，母体の健康を回復させた。

6．妊娠時の下痢

■症 例■

患　者：沈〇〇，23歳，既婚，職員。

初　診：1959年9月15日

主　訴：患者は妊娠5カ月のときに暴飲暴食をしたために湿熱が内蘊し，腹痛と下痢・裏急後重が始まった。1日に10回以上，赤や白のゼリー状の粘った悪臭のある便を下し，それが3日間続いている。めまい・胸悶・食欲不振・精神疲労があり，常に小腹部に鈍痛があり，頻繁に下痢をする。脈浮濡・苔黄膩。診察時，妊娠時の下痢を甘くみてはいけないこと，長引けば流産しやすくなること，ましてや初産では根気よく治療しなければならないことを告げるとともに，完全に治癒させれば心配する必要がないことを伝えた。4回の治療で，健康を回復した。当時の診断記録を紹介しよう。

弁　証：外からは暑湿を感受し，内側からは飲食に損傷されたものが蓄積

して内蘊し，伝化機能を失わせたのである。

治　法：利湿清熱し，腸を擁護し導滞する。

処　方：粉葛根9ｇ，淡子芩9ｇ，川雅連3ｇ，白頭翁9ｇ，馬歯莧12ｇ，銀花炭9ｇ，焦白朮6ｇ，炒枳殻4.5ｇ，新会皮6ｇ，穀麦芽（各）9ｇ，苦参子肉5粒(別に呑む)

第2診：9月16日。腹痛と下痢の回数は少なくなったが，腰がだるく，胎動が不安定である。大便がすっきり出ず排便時に力むために，胎気を振動させている。慎重に流産を防がなければならない。

治　法：胃腸を清利し，健脾安胎する。

処　方：粉葛根9ｇ，淡子芩9ｇ，白頭翁9ｇ，秦皮9ｇ，煨木香1.8ｇ，馬歯莧 12ｇ，川雅連2.4ｇ，白芍6ｇ，杜仲9ｇ，続断9ｇ，南瓜蒂2枚

第3診：9月17日。薬を服用後，腹痛と下痢はだいぶ減少し，1日に5，6回になった。胎動はやや安定し，腰のだるさも治った。しかし帯下が止まらず，邪気が完全には除かれていない。固腎安胎し，利湿清熱する。

処　方：芍薬9ｇ，黄芩9ｇ，白頭翁9ｇ，馬歯莧 12ｇ，煨木香9ｇ，秦皮9ｇ，菟絲子9ｇ，覆盆子9ｇ，白茯苓9ｇ，樗白皮9ｇ，南瓜蒂2枚

第4診：9月18日。下痢は止まったが，食事がおいしくない。脾腎は気血の本であり，胎盤の供給源であるので，後天を治療して，原状回復させなければならない。

治　法：脾胃を覚醒させる。

処　方：焦白朮9ｇ，炒陳皮6ｇ，白茯苓9ｇ，白頭翁9ｇ，馬歯莧 12ｇ，化秦皮9ｇ，扁豆衣9ｇ，帯殻砂仁2.4ｇ（後下），白芍9ｇ，鶏内金6ｇ，生甘草2.4ｇ

　妊娠時の下痢は，通常の場合よりも深刻である。それは腹痛を伴う下痢をして，脾胃が虚弱になれば，母体を損傷して，胎児の栄養状態にも影響

を与えるからである。しかも裏急後重すれば，排便時にどうしても力んでしまうし，積滞を排除しようとすれば，胎児を振動させるので，流産や早産を誘発させる恐れがある。そのために沈金鰲の『婦科玉尺』が，こう述べているのである。「妊娠中の雑証は多いが，傷寒による痢疾は最も悪質であり，十分に用心しなければならない」。

妊娠時の痢疾について，古人は弁証と治療とを非常に重視した。『張氏医通』は五審というものを提起し，妊娠時の下痢の軽・重・緩・急を診断した。五審とは，次のようなものである。一審は食事が摂れるかどうか，二審は小便が通じているかどうか，三審は腹痛があるかどうか，四審は後重しているかどうか，五審は発熱があるかどうかである。そのうえで，下したものが粘っているかどうか，色が鮮明であるかどうかを判定するのである。発熱・腹痛・乾嘔・悪心・食事が摂れないなどの症状があるものは重症である。

『張氏医通』では，次のような3つの禁止事項を設けている。1つは，胃腸を蕩滌して，胎気を下垂させることである。2つ目は，膀胱を滲利して，陰液を消耗させることである。3つ目は，渋滞を包み込んで，後重を悪化させることである。そのなかでも，第1の禁止事項は最も重要である。つまり妊娠時は生理的に特殊な状況にあるので，大黄・芒硝・巴豆・牽牛子など，下半身を充血させて胎児の安全を脅かす過激な瀉下薬は慎まなければならない。積食が停滞した場合は，消導を行うべきであり，蕩滌してはならない。また積滞を伴う痢疾の場合には，渋滞を包み込めば積滞が内蘊し，腹痛が悪化して重篤な状況に陥ってしまうので，止渋しなければならない。しかし下痢が長く続いて滑脱し，気血が虚寒した場合だけは，温渋固脱すべきであり，以上述べた説に拘泥する必要はない。

本症例は湿熱性の下痢であり，湿熱と積滞とが内蘊し結合して形成されたものである。そこで治療は，湿熱と積滞を除き，気血を調整し胎盤を保護することを目標とする。初診時には，葛根黄芩黄連湯（張仲景方，黄芩・黄連・葛根・甘草）を軸とし，馬歯莧・白頭翁・苦参子肉など下痢を治療するための専門薬を加え，下痢を抑える効果を強化した。白朮・陳皮・枳殻・

穀芽・麦芽は健脾消積し，調気和胃する。そのほかに銀花炭を使って清熱止血したところ，服用後症状は減少したが，腰のだるさと胎動不安が残った。

第2診では，少量の木香を使って後重を治療し，調気行滞した。塞がったものは通すという目的を達成するためである。芍薬は止痛緩急し，杜仲・続断・南瓜蒂は固腎安胎し，胎児が圧迫されて下垂するのを防ぐ。

第3診では，表証はすでになくなり，下痢は大幅に減少したが，帯下が増加した。帯下と赤白痢は，古代にはどちらも「帯」と呼ばれていたが，これは当初の発生原因と形状が類似しているからである。この症状が現れたということは，邪気がまだ残っているということなので，清熱利湿薬を使って，徹底的に邪気を除去した。また秦皮・椿根皮の2つの薬味で，下痢と湿帯を止めた。ところで現代では秦皮で下痢を止め，樗白皮で帯下を治療しているが，古人は秦皮で帯下を治療している。『本草従新』は，秦皮が崩帯を治療し，樗白皮が下痢を治療することを明らかにしている。また『本草拾遺』は，椿根皮が慢性の赤白痢を治療すると述べている。

この段階では，腹腔内の積滞の8～9割は除かれたので，下痢を止めて，胎盤への影響を防止した。さらに菟絲子・覆盆子・南瓜蒂を加え，肝腎を補って胎盤を固摂した。

第4診では，すでに下痢は止まったが食欲不振があったので，下痢を治療する薬を少量使用して疾病の再燃を防止したうえで，健脾和胃薬を使って健康を回復させた。胃を目覚めさせて食欲不振を治療し，運化機能を回復させ，気血を充実させることは，妊婦の健康に有益なだけでなく，胎児を守るためにも必要な措置である。

治療過程で，おこげのスープ，莧菜（ヒユナ）のスープやお茶を飲んだり，大蒜（ニンニク）の甘酢漬けを少し食べたりすることは，回復を促すとともに妊婦にとって有益である。

7. 妊娠時の下肢静脈瘤

■ 症 例 ■

患　者：徐○○，31歳，既婚。

初　診：1959年7月

主　訴：患者は妊娠3カ月余りであり，顔色が蒼白く，元気がない。脈滑無力・舌質淡・苔薄潤。下腿部を詳細に観察してみると，静脈が隆起し，ミミズのように曲がりくねって，黒紫色になっている。また湾曲部を手で触ると，脹痛がひどく，下肢が重くなる。同時に食欲不振・精力減退・頻尿があり，ときどき腰がだるくなる。触診すると，胎位は通常より低く，小腹部に下垂感がある。

弁　証：腎気が虚弱なために下肢の気血が鬱滞したのが原因である。

治　法：固腎益気・養血活絡

処　方：杜仲9ｇ，続断9ｇ，狗脊9ｇ，五味子4.5ｇ，黄耆9ｇ，白朮6ｇ，白芍9ｇ，当帰身6ｇ，製首烏9ｇ，絲瓜絡9ｇ，新会皮6ｇ

予　後：上記の処方を加減して6剤を服用したところ，腰のだるさは軽減し，下腿部の静脈瘤や下腿部と膝の沈重感も消失し，小腹部の脹満と下垂感もなくなった。症状が好転したので，再び補気益血・健脾活絡を行い，予後に万全を期す。

処　方：潞党参6ｇ，淮山薬9ｇ，白朮6ｇ，茯苓9ｇ，新会皮6ｇ，五味子2.4ｇ，炒枳殻3ｇ，杜仲9ｇ

　妊娠時の下肢静脈瘤は，通常出産時期が近づいてから出現することが多い。それは胎児が次第に大きくなって血管を圧迫するからであり，そのために下肢の血液循環は鬱滞し，絡脈が隆起して，脹痛が発生する。このような状況は，重症でなければ，治療をしなくても出産が終われば圧力が消失し，自然に治癒するものである。しかし本症例の場合は，妊娠4カ月に

も満たないのに，下肢の絡脈の隆起が発生している。これは腎気が虚弱なために胎位が下垂し，血絡を圧迫して下肢の絡脈を塞いでいるのである。そこで治療は固腎補気することによって，本を治療する。党参・黄耆・杜仲・続断・五味子は補気安胎して，胞絡の機能を強化し，血絡を圧迫することがないように下垂した胎位を上昇させる。同時に佐薬として，当帰身・熟地黄・何首烏・絲瓜絡などの養血活絡薬で標を治療し，下肢の鬱滞した血液が局部に閉塞しないように，循環を促進した。

　本症例に対する最初の処方は，胎元飲（『景岳全書』方，人参・当帰・杜仲・白芍・熟地黄・白朮・炙甘草・陳皮）を加減したものであり，衝任の気虚と胎元の不固を目標としている。これに五味子と狗脊を加え，胎盤を吊り上げる力を強化した。薬を服用したところ，目覚ましい効果が現れたが，この症状は元をただせば気血の虚損と腎気不足から発生しているので，本を増強しなければ，後日他の疾患が派生しかねない。

　そこで2回目には，玉陰煎（『景岳全書』方，熟地黄・山薬・芍薬・扁豆・茯苓・五味子・人参・白朮・炙甘草・蓮肉）を加減し，先天と後天の両方を補塡し，気血を養った。活絡薬については，活血作用を併せもつために胎児に悪影響を及ぼすものが多いので，今回は絲瓜絡を選択した。この薬味は性味が辛甘平で，作用が穏和であり，経絡を貫通して血液を循環させるが，正気を損うことがない。

8．妊娠時の腰のだるさ

■|症　例|■

患　者：洪〇〇，24歳，医療従事者。
初　診：7月23日
主　訴：患者は本来月経が正常であり，1959年5月に結婚すると，すぐに月経がなくなった。いわゆる民間でいうところの「坐床喜」である。

　　　　　現在妊娠2カ月半であり，胸悶・めまい・食欲不振・悪心などの
　　　　　悪阻現象があり，腰のだるさが強い。脈沈滑無力・舌質淡・苔薄白。
弁　証：妊娠悪阻に腎虚の症状を伴っている。
治　法：健脾固腎
処　方：杜仲9g，続断9g，菟絲子9g，覆盆子9g，生地黄9g，焦
　　　　　白朮6g，新会皮6g，姜半夏6g，白芍6g，烏梅1枚，桑寄
　　　　　生9g
第2診：7月26日。前回薬を服用したところ，さまざまな症状や腰のだる
　　　　　さは治り，悪心も止まった。現在は，精神疲労と，めまい・目の
　　　　　かすみがある。健脾安胎する。
処　方：焦白朮6g，白芍6g，杜仲9g，続断9g，姜竹筎9g，茯苓9g，
　　　　　帯殻砂仁2.4g（後下），新会皮6g，鮮荷蒂2枚

　腎と腰とは密接な関係があり，『素問』脈要精微論篇は次のように述べている。「腰とは，腎の府にして，転揺するあたわざるは，腎まさに憊せんとす」。また『素問』標本病伝論篇はこう述べている。「腎病めば，少腹腰脊痛みて，䯒酸(こうさん)す」。したがって腎病を診断するときには，まず腰部の症状を問診してみるとよい。明代・彭用光(ほうようこう)の『体仁滙編』も，腎病は「その症状が腰に現れる」ことを認めている。また腎は子宮に繋がっているので，腎気が虚弱になれば，妊娠が不安定になり，流産を引き起こしやすくなる。また腰は腎の外腑であるので，腎が病めば，それが経絡を経由して腰部に伝わる。『素問』金匱真言論篇も，「病 腎にあれば，兪は腰股にあり」と明確に述べている。したがって妊娠中，常に腰がだるかったり痛かったりすれば，必ず漏胞〔妊娠下血〕が始まる。巣元方が「妊娠して常に腰が痛むものは，流産しやすい」と述べているとおりである。

　本症例は妊娠2カ月余りであるが，悪阻とともに頻繁に腰のだるさがある。これは胎気が上逆しているだけでなく，腎気も虚弱なのである。軽度の悪阻はよくみられることだが，頻繁に腰痛があるのは注意しなければならない。治療は，肝腎を補うことを目標とする。杜仲・続断は，肝腎不

足で腰と膝がだるくて痛むものを治療する要薬である。桑寄生は，胎盤を吊り上げて骨を丈夫にし，固腎安胎効果を強化する。菟絲子・覆盆子もまた，妊娠を安定させて腰と膝を丈夫にする作用があるので，これを加えれば効果がさらに増強される。そしてここに和胃降逆薬を組み合わせることによって，悪阻を止める。薬を服用後，腰のだるさは治り，悪阻も減少した。そこで次に脾胃を丈夫にすることに目標を移し，食欲を増進させ，栄養を補充するとともに，少量の補腎安胎薬を加えた。ここで紹介した処方は2つだけであるが，症状の変化によって臨機応変に加減するとよい。

妊娠中に腰のだるさや疼痛があるものに対する成方としては，単純な腎虚であれば，保孕丸（『千金方』，杜仲・続断・淮山薬）がある。脾虚を伴うものには，安胎寄生湯（張文仲方，桑寄生・白朮・茯苓・甘草）がある。気虚腎虧で脾胃が健康でないものには，所以載丸（陳修園方，白朮・人参・桑寄生・雲茯苓・杜仲・紅棗）がある。症状によって選択するとよい。

また妊娠期間中に腰のだるさが現れたときには，安胎薬を服用するだけでなく，適度な休息を取り，激しい労働や運動を避け，特に性欲を節制し，胎気を穏やかに保たなければならない。ましてや何回か流産経験のある習慣性流産患者の場合は，妊娠中このような症状が現れたら，横になって休息し，突然の流産を防止しなければならない。

9．妊娠時の腹痛

■|症　例|■

患　者：顧○○，30歳，既婚。

初　診：1959年7月

主　訴：患者は28歳で結婚し，現在妊娠3カ月余りである。ちょうど暑い盛りであったために，この数日間，内熱とめまいのほかに腰のだるさと腹痛が発生し，小腹部が脹満して下垂し，白帯が少しある。

また食欲不振のために最近はほとんど食べられなくなっているが，大便は正常である。腹部を触診してみると，膨張はしていない。疼痛部位は小腹部であり，また下垂感があることからも，飲食の積滞ではないことが判断できる。そしてめまいがあり，ときどき頭痛がして，顔面部が常にほてり，小便が少なく熱感があること，また脈が滑数で，舌苔が薄黄であることからも，このめまいは肝旺に属しているものと思われる。

弁　証：腎虧肝旺証
治　法：固腎安胎・平肝清熱
処　方：生地黄9ｇ，山萸肉9ｇ，杜仲9ｇ，続断9ｇ，女貞子9ｇ，焦白朮9ｇ，茯苓9ｇ，淡子芩9ｇ，釣藤鈎12ｇ（後下），苧麻根9ｇ，新会皮6ｇ

再　診：患者の訴えによれば，腹痛は好転し，腰のだるさと白帯も治り，めまいと心煩も次第によくなっている。現在は，まだ小腹部の下垂感と精神疲労がある。
治　法：固腎益気し頭目の清熱を行う。
処　方：太子参4.5ｇ，黄耆9ｇ，白芍6ｇ，白朮6ｇ，陳皮6ｇ，杜仲9ｇ，続断9ｇ，女貞子9ｇ，生地黄9ｇ，釣藤鈎12ｇ（後下），南瓜蒂2枚

　妊娠後発生する腹痛は，まず飲食積滞や消化不良による腹痛と区別する必要がある。疼痛の部位，腰のだるさがあるかどうか，また脈や舌苔とを参考にすれば，結論を出すことができる。本症例の腹痛は，腰のだるさと小腹部の下垂感を伴っているので，腎気の虚弱のために妊娠が不安定になっているものと思われる。これは漏胎の前兆症状であり，単純な腰のだるさだけのときよりもさらに一段階症状が進んでおり，すぐに治療しなければ，出血が始まって流産に至る恐れがある。
　医学書では，この症状を虚寒に帰属させているものが多い。たとえば『金匱要略』婦人妊娠脈証病治篇は，こう述べている。「婦人懐妊して六，七月，

脈弦にして発熱し，その胎いよいよ脹し，腹痛悪寒する者，小腹扇ぐがごとし。しかるゆえんのものは，子臓開くがゆえなり。まさに附子湯をもってその臓を温むるべし」「婦人の漏下する者あり。半産の後よりて続けて下血し，すべて絶えざる者あり。妊娠して下血する者あり。もし妊娠して腹中痛むは，胞阻となし，膠艾湯これを主る」「婦人の懐妊して，腹中疼痛するは，当帰芍薬散これを主る」。つまりこの症状が虚寒であり，腹痛に下血を伴うものには温補薬を使用するべきであることが説明されている。しかしこれらの説にこだわる必要はない。本症例は腎虚に肝旺症状を伴うものであり，水が木を潤すことができず，虚陽が上衝したために，めまい・顔面紅潮・口の渇き・心煩などの症状が現れたのである。またちょうど暑い季節だったことも肝陽の上衝を誘発しているので，治療は固腎益気するとともに，平肝清熱し潤水滋陰薬を加える。初診時の処方では，固腎安胎するために杜仲・続断を使い，滋陰潤水するために，生地黄・山茱肉・女貞子を使い，釣藤鈎・黄芩で清熱してめまいを治療し，白朮・茯苓・陳皮で脾胃を健康にして運化を助けた。するとそのほかの症状はすべて治癒した。

しかし小腹部の下垂感がまだ軽減せず，気虚腎虧症状が強かったので，再診時の処方では，太子参・黄耆を君薬として，気を補って胎盤を吊り上げる力を強化した。またこのようなときには，脾と腎にも配慮する必要があり，傅青主もこのように指摘している。「先天と後天の2つの天である脾と腎を補うのは，胎盤の気と血を固摂するためである」。そこで白朮・陳皮と杜仲・続断を併用した。

本症例では，この疾患の治療が熱法だけではないことを証明した。時と場所を考えて弁証することがいかに重要であるかを再認識することができる。

妊娠病

10. 胎漏〔不正子宮出血〕

■|症　例|■

患　者：王〇〇，20歳，既婚，教師。

初　診：1956年8月21日

主　訴：患者の訴えによれば，2カ月前に流産して大量に出血し，体がまだ回復していないのに最近また妊娠し，3回出血したという。近頃では，めまい・心煩・内熱・口の渇き・胸悶・腰のだるさ・悪寒・発熱・脈細滑・舌質絳・苔薄黄などの症状がある。出血は鮮紅色で，量は多くない。

弁　証：血虚内熱による不正出血であり，もともと体が虚弱で，衝任の固摂作用が機能していないのである。

治　法：薬で治療するとともに，生活態度にも注意しなければ，胎盤を保全することはできない。健脾養血・清熱安胎する。

処　方：当帰身6g，生地黄6g，白芍9g，白朮6g，陳皮9g，蘇梗6g，淡子芩6g，香附炭3g，焦梔子9g，炒阿膠9g，藕節炭9g

予　後：上記の処方を加減して4剤服用したところ，出血は止まり，寒熱はなくなり，食事も次第に正常になっていった。

再　診：11月1日。顔色が黄ばみ，精神疲労がある。今朝また出血し，腰背部がだるくて痛み，小腹部にも鈍痛がある。腹部を触診してみると，胎児は4カ月ほどの大きさである。胎動を感じるかどうかを尋ねたところ，「まだ感じる」とのことであった。脈滑無力・苔薄白。さらに寒気にあたらなかったかどうかを尋ねたところ，「昨晩性交を行ったところ，今朝出血したが，量は多くない」との答えであった。

弁　証：今回の病因は前回とは異なり，性交を慎まなかったために冷えて衝任が損傷され，胎盤を不安定にしたのである。

治　　法：温中健脾・固腎安胎
処　　方：陳艾炭6g，炒阿膠9g，黄耆9g，焦白朮6g，仙鶴草9g，炮姜炭2.4g，白芍6g，大熟地9g，苧麻根9g，杜仲9g，炙甘草2.4g
予　　後：処方を2剤服用したところ，腹部の鈍痛はなくなり，出血も止まった。治療後，そのほかの症状も次第に消失していった。

　胎漏症を，古人は非常に警戒した。それは，母体の健康に関わるからであり，『婦人大全良方』も，こう述べている。「妊娠してから出血することがある。これは衝任の気虚であり，制約することができず……これを胞漏と名づける。血が尽きれば死亡する」「妊娠して下血するのは，寒熱の不調・七情の異常・気血の不和が原因である。もしも胎盤が傷つけば，疼痛が現れて下血し，ついには流産してしまう」。
　本症例の患者は，衝任の損傷がまだ回復していないのに，1カ月余りで妊娠している。受胎が不安定であり，血虚内熱して，ついには1カ月に3回も出血したのである。そこで処方は，阿膠湯（『医宗金鑑』婦科心法方，当帰・川芎・白朮・熟地黄・阿膠・杜仲）を加減して投与した。寒熱が少しあるので蘇梗を加え，胸悶気鬱に香附炭を加えて，4剤を服用させたところ効果が現れた。ところが2カ月余りたって，性交を慎まなかったために，また胎気を損傷して出血した。そこで膠艾湯（『金匱要略』方，地黄・川芎・阿膠・甘草・艾葉・当帰・芍薬）を加減し，寒気を受けているので炮姜炭を加え，また杜仲・苧麻根で胎盤を吊り上げる力を助けた。当帰・川芎は血中の陽薬であり，動血する恐れがあるので使用しなかった。
　流産の経験があって懐妊したときには，しばらくの間禁欲するのが一番である。張景岳もこのように述べている。「受胎した後は，できるだけ禁欲して放逸にならないように努めなければならない。ところが若い者は，情欲に溺れ我慢するということを知らない。……欲望のままに不摂生をすれば，母気を損傷して流産するものが多い」。

11. 滑胎〔習慣性流産〕

　滑胎という名称は,『医宗金鑑』婦科心法にみられ,「原因もなくある時期になると流産する」ことによって,習慣性流産を形成すると述べられている。

■|症　例|■
患　者：谷〇〇,38歳,既婚,芸術家。
初　診：1962年1月10日
主　訴：患者は結婚してから2回出産しているが,3人目からは妊娠数カ月になると流産し,その後は何回か続けて同じような経過をたどるようになり,合計7回流産している。1961年末,月経が停止して2カ月目に,検査で妊娠反応が陽性になったので来診した。そこで患者に次のように告げた。「滑胎は突然で防ぎようがないが,普通流産の前には,前兆症状とし腰がだるくなるものである。だからこのような症状が現れたら,すぐに診察に訪れるように。出血してからあわてて来ても,すでに胎盤が損傷されているので,安胎法を行っても取り返しがつかない」。

　　　　患者には,前兆現象である腰のだるさが数回起きたが,その都度来診したので,結局今回は無事であった。妊娠2カ月半であり,めまい・胸悶・食欲不振・精神疲労・悪心・腰のだるさ・脈浮滑・舌苔黄膩などの症状がある。
弁　証：腎虚であり,胎気が上逆している。
治　法：寛中和胃・固腎安胎
処　方：生地黄12g,焦白朮6g,淡子芩6g,川断9g,杜仲9g,桑寄生9g,姜半夏6g,姜竹茹9g,蘇梗6g,陳皮6g
　　　　休息をとり,腰のだるさがひどくならないよう用心するよう指

示した。

第2診：3月9日。妊娠4カ月半である。仕事をしているときに，突然腰のだるさを感じ，それが頻繁に起きるようになった。また咽喉が乾燥して声がかすれている。脈滑無力・舌質絳・苔少。しばらくの間歌わないよう，また別に生梨膏を購入して沖服するよう指示した。

処　方：炒帰身4.5g，大熟地9g，炒白芍9g，川断9g，菟絲子9g，覆盆子9g，金桜子9g，焦白朮6g，桑寄生9g，鳳凰衣2.4g，苧麻根9g

予　後：4剤を服用したところ，腰のだるさが止まった。

第3診：4月18日。妊娠5カ月半である。疲労から精神疲労を感じるようになった。特に腰のだるさがひどく，小腹部に下垂感もあり，患者は流産するのではないかと心配している。

弁　証：中気不足であり，腎気も虚している。ただし胎盤は損傷されているが，虚脈の中に滑脈が混じっているので，すぐに治療すれば，まだ予防することができる。

処　方：太子参9g，黄耆9g，熟地黄9g，茯苓9g，白朮6g，桑寄生9g，杜仲9g，苧麻根9g，南瓜蒂3枚，陳皮6g

予　後：1カ月間，寝たままで休養をとったところ，症状は消失した。

第4診：7月13日。妊娠8カ月である。転んでけがをし，踝関節を痛め，腰のだるさが再発した。また暑さから食事に気をつけなかったために，大便が溏泄し，小腹部に鈍痛と下垂感がある。幸いにもまだ胎動があり，脈は虚弱の中に滑脈がある。

治　法：固腎して腸を調整し，壮筋安胎する。

処　方：潞党参4.5g，焦白朮6g，広陳皮6g，焦扁豆12g，杜仲9g，続断9g，狗脊9g，桑枝9g，鶏内金9g，馬歯莧12g，香連丸4.5g（一緒に煎じる）

予　後：上記の処方を4剤服用したところ，危険な状況は脱し，便溏も止まり，腰のだるさと小腹部の下垂感も軽減した。8月中旬，月が

満ちて無事出産した。

滑胎についての記述は，医学書の中に非常に多くみうけられる。たとえば巣元方は，「気血が不足して胎児を育てることができないので，何回も流産するのである」と述べ，汪石山は「流産は非常に多い。胎盤に栄養を与えるために，気血をひどく消耗してしまうので，頻繁に流産するのである」と述べている。この疾患の患者は，腎気が虚弱で衝任が損傷されている場合が多い。治療としては，腰のだるさが現れたときにすぐに安胎し，軽いうちに病気の芽を摘み取ることが重要である。さもなければ，いったん出血すればすぐに流産してしまうので，そのときになってあわてても手遅れである。

本症例の場合，連続して7回も流産しており，衝任が損傷されていることは明らかである。最初は悪阻によって妊娠が妨げられ，悪心と腰のだるさがあったので，治療は寛中和胃と固腎安胎の両方に力を注いだ。次の診察では，歌の練習で喉を痛め，中気が不足したため，胎気が妨げられ，声が嗄れて腰のだるさが出てきた。このときには，喉を潤し安胎することによって，事なきを得た。その次には，過労のために，腰のだるさ・小腹部の脹満と下垂感が現れ，症状がさらに一段階悪化していた。そこで気血を補い固腎安胎して，腎気を充足させ，胎盤を吊り上げる力を強化したところ，下垂は治った。最後には，転んでけがをし，小腹部の疼痛と下垂感・便溏が現れた。両方とも胎盤を傷つけている恐れがあったが，幸いにもまだ出血していなかったので，急いで固腎して胎児を押し上げ，整腸して下痢を治療したところ，ついには月が満ちて出産した。まことに喜ばしい限りである。

本疾患の治療をするときには，次のような原則を守らなければならない。

第1には，気血を補うことである。そもそも小腹部が重く下垂感があるときには，補気を優先しなければならない。太子参・黄耆などを使用する。中気が充実し帯脈が固摂されれば，胎盤が下垂することはなくなる。また益血は，胎児の栄養を補充し，胎児の発育成長を促すためである。熟地黄・

阿膠などが常用される。

　第2には，腎気を固摂することである。腎は子宮に繋がっているので，腎気が不足すれば胎盤を固摂することができず，胎動が不安定になって下血する。したがって腎気を固摂し，衝任を強固にして，胎盤を安定させることが何よりも重要である。杜仲・続断などを使用する。

　第3には，脾胃を健康にすることである。脾胃は水穀の海であり，生化の源であり，消化吸収して，精気を散布するので，母体の栄養と健康に直接関わってくる。

　朱先生が安胎のために用いた常用方の組成は，太子参・土炒白朮・白芍・阿膠・杜仲・続断・桑寄生・藕節・苧麻根などである。

　さらにもう1点，特に留意しなければならない問題がある。それは習慣性流産の患者は，頻繁に妊娠すべきではないということである。さもなければ，しばしば妊娠しては流産した結果，気血と衝任が損傷され，結局は跡継ぎを得られなくなるだけである。このような習慣性流産の患者に対し，朱先生は流産のあと1年以上は避妊をさせた。そしてその間に，杜仲・続断・菟絲子・覆盆子・紫河車・黄耆・地黄などで肝腎と奇経を補い，損傷された子宮を十分に回復させてから受胎させるのである。そうすれば，胎盤もしっかりするので，簡単に滑落することはなくなる。

12. 胎児が萎縮して成長しない

■症 例■

患　者：徐〇〇，27歳，既婚，職員。
初　診：1962年5月21日
主　訴：患者はもともと月経周期が正常であり，1961年12月に最後の月経があった。ところが翌年の3月，妊娠3カ月のときに突然急性虫垂炎を発症し，病院で虫垂を切除してから，胎児の発育が悪くな

り，大きくならなくなった。現在は妊娠5カ月になるが，胎動は感じられず，腹部も大きくならない。ほかの病院で胎児が死亡している可能性があると診断されたが，まだ流産をしていない。最近，胸悶・食欲不振があり，精神状態が悪く，頻繁に腹痛があり，濁った帯下が止まらない。果たして胎児はもうだめになっているのだろうか？ 脈は虚弱でやや滑であり，舌は淡で舌苔は薄く膩であるが青い色はみられず，消化不良ではあるが呼気に悪臭はなく，しきりに小腹部が痛むが脹満感や下垂感はない。腹腔内の胎児が死亡しているかどうかの確証は得られないが，わずかな望みであっても助けなければならない。

治　法：分胎法を行い，胎児が危険な状態にあるのであれば蘇生させ，死亡しているのであれば堕胎させる。

処　方：潞党参9g，川芎2.4g，丹参9g，白朮9g，陳皮6g，蘇梗6g，木香4.5g，杜仲9g，桑寄生12g，菟絲子9g，狗脊9g
　　　　2剤

第2診：5月24日。上記の処方を服用したところ，腹痛は止まり，濁った帯下も減少した。症状に好転がみられ，腹部が以前よりも少し大きくなったような自覚症状がある。脈細滑・苔微白。好転の兆しがみられるが，生きているとはいえ胎児はすでに損傷を受けているので，引き続き治療しなければ，不測の事態が発生しかねない。

処　方：潞党参9g，黄耆9g，丹参9g，熟地黄12g，砂仁2.4g（後下），茯苓9g，焦白朮6g，川断9g，狗脊9g，鶏内金6g，穀麦芽（各）9g

予　後：患者は好転の兆しがあることを知ると，安心したようである。8剤を服用後，胎児は次第に大きくなり，胎動が感じられるようになった。

第3診：妊娠6カ月である。今朝出血があり，量は少ないが，腰のだるさと腹部の脹満感，頻尿がある。脈滑数・苔薄黄。そこで家に帰り横になって休息をとるように指示した。そして薬を服用した後出

血が止まれば望みがあるが，さもなければ流産の恐れがあることを伝えた。まだ滑脈がみられるので，すぐに安胎法を行った。

処　方：太子参9g，生地黄18g，白芍6g，淡子芩6g，阿膠珠12g，炒藕節12g，杜仲9g，桑寄生12g，菟絲子9g，苧麻根12g

予　後：上記の処方を2剤服用したところ，出血は止まったが，まだときどき腰のだるさと腹痛がある。そこで上記の処方を加減し，およそ10剤余りを服用した。もうすぐ8カ月目であるのに，腹部を触診してみると，胎児は6カ月ほどの大きさである。ただし胎動はある。その後暑くて食事に気をつけなかったために，突然腹痛と泄瀉が起き，引き続き出血が始まったので，すぐに来院した。

第4診：7月23日。診察時，腰痛・泄瀉・出血・腰のだるさがあり，流産するのではないかと患者は焦っている。しかし脈は滑数で，舌苔は薄く膩であったので，安静にして休息をとらせ，治療を行った。

処　方：焦潞党4.5g，白朮6g，陳皮6g，蘇梗6g，炮姜炭2.4g，淡子芩6g，杜仲9g，桑寄生12g，藕節炭9g，苧麻根9g，香連丸4.5g（一緒に煎じる）

第5診：上記の処方を加減して4剤服用したところ，出血と下痢は止まったが，ときどき腰がだるく，頻尿と腹部の下垂感があり，胎動は強くない。補剤を使用した。

処　方：潞党参9g，黄耆6g，杜仲9g，続断9g，白朮9g，白芍6g，菟絲子9g，金桜子9g，覆盆子9g，桑寄生12g，苧麻根9g

予　後：計10剤余りを服用したところ，10カ月目，予定日を数日過ぎたころに出産した。母子ともに健康であり，数年後に往診したところ，子供の発育は良好でいたって健康であった。

　この疾患は胎弱症とも呼ばれ，宋代・陳自明の『婦人良方』にも取り上げられている。「妊娠して胎児が成長しないのは，持病があったり失調したりしているからである。すると臓腑が衰弱し，気血が虚弱になって，胎児が成長しない」。臨床においては，妊婦が生まれつき虚弱で胎児を養う

ことができなかったり，妊娠後に転んでけがをしたり，性交を控えなかったりすると，出血を引き起こすことがよくある。すると出血が止まったとしても，気血は虚しているので，お腹は大きくならず，胎児も動かない。さらにこれを放置しておけば胎児が腹腔内で死亡し，それがすぐに排出されなければ稽留流産となる。

　本症例では，妊娠4カ月目に虫垂の切除手術を受け，気血と胎気が損傷されたために，胎児が成長しなくなったのである。当時の状況では，胎児が腹腔内で死亡している可能性もあったが，脈診してみるとまだ脈がわずかに滑であったこと，舌がまだ青みを帯びていなかったこと，小腹部が氷のように冷たくはなっていなかったこと，口臭がなかったことなどが，まだ一縷の望みが残っていることを物語っていたので，胎児の救命に全力を尽くした。薬を服用後，症状は好転して腹部が次第に大きくなっていったが，胎児が損傷を受けたうえに，母体の体力が虚弱であったので，まだ急変する恐れもあった。6カ月目に出血し，治療後出血は止まったが，1カ月経ってまた食事に気をつけなかったために，腹痛泄瀉して胎児が揺さぶられ，まもなく出血が始まった。流産の恐れがあったが，治療後危険な状態は脱し，順調に出産することができた。

　本疾患に対する治療では，脾胃を健康にして生化の源を充実させ，おおいに気血を補い，胎児を滋養しなければならない。また固腎安胎して，胎児が下垂して流産に至るのを防がなければならない。今回上記の処方を用いて萎縮した胎児を引き続き成長させることができたが，このような緊急事態には，けっして救命の機会を逃してはならない。この疾患の多くは，治療すれば月が満ちて出産することができるし，一部には予定日を過ぎて出産したり，まれには数カ月過ぎて分娩する場合もある。

13. 稽留流産

■|症 例|■

患　者：範○○，37歳，既婚，労働者。

初　診：1958年11月6日

主　訴：患者は33歳で結婚したが，妊娠5カ月半のときに腹部をぶつけ，2回出血した後，胎動が消失した。10月5日に病院で検査を受けたところ，尿による妊娠検査が陰性になり，すでに胎児が腹腔内で死亡していることが確認された。しかし胎児がなかなか降りてこないので，手術を受けるように勧められたが，患者が同意せず，その病院の紹介で来診した。近頃，胸悶・食欲不振があり，お腹をぶつけてから1カ月余り経つが，腹部に胎動が感じられない。腹部を触診してみると，妊娠6カ月半であるにもかかわらず，胎位がかえって萎縮し，4カ月くらいの大きさである。脈弦渋。

治　法：活血下胎法

処　方：当帰尾・桃仁・牛膝梢・杜紅花・京山棱・蓬莪朮（各）9g
　　　これらを煎じた湯剤で，大黄䗪虫丸（『金匱要略』方，大黄・黄芩・甘草・桃仁・杏仁・地黄・乾漆・䗪虫・水蛭・蟲蟲）12gを服用する。3剤

再　診：患者の訴えによれば，薬を服用後，小腹部に鈍痛があり，膣から出血があったが，胎児はまだ降りてきていないという。現在は精神疲労とめまいがあり，四肢に力が入らない。脈虚弦・舌苔薄白。

治　法：黒神散を加減して用い，温中活血する。

処　方：当帰9g，赤芍9g，熟地黄12g，黒豆12g，沢蘭葉12g，肉桂3g，京山棱9g，蓬莪朮9g，生甘草3g　3剤

予　後：死亡した胎児が胎盤とともに下りてきた。胎児はすでに腐乱しており，腹部に少し脹痛があったほかには，出血も多くなく，経過

は良好である。

　本疾患の原因は，妊娠期間中に性交を控えなかったり，転んだり重いものを持ち上げたり，ぶつかってけがをしたりすることなどである。また妊婦が生まれつき虚弱であると，気血が虚弱になり，さらに出血することによって胎児を損傷し，そのために胎児が腹腔内で死亡してなかなか排出されない場合がある。

　胎児が死亡しているかどうかを判断する方法について，医学書では舌診を重視し，「舌が赤ければ胎児は生きている」「舌が青ければ胎児は死亡している」と述べている。しかし『傅青主女科』子死腹中難産六十一篇注釈のこのような例もある。「顔が黒く舌が青くなった妊婦がいたが，補気養血活血薬を使ったところ，母子ともに無事だった。万に一つの幸運である」。このように舌診だけに頼って早急に判断を下すことは，必ずしも適切ではないことがわかる。臨床においても，稽留流産の者が必ず舌質が青くなるとは限らず，妊娠期間中に肝臓病を患ったり，肝経の鬱血のある者も舌が青くなることがある。したがって稽留流産を診断するときには，正確さを期さなければならない。もしも確証がない場合には，しばらく観察期間をおき，いたずらに攻撃してはならない。そして，しばらくたっても腹部が膨らまずかえって萎縮し，胎動がみられない場合は，四診を参考にして改めて判断する。もしも舌が青い・腹腔内が冷える・小腹部が重く下垂感がある・腹部の脹満・食欲不振・口臭・脈弦渋などの症状がすべて揃っていて，さらに何回かの尿検査がすべて陰性であれば，稽留流産であることは確実なので，攻下法を行う。

　胎児がすでに腹腔内で死亡しているのに降りてこなければ，母体に害を及ぼすだけであるので，「宿瘀」とみなさざるをえない。治療法は，患者の体がまだ健常であれば，紅花・桃仁などの活血去瘀薬を煎じ，その煎じ液で大黄䗪虫丸を服用する。紅花は本来堕胎薬であり，『熊氏補遺』にも「熱病のために胎児が死亡すれば，紅花を酒で煮詰め，その汁を杯に2，3杯飲む」という簡便方が記載されている。そしてこれら活血薬は，大黄䗪虫

丸と組み合わせればさらに効果が高まる。大黄䗪虫丸は必ず頓服すべきであり，煎じれば効果が損われる。本品には活血去瘀作用があり，死亡した胎児を排出する効果がある。

　もしも患者の体が虚弱で，死亡した胎児を排出する力がなければ，黒神散（『局方』，熟地黄・当帰尾・赤芍・蒲黄・桂心・乾姜・生甘草・黒豆）を使用する。処方の中の当帰尾・赤芍・蒲黄は活血し，熟地黄は養陰補血する。陰血が充足すれば，死亡した胎児が潤い，滑りやすくなって出てくる。桂心・乾姜は辛温で壮陽するので，活血薬と組み合わせれば，死亡した胎児を排出する力を強化する効果がある。黒豆は活血するとともに，生甘草と組み合わせることによって，めまい・心煩・悪心・口臭など，腐敗した胎児によって引き起こされた中毒症状を緩和することができる。

14. 流産

■|症　例|■

患　者：管〇〇，39歳，既婚，農民。

初　診：1957年7月21日

主　訴：患者は妊娠2カ月余りのときに出血し，それが9日間も続いたために来診した。診療経過を，3段階に分けて分析していこう。
　　　　＜胞漏下血段階＞　患者の訴えによれば，近頃腰がだるく腹痛があり，膣からの出血に血塊が多く混じり，小腹部が脹満し下垂感があるという。脈浮滑無力・舌淡紅色苔薄白。出血が長引いたために胎盤がすでに損傷しており，胎児を守ることが難しいので，現段階では大量出血に至るのを防ぐ。

治　法：健脾益血・補気固脱

処　方：帰身炭9ｇ，黄耆9ｇ，白芍9ｇ，白朮9ｇ，陳棕炭9ｇ，蒲黄炭9ｇ，仙鶴草12ｇ，大熟地12ｇ，炒蓮房9ｇ，蛤阿膠9ｇ，陳

皮6g
第2診：7月24日。＜流産の出血が止まらない段階＞ 頭に布を巻き，精神が疲弊しており，昨晩すでに肉片のような血塊が落下したと主張する。現在も出血が止まらず，めまい・目が眩む・腰のだるさがあり，まだ腹部に少し鈍痛がある。脈細軟やや弦・舌赤苔薄。気血を補い，残りの瘀血を除去する。

処　方：当帰6g，川芎4.5g，大熟地9g，焦白朮6g，白芍6g，枸杞子6g，杜仲9g，続断9g，茯苓9g，淡遠志6g，仙鶴草12g，陳皮6g

第3診：7月27日。＜療養段階＞ 顔色が蒼白く，精神倦怠があり，話をするときの声が低くて弱い。薬を服用後，出血は止まり，めまいと腰のだるさも治り，小腹部の鈍痛もなくなったが，四肢に力が入らず，ただひたすら眠いという。脈細軟・舌赤苔少。

弁　証：出血は止まったが，気血が虚損しているので，さらに療養に努めなければならない。

治　法：脾胃を丈夫にし，気血を補う。

処　方：潞党参9g，黄耆6g，当帰6g，生熟地(各)9g，五味子4.5g，白芍6g，蒲黄で炒った阿膠9g，杜仲9g，続断9g，茯苓9g，白朮6g，陳皮6g

『婦科心法要訣』は，こう述べている。「5カ月になって形ができているものを小産といい，まだ形がないものを堕胎という」。つまり5〜7カ月の間で，形ができていて流れるものを小産といい，妊娠3カ月に満たず胎児の形がまだできていないものを堕胎と呼ぶということである。また流産の原因については，朱丹渓の『格致余論』が2種類に大別している。1つは虚であり，「気血が虚損し，栄養が不足していると，胎児が自然に降りてくる」と述べている。そしてもう1つは熱であり，「労働や怒りが精神を傷つけると，内火が動きだし，流産する」と述べている。

本症例は，気血が虚弱で，受胎が確実でなかったために引き起こされた

ものである。第1段階では，妊娠2カ月余りで出血が9日間続いていたので，胎盤はすでに損傷を受けており，胎児を守ることは困難であった。しかし万に一つの可能性にかけ，気を補い血液を固摂した。ただし渋血に徹したわけではなく，処方の中の帰身炭は，止血作用の中に行血作用を内包しており，胎児が無事ならば出血は自然に止まるが，すでに胎児が破壊されていればそのまま流産するはずであった。

　第2段階では，薬を服用後，ついに胎児が降りてきて出血が止まらず，小腹部に鈍痛が現れ，脈は弦であった。残留物が滞っている恐れがあったので，肝腎を補う薬味の中に去瘀薬を加えた。当帰と川芎を使ったのは，このためである。

　第3段階では，薬を服用後，瘀血の流出は止まったが，気血が虚損し肝腎が不足していたので，精神疲労と無力感と嗜眠があり，四肢に力が入らなかった。そこで2日ほど肝腎を補填し，気血を補う薬味で治療したところ，次第に健康を回復した。

15. 人工流産のあとに悪露が止まらず腰がだるい

▋症　例▋

患　者：周〇〇，36歳，既婚，労働者。

初　診：1960年7月12日

主　訴：患者は人工流産の処置を受けた後，腰のだるさがひどくなり，悪露が現在まで34日間続いている。めまい・目がかすむ・腰がだるい・胸悶・動悸があり，悪臭のある帯下を伴っている。脈細数・舌苔薄黄。

弁　証：衝任が損傷を受けて固摂機能が働かなくなっており，陰虚火旺で湿熱が内蘊している。

治　法：衝任を補い，湿熱を除く。

処　方：黄耆9g，当帰炭9g，炒阿膠9g，菟絲子9g，覆盆子9g，

杜仲9g,川断9g,白朮6g,陳皮6g,仙鶴草12g,黄柏炭9g,樗白皮12g

第2診：7月14日。薬を服用後,瘀血の流出はやや減少し,帯下も少なくなったが,まだ腰がだるくて力が入らず,動悸と不安感がある。

治　法：脾胃を健康にし,衝任を固摂する。

処　方：黄耆9g,狗脊9g,山萸肉9g,炒阿膠9g,五味子4.5g,杜仲9g,菟絲子9g,覆盆子9g,仙鶴草12g,白朮6g,陳皮6g,川柏6g

第3診：7月16日。薬を服用後,帯下は治り,悪露も次第に減少し,精神状態も充実してきた。脈細軟・舌赤苔少。

治　法：源を浄化して,流出をせき止める。

処　方：黄耆9g,生熟地(各)9g,当帰炭6g,仙鶴草12g,炒貫仲9g,陳棕炭9g,蒲黄炭9g,黒荊芥4.5g,白朮6g,陳皮6g,青蒿6g

第4診：7月18日。前回薬を服用後,悪露は夜になって止まり,現在まで2日間出血はないが,尾骶骨に鈍痛がある。

治　法：腎を温めて固托し,治療効果を固める。

処　方：鹿角霜9g,漂亀板9g,黄耆9g,生熟地(各)9g,金桜子9g,五味子4.5g,黒荊芥4.5g,仙鶴草12g,炒貫衆12g,蒲黄炭9g,焦白朮6g

第5診：7月20日。悪露は4日間止まっており,腰のだるさと尾骶骨の冷痛も治った。現在は,めまいと胸悶・精神疲労がある。気血を補い,その源を回復させる。

処　方：黄耆9g,杜仲9g,生熟地(各)9g,淮山薬9g,巴戟天9g,金桜子9g,仙鶴草12g,焦白朮6g,砂仁2.4g(後下),陳皮6g,鮮荷葉1／2枚

　人工流産手術のために子宮が損傷されれば,そこを源とする衝任督の三脈も影響を受ける。また衝任は腎に属しているので,衝任の損傷のために

腎気が虚弱になれば，腰にだるさや疼痛が現れる。また督脈が損傷されれば，尾骶骨の疼痛が顕著になるとともに，精神疲労・めまい・目のかすみ・悪露が止まらないなどの症状が現れる。治療は気血を補い，衝任を補填し，固摂能力を強化する。本症例では，搔爬手術を受けた後，体が虚弱になって衝任が固摂できなくなったところに湿熱が侵入したために，悪露が1カ月余り止まらなくなり，少量の悪臭のある帯下が現れたのである。治療は，養生するとともに湿熱を清利し，攻撃と補法の両方を行う。

　2回目の診療後，湿熱は除かれて悪露は少なくなったが，まだ完全にはなくなっていなかったので，気を補い血を固摂する薬味を投与したところ，悪露はようやく止まった。

　第4診では，尾骶骨に疼痛が現れた。この部位は督脈が管轄しているところであり，『素問』骨空論篇は，督脈が「脊を貫きて腎に属す」と述べている。したがって督脈が損傷されれば，必ず脊柱に疼痛が現れる。李時珍の『奇経八脈考』もこう述べている。「三部の脈がみな直上直下しているものは，督脈の疾患である。動くと腰脊部が激しく痛み，俯くことも仰向けになることもできない」。治療は督脈を温めて補うことを目標とし，鹿角霜を君薬とした。この薬味について『得配本草』奇経薬考は「督脈の気舎を通じさせる」という役割を果たすと述べている。また亀板は，陰気をおおいに充満させ，任脈を通じさせ，陰血を補う。これと鹿角霜とは，どちらも動物性の薬味であるが，一方は陰であり一方は陽であり，これらを組み合わせることによって調和させることができる。また亀板は味が濃いが，暑い時期でも健脾薬を加えて使用すれば問題はない。服用後，効果は目覚ましく，さまざまな疾患は次第に好転していった。そこでさらに脾胃を健康にし気血を補う薬で治療することによって，次第に健康を回復することができた。

産後病

1．産後の血暈〔血分に病変のある昏厥〕

■|症 例|■

患　者：王〇〇，27歳，既婚。

初　診：1959年12月26日

主　訴：患者は生まれつき体が弱く，分娩してから出血が多かったために，めまい・目が眩む・胸悶・動悸・悪心などの症状が現れた。一度などは昏厥し人事不省に陥ったが，家人が酢を沸騰させてその蒸気を吸入させるという民間療法を行ったおかげで，やがて覚醒することができた。産後の出血過多のために，急激に虚に陥り，全身に栄養を行き渡らせることができず，一挙に昏厥に陥ったのである。現在患者は，悪寒と気弱があり，顔色が蒼白く，声が低くて弱い。全身がだるくて力が入らず，めまい・目のかすみ・耳鳴り・指先が痺れるなどの症状があるが，悪露の量は少なく色が薄い。また手指が落ち葉のように震えている。脈虚細無力・舌淡苔少。産後の出血過多のために，血少気弱になり，指先や脳に血液が行き渡らず，このような症状が出現したのである。家へ帰らせ，横臥して休息をとらせ，治療を施したところ，好転した。

弁　証：気血不足であり，気血を充実させる。

処　方：大黄耆9ｇ，焦白朮6ｇ，陳皮6ｇ，炒当帰9ｇ，川芎4.5ｇ，白芍6ｇ，杜仲9ｇ，続断9ｇ，熟地黄9ｇ，砂仁3ｇ（後下），狗脊9ｇ，淮山薬9ｇ，桂枝2.4ｇ

第 2 診：12月28日。薬を服用後，昏厥発作は再発していないが，現在はめまい・動悸・食欲不振があり，安眠できず腰のだるさがひどい。
弁　証：血虧気弱で衝任が損傷されている。
治　法：健脾益血し，奇経を補塡する。
処　方：巴戟肉9ｇ，狗脊9ｇ，杜仲9ｇ，続断9ｇ，当帰身9ｇ，川芎4.5ｇ，黄耆9ｇ，熟地黄9ｇ，白朮9ｇ，茯苓9ｇ，陳皮6ｇ

第 3 診：12月30日。治療後，精力がやや充実し，指の痺れも治った。現在は食欲は少し戻ったが，まだ食後に飽満感がある。脾は中宮であって土に属し，気血の源泉であるので，後天を補い，保養に努める。
処　方：潞党参4.5ｇ，白朮9ｇ，新会皮6ｇ，白茯苓9ｇ，炒枳殻4.5ｇ，蘇梗6ｇ，枸杞子9ｇ，白芍6ｇ，広鬱金6ｇ，帯殻砂仁4.5ｇ（後下），焦内金9ｇ

第 4 診：1960年 1 月 2 日。各種症状は次第に治癒し，胃と精神の状態もよい。
治　法：寛中健脾
処　方：黄耆9ｇ，党参4.5ｇ，当帰身9ｇ，白芍9ｇ，炒枳殻4.5ｇ，広鬱金6ｇ，薏苡仁12ｇ，白朮6ｇ，茯苓9ｇ，陳皮6ｇ

　『素問』五臓生成論篇は，こう述べている。「肝は血を受けてよく視，足は血を受けてよく歩き，掌は血を受けてよく握り，指は血を受けてよく摂る」。血液が臓腑・四肢などあらゆる場所に行き渡って栄養を与えていることを，明確に表現している。産後出血が多すぎると，古い血が急激に失われて新しい血の生成が間に合わず，営陰が失われる。すると後頸部や頭頂部に接する脳が影響を受けて脳内の血が少なくなり，目が見えなくなったりめまいがしたりし，ついには昏厥して人事不省に陥る。これが『婦科心法要訣』のいう「悪露が多すぎて唇や顔色が白くなるのは，血脱であることは疑いようがない」ということである。
　本症例は，『婦人良方』のいう「失血過多による失神」である。気は血

を導き，血は気によって分配されるので，陰血が急激に失われれば，気もまた必ずそれに従って虚となる。すると脳や指先が真っ先に血の供給を受けられなくなるので，めまいや指先の痺れが現れ，ついには昏厥してしまうのである。そこで治療は，まず気血を強く補うことから始める。『済陰綱目』は，産後の失血過多による昏厥を治療するのに，芎帰湯（川芎・当帰）を使い，養血して新しい血を生じさせるとともに，活血行血している。ただ補血薬を使うだけでは，新たに生じた血がすぐには末梢まで到達しないので，行血作用のある薬味を少し加え，循環を加速するのである。すると頭頂部や指先や臓腑・肌肉にまで栄養が行き渡って，正常な機能を回復するので，めまいや指先の痺れという症状はなくなる。本症例の治療は，このような原理にもとづくものである。

初診時には，川芎・当帰のほかに，桂枝を加えて経絡を温めて疏通し，血液を循環させた。また有形の血液は無形の気の働きによって生じるので，補気薬である黄耆を加えた。また白朮・陳皮などの健脾薬で，運化を助けた。杜仲・続断・狗脊は腎気を固摂するので，治療後もう昏厥は起こらなくなった。

第2診では腰のだるさが顕著になっており，腎気が虚弱で衝任が固摂できない状態にあり，悪露が再び噴出する恐れがあった。そこで腎気の固摂を優先し，気血を増強させる薬味を加えて補佐した。

第3診では，各種症状はすべて軽減したが，胃腸の消化機能だけが衰えたままだったので，四君子湯（人参・白朮・茯苓・甘草）を主体として補気益脾し，気血の源を充実させた。

第4診では，調整薬で精神を充実させ，健康を回復させた。

臨床においては，産後の血暈は虚証である場合が多く，実証で瘀滞のために昏厥するものはきわめて稀である。実証の弁証は，小腹部の硬痛と，脈が弦渋で有力であること，舌が青みを帯びていることなどを判断基準とする。治療は，独行散（『女科準縄』方，五霊脂）に香附子・鬱金・烏薬・木香などの行気薬を少し加えれば，目覚ましい効果をあげることができる。

2．産後の子癇

■症 例■

患　者：方〇〇，30歳，既婚，農民。

初　診：1960年8月3日

主　訴：患者は第3子を出産後，手足が痙攣し，突然昏迷した。今回，第4子の産褥期間にも，過日発作を起こして突然人事不省に陥り，しばらく目覚めなかった。現在はめまいがして目が眩み，胸悶があり，膝と腰がだるい。家人が再び発作を起こして危険な状態に陥ることを恐れ，患者を伴って来診した。産後22日目であるが，悪露はまだ続いている。舌質紅・苔薄黄・脈細数。

弁　証：産後の子癇症状であり，血虚火旺のために肝風が上昇して発病したのである。

治　法：養血平肝

処　方：紫貝歯24g（先煎），嫩鈎藤18g（後下），明天麻2.4g，淡子芩9g，生地黄12g，鬱金9g，遠志9g，炒棗仁9g，青蒿9g，炒枳殻4.5g，焦白朮6g，新会皮6g，茯苓皮9g

　　　　ちょうど夏の盛りで非常に暑かったにもかかわらず，農村の習慣で産婦が風にあたることを嫌い，扉や窓を締め切り風を通さなかった。そこで処方を渡すときに，「産婦が直接風にあたるのはよくないが，室内に空気を流通させるために少し窓を開けておくことは，かえって体によい」ということを伝えた。

第2診：8月5日。薬がよく効いて，頭も目も次第にすっきりし，昏厥の発作は起こらなくなった。また胸肋部もしっかりし，食欲もやや増進したが，動悸と怔忡があり，安眠できない。

弁　証：陰虚内熱であり，血が心を滋養できない。

治　法：潜陽滋陰・平肝安神

処　方：紫貝歯18ｇ（先煎），嫩釣藤12ｇ（後下），茯神９ｇ，遠志肉９ｇ，
　　　　炒棗仁９ｇ，青蒿９ｇ，生地黄12ｇ，製首烏９ｇ，鬱金６ｇ，白
　　　　朮６ｇ，杜仲９ｇ，生甘草2.4ｇ
予　後：産後の子癇は再発しなくなった。

　産後の子癇は，非常に重篤な症候であり，分娩時や産褥期に発作が現れる。症状は子癇に似ているが，子癇が妊娠期間中に起きるのに対し，本症は出産時あるいは出産後に発生する。

　本症例では，出産時の出血過多のために，営陰が失われて陽越となり，肝陽が上昇して発作を引き起こしたものである。またちょうど暑いさなかであったにもかかわらず，産婦が気温の上昇した室内でベッドにうずくまっていたことが，発病の誘因となっている。

　治療後は，室内に空気を流通させて居住環境を改善した。産後の子癇に対する治療原則について，『医学心悟』はこのように主張している。「胎気はすでに降りているので，気血をおおいに補うことを中心とする」。しかしこれはあくまでも参考にするに留め，固執する必要はない。朱先生によれば，養血潜陽・平肝清解が治療のポイントであるという。そこで初診では，貝歯で潜陽し，釣藤鈎・天麻・淡子芩・青蒿で平肝清熱し，生地黄で補血し，酸棗仁・遠志で安神したうえで，陳皮・白朮・茯苓で脾胃を健康にし，鬱金で寛胸理気したところ，効果は抜群であった。

　第２診では，頭と目と胸がすっきりしてきており，浮陽が次第に降下してきていることが確認された。しかし血が心を滋養できないために，動悸や不眠などの症状が現れていたので，補血滋陰・養血寧心を目標とし，茯神・酸棗仁・遠志と地黄・何首烏を併用した。さらに潜陽鎮逆薬を加えることによって，肝陽の再燃を防止したが，使用量は前回よりも少なくした。そこに少量の寛胸健脾薬を加えることによって，食欲を増進させたところ，優れた効果が得られた。

3．産後の悪露が止まらない

■|症 例|■

患　者：邵○○，24歳，既婚。

初　診：1962年12月20日

主　訴：出産後2カ月余り経つのに，腰がだるくて四肢に力が入らず，60日余りもぽたぽたと悪露が滴り落ちて止まらない。また，めまいと目のかすみがあり，顔色が黄ばみ，精力が減退し，乳汁が不足している。以前薬を服用したことがあるが効果がはっきりしなかったというので，薬の内容を聞いてみると，補渋薬が多い。悪露の色は赤く，脈は細軟でやや弦渋である。小腹部が脹満して下垂感があるが，痛みはない。

弁　証：気血の虚損であり，衝任が固摂していないために，血瘀が滞留しているのである。

治　法：固腎養血を中心にし，去瘀薬を少量加える。

処　方：潞党参6ｇ，黄耆6ｇ，熟地黄9ｇ，赤芍6ｇ，杜仲9ｇ，続断9ｇ，白朮6ｇ，陳皮6ｇ，地楡炭12ｇ，五霊脂9ｇ（包），茯苓9ｇ

第2診：12月23日。薬を服用後，悪露は次第に減少し，出たり止まったりするようになった。腰はまだだるいが，小腹部の下垂感は消失した。脈細遅で，弦脈はない。

治　法：奇経を固摂し，気血を補う。

処　方：黄耆9ｇ，当帰9ｇ，熟地黄9ｇ，仙霊脾12ｇ，巴戟天9ｇ，狗脊9ｇ，炒阿膠9ｇ，赤芍6ｇ，白朮6ｇ，炮姜炭2.4ｇ，黒地楡12ｇ

第3診：12月26日。患者が喜んで述べるには，前日から悪露が止まり，この2日間出血していないという。ただ少し腰のだるさと帯下がある。

治　法：固腎健脾・養血束帯
処　方：淮山薬9g，焦白朮6g，陳皮6g，地楡炭12g，杜仲9g，狗
　　　　脊9g，五味子4.5g，金桜子9g，熟地黄9g，製首烏9g，椿
　　　　根皮12g

　分娩後，正常であれば，悪露は1カ月以内に停止するものである。1カ月以上ぽたぽたと止まらないのは，病態に属する。『婦人大全良方』はこのように述べている。「産後悪露が止まらないのは，経血が損傷されているか体内に冷気があるために，臓腑が失調しているのである」。これは虚証について説明した一節である。気血が虚弱で衝任の固摂機能が働かないと，子宮が元通り収縮することができないので，出血が止まらなくなるのであり，このままでは健康にも害を及ぼす。

　本症例の場合は，悪露が2カ月間続いており，腰のだるさとめまいなどのさまざまな虚症状が現れている。以前かかった医者が補渋薬を使って効果がなかったというので，症状を詳細に観察してみると，脈は細軟だがやや弦であり，小腹部に少し脹満感と下垂感がある。これはまだ少量の血瘀が滞留していることを表しており，瘀血が除かれないために，新しい血が経に戻れないのである。そこで補虚薬の中に，五霊脂・赤芍などの行血去瘀薬を1～2味加え，瘀塊を排出させる一方，補気固腎して固摂能力を強化し，子宮の回復を促したところ，悪露は大幅に減少した。

　第2診では，気血と肝腎を補うことを中心とし，行血薬については，赤芍1味を加えるに留めた。炮姜炭を加えたのは，温経止血して経血の固摂作用を助けるためであり，細遅脈の改善を目標としている。

　第3診では，悪露はすでに停止していたが，少し帯下があったので，補脾益血し，健康を回復させた。

　臨床においては，出産直後，気血が虚弱なために悪露が多くなる場合があるが，これを放っておくと，1～2カ月も止まらなくなることがある。これを予防するために，朱先生はよく患者に腹帯法を実行させたものである。これは中医学独特の方法であり，現在は改良が加えられている。その

方法とは，腹壁上に綿花を4～5層に重ね，それを柔らかい布で巻くというものである。この方法の長所は3点ある。1つ目は，外部から弱い圧力をかけることによって，子宮の回復を助けることである。2つ目は，腹部を温めることによって，固摂力不足から悪露が止まらなくなるのを防止することである。3つ目は，分娩のために弛緩した腹壁の筋肉を縛ることによって，内臓下垂の誘発を防止することである。ぜひとも推奨したい予防法である。

4．産後の背部痛と四肢麻痺

■症 例■

患　者：張〇〇，32歳，既婚，労働者。

主　訴：産後暑邪にあたり，病院で急診を受け氷嚢で熱を下げてから，腰背部がだるくなって痛み，四肢がだるく痺れるようになった。特に風が吹こうものなら，膝や脚が針で刺されたように痛む。近頃ではさらに悪化し，精神疲労があるほかに，階段の上り下りや歩くことにも不便を感じるようになったので，あわてて来診した。舌質淡・苔薄白・脈細遅。

弁　証：寒邪が経絡に入って，気血の流れが遮られている。

治　法：温経活絡・養血固腎

処　方：鶏血藤膏12ｇ，熟地黄9ｇ，黄耆9ｇ，肉桂2.4ｇ，川断9ｇ，黄精9ｇ，杜仲9ｇ，白朮6ｇ，嫩桑枝9ｇ，宣木瓜9ｇ，漢防已12ｇ

再　診：歩行は前回よりも楽になったが，背部がまだ冷えて痛む。四肢の痺れとだるさ，精神状態はやや好転し，食欲も出てきている。

治　法：督脈を温め，活血通絡する。

処　方：鹿角霜9ｇ，淡附片4.5ｇ，当帰9ｇ，大熟地12ｇ，黄耆9ｇ，

　　　　桂枝4.5g，牛膝9g，鶏血藤膏12g，焦白朮6g，絡石藤9g，
　　　　海風藤12g，漢防已12g
予　　後：上記の処方を加減し，数剤を服用したところ，症状が好転した。

　本症例は，産後の中暑を氷で治療したために，寒気が経絡に侵入して気血を遮り，腰背部と四肢にだるさと痺れと疼痛を引き起こし，歩行や仕事にも支障をきたすようになったものである。脈象と舌苔の状態から，寒凝証であることは間違いがない。治療は，経絡を温めて寒邪を除き，活絡して気血の循環を助けた。また産後で体が虚損していたので，補気養血・健脾和胃薬を分量を加減して加えたところ，効果が現れた。
　第2診では，脊柱部の冷えと痛みが顕著であり，督脈が損傷された状態であった。督脈は子宮を源として脊柱を上昇するが，この経脈が寒邪を感受すると，脊背部が冷えて痛み，俯くことや仰向けになることが困難になる。督脈を温める薬味としては，鹿角霜と附子が最も代表的である。『得配本草』奇経薬考は，こう述べている。「鹿角霜は督脈の気舎を通じさせる」「附子は，督脈の疾患で脊柱が強ばって厥するものを主る」。当帰と地黄は養血し，黄耆は補気して当帰と地黄が血を生み出す能力を助ける。さらに桂枝は気血を疏通させて四肢末梢に到達させ，循環を促進する。牛膝は腰と膝を丈夫にし，藤類は通経活絡する。薬を服用後，気力がみなぎり，陽気が回復し，手足が軽くなって自由に動くようになった。

5．人工胎盤剝離後に現れた下肢麻痺（胎盤残留による衝任の損傷）

■|症　例|■

患　　者：張〇〇，33歳，既婚。
初　　診：1962年5月14日

主　訴：分娩した後胎盤が排出されず，いわゆる「胎盤残留」となった。その時腹痛と出血がひどかったうえに，腹壁を按摩しても効果がなかったので，人工的に胎盤を剥離するより方法がなかった。そのために子宮が損傷を受け，それ以来50日間，常に恥骨部が割れるように痛み，下肢が麻痺して歩行が困難になり，精神が萎縮するようになったので，来診した。人工胎盤剥離のために衝任が損傷され，小腹部が脹満して下垂感があり，下半身が冷え，便秘がちである。舌質淡・苔薄白・脈虚細。50日間，症状が悪化することはあっても，軽減することはなかった。

治　法：肝腎を温めて補い，活絡通経する。

処　方：当帰9g，炒川芎4.5g，淮牛膝9g，桂枝4.5g，熟地黄9g，阿膠9g，黄耆9g，桑枝9g，木瓜9g，甜蓯蓉9g，仙桃草12g，陳艾6g

第2診：5月16日。薬を服用後，下半身の冷えと痺れは治り，自由に動けるようになったが，大便はすっきりせず，精神疲労がある。舌質淡・苔少・脈細軟。

弁　証：子宮の虚寒であり，恥骨が損傷を受けている。

治　法：子宮を温めて活絡し，骨を補って痛みを止める。

処　方：当帰9g，骨砕補9g，黄耆9g，劉寄奴9g，熟地黄6g，焦白朮6g，陳皮6g，牛膝9g，威霊仙9g，肉桂2.4g，甜蓯蓉9g，黒芝麻12g

予　後：上記の処方を数剤服用したところ，症状は好転した。

　本症例は，胎盤残留症に剥離手術を行ったために，子宮と恥骨が損傷を受け，下肢麻痺と恥骨部疼痛が発生したものである。子宮を温めて衝任を補填し，経脈を活性化し，骨の損傷を治療した。初診では，黄耆で気を補い，小腹部の下垂感を治療した。当帰・地黄・阿膠は養陰補血し，新しい血を発生させ絡脈に充満させる。川芎・桂枝・牛膝は経脈を疏通して血絡を活性化し，下肢の気血の循環を回復させて麻痺を消す。桑枝・木瓜・仙

桃草は筋絡を丈夫にし，陳艾は子宮と経絡を温める。甜蓯蓉は肝腎を温めるとともに，油分を含んでいるので，大腸を潤し，産婦の血虚による便秘を治療することができる。補う作用に潤す作用を加えることによって，正気を傷つけることなく排便を促すのである。

　第2診では，1回目の処方を加減するだけでなく，骨の損傷を治療する専門薬を2味加え，恥骨の疼痛を治療した。薬味のうちの1つは骨砕補であり，性味は苦温で，腎を温め，損傷や骨折を補い，活血止痛の効果がある。蘇頌（そしょう）によれば，「蜀の人は，捻挫や骨折，筋骨の損傷を治療するために，骨砕補の根を搗いて篩にかけ，黄米と煮て粥にし，患部を包んだ」という。骨を繋げ，丈夫にする効果がある。これに威霊仙を組み合わせれば，鎮痛効果がさらに増す。もう1つの薬味は劉寄奴であり，性味は苦温で，打撲による損傷や，瘀血の凝結，腫脹による疼痛を治療する。

6．産後の寒瘀による腹痛

■ 症 例 ■

患　者：許○○，28歳，既婚，農民。

初　診：1960年8月15日

主　訴：産後4日目，患者は夜，暑くて腹部を覆わずに寝たために，風寒の邪を感受し，翌早朝に小腹部に冷痛を感じるようになった。痛みの勢いは激しく，突然悪露が止まり，腰がだるく，四肢に力が入らず，めまいと目のかすみが現れたので，家人に運ばれて来診した。頭痛・悪寒・胸悶・脈細遅濇・舌苔薄白などの症状がある。

弁　証：寒邪の侵入により，血が中に滞留したのである。

治　法：子宮を温め，血を除去する。

処　方：炒荊防（各）4.5ｇ，炮姜4.5ｇ，焦楂炭9ｇ，生蒲黄9ｇ，五霊脂9ｇ（包），川芎4.5ｇ，当帰9ｇ，川牛膝9ｇ，大熟地9ｇ，

　　　　　製香附9g，烏薬9g
第2診：8月17日。薬を服用後，めまいと腹痛はやや改善したが，現在は腰がだるく，四肢の関節が痛い。
治　法：固腎養血・健脾温絡
処　方：防風已（各）6g，陳艾6g，当帰9g，熟地黄9g，白朮6g，茯苓9g，陳皮6g，杜仲9g，続断9g，狗脊9g，牛膝9g
第3診：8月19日。治療後，腹痛は止まり，悪露が再び始まったが，量は多くない。腰がだるく，四肢に力が入らず，精神疲労がある。脈細遅・舌淡苔薄。
治　法：養血して中焦を温め，瘀血を除いて新しい血を生成させる。
処　方：当帰9g，炮姜2.4g，炒川芎4.5g，牛膝9g，製香附9g，杜仲9g，続断9g，白朮6g，炒枳殻4.5g，白芍6g，陳皮6g
予　後：上記の処方を2剤服用したところ，悪露は正常に戻り，ほかの症状も次第に治癒している。

　産後の腹痛を，『婦人良方』では児枕腹痛という名称で呼び，次のように述べている。「産後の児枕とは，母胎の宿血であり，疼痛は風冷が小腹部に凝滞することによって起きる」。そもそも妊娠によって膨張した子宮は，分娩後突然空虚になって，数日のうちに収縮を始める。その収縮時に起きる鈍痛は，ごく自然な生理現象であり，病気ではない。ところがこの収縮時に腹部に触れる硬結を，古人は宿血と間違えたのである。しかしこの硬結は実際には子宮であり，収縮が終われば消失するものである。これを詳細に論述した次の『景岳全書』の見解は，非常に的確なものである。「出産直後に，児枕腹痛というものがよくみられ，患部を手で触れると，塊があって患者が触られるのを嫌がる。この硬結を古方では児枕といい，みな子宮の中の宿血であるといっているが，実際にはそうではない。胎児と胎盤がなくなったのに，血だけが残るなどということがありえるだろうか？この腹痛は，子宮が長い間入っていた子供を突然引き離され，血海が空虚

になったために痛むのである。また子宮口が傷ついて腫脹し硬結があるようにみえる場合もあるが，実際には硬結ではなく，触られるのを嫌がるのも腫脹しているためである。これを治療するには，臓を保養すれば，程なく治癒する」。

　通常，産後の児枕疼痛は，薬を使う必要はない。ただし子宮が復元する過程で寒冷を感受し，収縮速度が緩慢になり，疼痛が発生するとともに，悪露が寒邪のために凝滞して排出できず，減少あるいは停止した場合は，瘀血である。上記の症例のように，腹痛が現れ悪露が停止したのは，このような原因によるものである。この場合の治療原則は，2つある。1つは子宮を温め寒邪を除去することである。寒邪が除かれれば，子宮はその機能を回復する。薬は，炮姜・陳艾を使い，寒季には肉桂もよい。2つ目には，活血去瘀することである。蒲黄・川芎・牛膝・五霊脂などの薬は，子宮を収縮させ瘀血を排出させる。以上2種類の薬を組み合わせることによって，治療効果を強化する。

　ここであげた処方は，生化湯（当帰・川芎・炮姜・桃仁・炙甘草）を手本にしたものである。初診時には頭痛と悪寒があったので，荊芥防風を使って風寒を除去し，外感を解除した。また当帰・川芎・蒲黄・牛膝は活血去瘀し，炮姜は経絡と子宮を温め，香附子・烏薬は気をめぐらせて痛みを止める。行気薬には活血を助ける作用があり，気がめぐれば血もめぐり，気がスムーズに流れれば瘀滞は排出されるので，疼痛は自然に止まる。

　第2診では，頭痛はなくなったがめまいがあり，腹痛は治ったが腰のだるさが強かった。肝腎の虚損であるので，肝腎を補うことに主眼を置いた。杜仲・続断・狗脊は肝腎を補い，白朮・陳皮・茯苓は脾を丈夫にして気血の源を補充する。防風・防已は風邪を除き，陳艾は子宮を温め，熟地黄は血を補い，当帰・牛膝は活血して瘀滞を排除する。

　第3診では，腹痛は止まり，悪露が再開されたが，量が少なかったので，養血健脾薬に子宮を温め瘀血を除く薬味を加えたところ，完治した。

7. 産後の血虚腹痛

■|症 例|■

患　者：金〇〇，30歳，既婚，農民。

初　診：1959年10月29日

主　訴：産後36日目になっても悪露が止まらず，めまい・腰のだるさ・食欲不振・悪心がある。そして腹痛が続き，早朝には痛みが和らぐが夕方には激しくなり，揉まれると軽くなる。また四肢の関節がだるい。顔色が黄ばみ，精神疲労がある。脈虚細弦・舌淡苔少。

弁　証：産後の出血過多による衝任の虚損・血虚脾弱であり，そのために血液循環が結滞している。

治　法：養血健脾し，行気して補佐する。

処　方：当帰身6ｇ，黄耆9ｇ，熟地黄9ｇ（砂仁2.4ｇと混ぜる），川芎4.5ｇ，白芍6ｇ，山茱肉9ｇ，焦白朮9ｇ，陳皮6ｇ，茯苓9ｇ，香附子6ｇ，川楝子9ｇ，仙鶴草12ｇ

第２診：11月7日。上記の処方を3剤服用したところ，悪露と腹痛は止まり，そのほかの症状も一掃された。現在は，めまいがし四肢に力が入らず，食欲不振がある。

弁　証：脾虚血弱であり，精力が不足している。

治　法：健脾益血し，保養して回復させる。

処　方：炒当帰身9ｇ，黄耆9ｇ，熟地黄9ｇ（砂仁2.4ｇと混ぜる），製首烏9ｇ，玉竹9ｇ，焦白朮6ｇ，新会皮6ｇ，茯苓6ｇ，杜仲9ｇ，仙鶴草12ｇ，焦内金9ｇ

　産後悪露が止まらないと，出血過多のために気血が虚弱になり，衝任が虚損し，運行が結滞して，腹痛を引き起こす。そして腹痛が発生すれば脾胃にも悪影響を与え，食欲不振・運化機能の低下を引き起こし，気血の生

化を阻害する。すると患者は悪循環に陥り，虚しているものはますます虚して，息も絶え絶えといった状態になる。清代・蕭慎齋は「産後の下血が多すぎると，衝任が空虚になり，肝経の血が少なくなって，腹痛が起きる」と述べている。これがすなわちこの疾患の病機である。

　本症例は，気血が虚弱になって運行が遮られたために腹痛が起きたものであり，治療は気血の補養を中心とする。初診時には，当帰・地黄で血を補うとともに，有形の血を無形の気によって生じさせるという当帰補血湯に習い，黄耆を加えて気を補った。また産後1カ月余り経っているのに悪露が止まらないのは，排出力の欠乏から宿血が子宮内に滞留したためであるので，川芎で活血し，香附子で滞留を巡らせ，宿血を排出させた。そして仙鶴草で新血を経絡に戻し，白芍・川楝子で緩急止痛した。また山黄肉は肝を温めて固渋し，白朮・陳皮・茯苓は脾胃を丈夫にして運化を促進したので，服用後目覚ましい効果が現れた。その後9日後に再診したところ，症状はなくなったが，体が回復していなかったので，健康を回復させるために本を扶養する必要があった。気血をおおいに補い，健脾固腎し，一定期間治療しなければ，気血を充実させ，精力を旺盛にすることはできない。

8．産後の風寒発熱

▌症 例▐

患　者：李〇〇，22歳，既婚。
初　診：1959年8月18日
主　訴：月が満ちて出産したが，暑い盛りだったために，ベッドを脱けだして窓際の寝椅子に横になり，涼風にあたったまま居眠りをし，風寒を感受してしまった。目が覚めると，悪寒・発熱・頭脹・腰がだるい・四肢の関節がだるいなどの症状が現れ，悪露も突然減少したので，来診した。出産後13日目である。脈虚浮・舌苔薄白。

弁　証：産後営が虚したところに，風寒を感受したものである。
治　法：養血解散
処　方：炒当帰9ｇ，炒川芎4.5ｇ，荊防風（各）4.5ｇ，桂枝4.5ｇ，秦芁9ｇ，枳殻4.5ｇ，生地黄9ｇ，鬱金9ｇ，白朮6ｇ，茯苓9ｇ，荷葉1/4枚
第２診：８月20日。薬を服用後，熱が下がり自汗も減少し，悪露が少しずつ出るようになり，胃の具合もよい。ただ腰がだるくて四肢に力が入らず，精神疲労がある。脈細数・舌苔膩。
弁　証：風寒が解除されたが，まだ元気が虚している。
治　法：健脾養血・固腎清解
処　方：炒当帰9ｇ，川芎4.5ｇ，杜仲9ｇ，続断9ｇ，狗脊9ｇ，白朮6ｇ，陳皮6ｇ，茯苓9ｇ，青蒿6ｇ，鮮芦根1本，鮮荷葉1/4枚

　産後で営血が虚しているときには，外邪を感受しやすくなっている。『景岳全書』も次のように警告している。「産後外感発熱するのは，分娩の際になりふり構わず体を露出して力むからである。このようなときには，虚に乗じて入り込んだ寒邪を感受しやすい。頭痛発熱や悪寒発熱し，腰背部が拘急し，脈が緊数になるのは，産後の外感証である」。
　産後の外感証は，産後の体の状況を考慮し，虚弱を補いつつ，解散薬を少量加えれば，自然に治る。衛虚で風邪を感受し，自汗が止まらないものには，古来より玉屛風散（『世医得効方』，黄耆・防風・白朮）が用意されている。これは，固衛疏風し，攻撃と補法両方の作用を合わせもつ処方である。本症例の場合は，産後営が虚しているところに風寒を感受し，悪寒・発熱・自汗などの症状が現れているので，治療は養血疏解を中心とする。そこで当帰身・地黄で養血し，荊芥・防風・桂枝で去風解表し，秦芁で活絡止痛し，白朮・茯苓で健脾した。そして川芎・鬱金を使ったのは，発熱のために悪露が突然減少していることから，宿血が滞留している恐れがあったからであり，この２薬は活血行滞する。また荷葉は，産後発熱して悪露が降りないものを治療する。陳蔵器はこの薬味を，「悪血を取り除き，

良い血を残す」と述べている。また龐安常(ほうあんじょう)の『傷寒論』では，産後の傷寒で瀕死の状態のものに，本品を紅花・姜黄散と合わせて散服させ，清熱利湿作用と，宿血を排除する作用を強化している。

　上記の処方を服用したところ，熱と悪寒はなくなったが，腰のだるさと精神疲労が残った。産後急激に虚に陥ったので，邪が除かれても，正気がすぐには回復しないのである。そこで第2診では，補養に重点を置いた。杜仲・続断・狗脊は肝腎を補って腰や膝を丈夫にし，当帰・川芎は養血して血を巡らせ，白朮・陳皮・茯苓は健脾燥湿し，芦根・荷葉・青蒿は暑湿を清解する。できるだけ早く回復させ，後遺症が残らないようにしなければならない。さもなければ乳汁の出が悪くなって，嬰児に栄養が行き渡らなくなるからである。

9．産後の潮熱

■ 症　例 ■

患　者：袁〇〇，21歳，既婚。
初　診：1959年9月3日
主　訴：産褥期がちょうど暑い盛りで，室内の風通しが悪く温度が上昇したために，暑邪に損傷された。また甘いものや脂っこいものを食べ過ぎたために，湿が中焦を塞ぎ，ときどき潮熱が出てこんこんと眠るようになったので来診した。産後1カ月余りであるが，悪露はまだ終わっていない。潮熱・悪寒・胸悶・脘部の脹満・食べ物の味がしない・食欲不振などの症状がある。脈細数・舌質紅・苔黄膩。
弁　証：産後血虚になっているときに，暑湿の邪を感受したものである。
治　法：暑湿を除く。
処　方：嫩白薇9g，陳青蒿6g，薔薇花4.5g，清水豆巻9g，鶏蘇

散12g（包），大生地12g，白朮6g，陳皮6g，茯苓9g，通草4.5g，鮮芦根1本

第2診：9月7日。薬を服用後，悪露は止まり，悪寒もなくなったが，潮熱と精神疲労があり，小便が減少して赤く，だるくて眠い。

弁　　証：産後気血が虚弱になっているときに暑湿の邪が入り込んだ。

治　　法：扶正と去邪の両方に配慮する。補養清暑を行う。

処　　方：薔薇花4.5g，陳青蒿6g，淡子芩6g，黄耆皮9g，潞党参2.4g，生地黄9g，製黄精9g，金桜子9g，焦白朮6g，陳皮6g，茯苓皮9g

第3診：9月9日。薬を服用後，潮熱はまだあるが，めまい・目のかすみ・胸悶は好転し，食欲も出てきた。舌質紅・苔薄黄・脈虚細でやや数。

治　　法：気血を補養し，補助的に清熱化湿する。

処　　方：潞党参4.5g，黄耆9g，当帰9g，生地黄12g，白芍6g，白朮6g，茯苓9g，青蒿6g，焦山梔9g，淡子芩6g，鶏蘇散12g（包）

第4診：9月11日。治療後，精力は次第に充実し，胸もすっきりして潮熱も減少したが，自汗が多い。

弁　　証：邪は衰えをみせているのだが，営衛が虚弱である。

治　　法：扶正達邪

処　　方：黄耆9g，五味子4.5g，潞党参4.5g，鮮生地18g，製首烏9g，白芍9g（桂枝2.4gと炒る），淡子芩6g，陳青蒿6g，焦白朮6g，鮮芦根1本，生甘草2.4g

第5診：9月13日。昨日から潮熱が下がり，自汗も止まって食べ物がおいしく感じられるようになったが，精神疲労があり乳汁が不足している。脈細軟・舌質紅・苔薄。

治　　法：補養して健康を回復させる。

処　　方：当帰6g，黄精9g，黄耆6g，白芍6g，金桜子9g，杜仲9g，続断9g，巴戟肉9g，焦白朮6g，陳皮6g，茯苓9g，通草3g

暑は夏の主気であるので，夏には暑病が多発し，発熱多汗などの症状が現れる。『素問』刺志論篇にも「気虚身熱，これを傷暑に得」とあり，『霊枢』歳露論篇には「暑ければすなわち皮膚緩みて腠理開く」と述べられている。ところで脾は乾燥を好み湿を嫌がるものだが，甘いものや脂っこいものを多食すれば，その湿熱が内蘊する。本症例は，出産後まもなく暑気を感受したうえに，甘いものを好んで食べていたために，湿が脾胃を塞ぎ，潮熱・胸悶・食欲不振・精神疲労などの症状が現れたものである。

　初診時には潮熱と悪寒があったので，青蒿・白薇などの暑熱を除く薬味の中に清水豆巻を加えて，清熱利湿・辛涼解表した。また薔薇花・白朮などの芳香薬は，脾の湿困を治療する。また邪の勢いが強く正気が虚していたので，生地1味を加えて血を補った。脾の運化機能が衰えているときには，急激に補ってはならない。

　第2診では，悪寒がなくなったので，豆巻を除いた。すでに発表する必要はなく，虚証が顕在化していたので，扶正するとともに健脾化湿し，運化機能を促した。

　第3診では，潮熱がまだ残っているうえに，正気が虚していたが，脾胃の状態が次第に改善しつつあったので，扶正と去邪の両方に重点を置き，党参・黄耆・当帰・地黄と茯苓・山梔子・青蒿を併用した。

　第4診では，正気が徐々に回復し，邪気が除かれつつあったが，自汗だけが非常に多く陰虚状態であったので，気血の治療を中心に据え補助的に去暑した。このように発汗が多くて津液を損傷している場合，朱先生は虚を補って汗を収斂するために桂枝と白芍を一緒に炒めたものを常用し，効果をあげている。

　第5診では，さまざまな症状は次第に消失し邪も除かれたが，正気がまだ完全ではなく，精神疲労と乳汁不足があったので，気血を強く補い固腎健脾するとともに，通草1味を加えて活絡通乳した。

　以上5回の診療では，正と邪の比重を秤に掛けながら，その都度段階的に対処したので，思い通りの効果を得ることができた。

10．産後の不眠

■|症 例|■

患　者：周〇〇，27歳，既婚，労働者。

初　診：1959年10月2日

主　訴：患者は，幼いときに住血吸虫病の既往歴がある。8月21日，初産で出血過多のために，緊急輸血をした。そして出産後3日目から頑固な不眠症が始まり，終夜転々として眠ることができず，動悸・自汗・関節のだるさなどの症状に苦しめられるようになったので，12日目に家人に伴われて来院した。診察時，患者の顔色は蒼白くぼんやりし，声が低くて弱く，心身ともに疲れ切っている様子である。そして患者はこのように訴えた。「この10日余りというものは本当に辛い。精神的には疲れ切っているのに眠れず，目を閉じてもすぐに驚いて目が覚め，動悸が止まらなくなる」。産後不眠が続いたために心身ともに疲れ，食べ物の味がわからず，心悸怔忡し，唇が白っぽい。脈細数・舌質絳・苔薄黄。

弁　証：営血が急激に虚したために，心を滋養することができず，虚火が燃え上がって，精神を混乱させている。

治　法：養心寧神・補血清熱

処　方：朱茯神12ｇ，遠志肉6ｇ，夜交藤12ｇ，柏子仁9ｇ，炒棗仁9ｇ，生地黄12ｇ，益智仁9ｇ，製首烏9ｇ，白朮6ｇ，青蒿6ｇ，焦山梔9ｇ

第2診：10月3日。薬を服用後，夜少し眠れるようになったが，やはりすぐに驚いて目覚め，動悸がして不安感があり，精神疲労と食欲不振がある。

弁　証：営血が不足しているために，心神が浮越したのである。

治　法：養血寧神

処　方：朱茯神12g，煅貝歯18g（先煎），合歓皮12g，夜交藤12g，当帰身6g，柏子仁9g，炒棗仁9g，遠志肉6g，陳青蒿6g，白朮6g，炙甘草2.4g

第3診：10月5日。不眠はややよくなったが，それでも毎晩2～3時間しか眠れず，めまい・動悸・耳鳴り・目が眩む・足腰がだるい・帯下などの症状がある。舌質絳・苔薄・脈細軟。

弁　証：心腎不交・水不済火

治　法：腎陰を補って，心火を抑制する。

処　方：生地黄12g，山萸肉9g，女貞子9g，杜仲9g，続断9g，茯神9g，柏子仁9g，遠志9g，製黄精9g，白朮6g，青蒿6g

第4診：10月7日。産後17日目である。薬を服用後，水火相済となって，だんだん安眠できるようになり，精神状態も安定してきた。

治　法：滋水養心

処　方：生熟地（各）9g，炒阿膠9g，製首烏9g，黄耆9g，山萸肉9g，女貞子9g，白芍6g，茯神9g，炒棗仁9g，炙甘草3g，天王補心丹（『世医得効方』，生地黄・人参・茯苓・遠志・石菖蒲・玄参・柏子仁・桔梗・天門冬・丹参・酸棗仁・炙甘草・麦門冬・百部・杜仲・茯神・当帰・五味子）3g（呑む）

第5診：10月11日。不眠症は治り，頭と目も次第にすっきりし，顔色がよくなり，精力が充実してきた。

治　法：肝腎を補い心血を滋養して，万全を期す。

処　方：生熟地（各）9g，淮山薬9g，白芍6g，黄耆9g，白朮6g，酸棗仁9g，柏子仁9g，山萸肉9g，製黄精9g，杜仲9g，茯苓9g

　産後営血が急激に虚して，血が心を滋養することができなくなり，虚火が燃え上がると，必ず不眠症が現れる。本症例の不眠症は非常に頑固であり，10日余りも安眠できないでいる。初診時と第2診では，青蒿・山梔子で心火を清除し，酸棗仁・柏子仁で心神を安定させ，当帰・地黄で心血を

補った。薬を服用後，症状は軽減したが完治には至らなかったので，症状を詳細に観察してみると，耳鳴りと腰のだるさがあり，腎虚であることが明らかとなった。『霊枢』脈度篇が述べるように「腎気は耳に通じ，腎和すればすなわち耳よく五音を聞く」であり，また腰は腎の府であるので，腎気が不足し腎陰が虚損すれば，不眠とともに耳鳴りと腰のだるさが現れる。これが心腎不交である。朱丹渓の『格致余論』はこう述べている。「人が生きているのは，火である心が上にあり，水である腎が下にあることによって成り立っている。そして水が上昇して火が下降し，途切れることなく上昇と下降を繰り返すことによって，生気が存在する」。しかし産後の血虚のために腎水が虚損すると，水が上済することができなくなり，心火だけが燃え上がって不眠症が発生する。このような症状に対して，仲景は黄連阿膠湯（『傷寒論』少陰病篇第三〇三条「少陰病，これを得ること二，三日，心中煩し，臥するを得ざるは，黄連阿膠湯これを主る」黄連阿膠湯，黄連・阿膠・黄芩・烏薬・鶏子黄）を用意し，滋水養心している。

　そこで第3診からは治療方針を変え，山茱肉・生地黄・女貞子で腎陰を補い心神を安定させ，青蒿で心火を除いた。これに佐薬として健脾益血薬を加え，水を上昇させて火を下降させ，坎離相済・心腎交泰の状態にしたところ，不眠症はけろりと治ってしまった。

　第5診では症状は完治していたので，補養薬に切り替え，健康を回復させた。

　産後には，不眠とともにぼんやりして情緒が不安定になり，終日あれこれと思い悩み，何事も思い通りにならず，不治の病と思い込み悲観してしまうというような病状が現れることがある。このような症状を治療するときには，患者を慰め，心配事を取り除き，疾病と戦う姿勢をもたせることが重要である。処方は甘麦大棗湯（『金匱要略』方，甘草・淮小麦・大棗）と百合知母湯（『金匱要略』方，百合・知母）を合わせて，柔肝養心する。

11. 産後の自汗

■|症 例|■

患　者：陸〇〇，24歳，既婚，労働者。

初　診：1959年11月12日

主　訴：患者は第1子を出産した後，出血過多のために体が虚弱になり，噴き出すような自汗・胸悶・めまい・四肢の関節がだるい・安眠できないなどの症状が現れたので来診した。産後25日目で，悪露はまだ終わっておらず，乳汁欠乏・精神疲労などの症状がある。脈虚細・舌質絳・苔薄。

弁　証：出産したばかりで血が損傷されており，陰虚陽越になっている。

治　法：養血固表

処　方：炒帰身9g，黄耆9g，五味子4.5g，炒阿膠9g，白朮6g，白芍6g，枸杞子9g，陳皮6g，通草4.5g，浮小麦9g，糯稲根12g

第2診：11月14日。薬を服用後，自汗が減少して悪露も止まり，夜安眠できるようになったが，現在は胸脘部が苦しく，脚と膝がだるい。

治　法：補気益血し，陰陽を調和する。

処　方：潞党参2.4g，黄耆9g，遠志肉9g，麦門冬6g，炒帰身6g，大熟地9g（砂仁2.4gと混ぜる），嫩桑枝9g，木瓜9g，白芍6g，通草6g，炙甘草2.4g

予　後：上記の処方を服用後，自汗が止まった。

　産後の自汗について，『婦人良方』は虚汗不止と名づけ，次のように説明している。「虚汗不止は，陰気が虚したところに陽気が乗じ，裏虚表実となるために発生する。陽気だけが外泄するために，発汗するのである。血は陰であるので，出産して血を損傷すれば，陰気が虚す。一方気は陽で

あり，気が実していれば，陽が陰に乗じて発汗を促す。したがって陰気が虚弱になって回復できなければ，発汗が止まらなくなる。そもそも出産すればみな気血が虚すので，汗が多くなるものである。人体の気血は互いに依存し合い，密接に関係し合っている」。また唐容川（とうようせん）は「血を循環させるものは気であり，気を守るものは血である」と述べている。本症例では出産時に血が損傷されており，血が虚せば拠り所を失った陰もまた虚して陽が外に浮越するので，自汗・盗汗を引き起こしたのである。そして産後の自汗はめまい・不眠を発生させることがあり，また汗で濡れた衣服や寝具を取り換えるときに寒邪を感受してカゼを引いたりすることもあるので，その都度治療をする必要がある。

　産後の自汗が止まらないものに対して，『済陰綱目』は黄耆湯（黄耆・白朮・防風・熟地黄・牡蛎・茯苓・麦門冬・炙甘草）を提起しているが，本症例の治療では，この処方を加減して使っている。当帰・地黄・阿膠は養陰補血し，黄耆・白朮は補気固表し，五味子は益腎温斂し，白芍は斂陰して汗を止める。補養薬の中に酸味による収斂薬を加えることによって，汗を止める力を強化している。また気血が虚弱で発汗のために津液を損傷すれば，乳汁も減少するので，通草1味を加え，通気して乳汁を促している。そしてこれが津液バランスの不思議なところであるが，乳汁が増加すれば，その分自汗が減少する。浮小麦と糯稲根は，汗を収斂するための専門薬である。民間では，この2つの薬味に紅棗湯を加えて自汗を治療している。ただし治療はあくまでも本に着目すべきであり，汗を止めることだけを考えてはならない。一時的に自汗が止まったとしても，体が依然虚弱なままであれば，後日再発して治療を台無しにしかねないので，治療はあくまでも本を増強させなければならない。気血を補う薬の中に1〜2味汗を収斂する薬を加えれば，体を早く回復させるとともに，治療効果を確実にすることができる。

12. 産後の腰背部のだるさと痛み

■|症 例|■

患　者：朱〇〇，27歳，既婚，労働者。

初　診：1959年10月22日

主　訴：第3子を出産して35日目であり，悪露はなくなったが，めまい・目が眩む・動悸・腰背部のだるさと痛み・四肢に力が入らない・精神疲労・尿量が増加して色が薄いなどの症状がある。脈細弱・舌質淡・苔薄白。

弁　証：多産のために腎が損傷されており，肝経の血が少なくなっている。

治　法：気血を補い，腎を固摂して腰を丈夫にする。

処　方：当帰9g，黄耆9g，川芎4.5g，熟地黄9g，遠志肉9g，杜仲9g，続断9g，枸杞子9g，白朮9g，白芍6g，茯苓9g，金匱腎気丸12g（包）

第2診：10月25日。薬を服用後，腰のだるさと背中の痛みは軽減し，次第に精力も充実し，食欲も出てきたが，白帯が続いている。腎虚のために帯脈の固摂機能が働かないのである。肝腎を補い，健脾束帯する。

処　方：当帰9g，川芎4.5g，淡蓯蓉6g，狗脊9g，杜仲9g，続断9g，淮山薬9g，山茱肉9g，白芍6g，桂枝4.5g

第3診：10月27日。腰背部のだるさと痛みは治り，帯下も減少したが，さらに肝腎を補い，帯脈を固摂する。

処　方：狗脊9g，巴戟天9g，桑寄生9g，当帰9g，熟地黄9g，川芎4.5g，杜仲9g，茯苓9g，白朮18g，菟絲子9g，海螵蛸9g

　多くの経絡が通過する腰は腎の府であり，また周りには帯脈が一周して

他の経脈を束ねているので，腰痛は腎と帯脈の影響で発生することが多い。また腰のだるさが背中にまで達すれば，背部が寒邪を感受して気血が凝滞し，督脈が損傷されていることを表している。本症例では，出産時の出血過多のために肝経の血が少なくなり，全身を滋養することができなくなっている。また多産は腎気を損傷するので，腎気が虚弱になって，腎経が通過する腰や脚にだるさが出ている。また帯脈と腎とは影響し合っているので，腎が虚したために帯脈の固摂機能が働かなくなれば，帯下が止まらなくなる。

　これらの症状を，『婦人良方』が詳細に論じている。腎は腰を主っており，女性の腎は子宮に繋がっているので，出産時の労傷によって腎気が損傷されれば，胞絡が虚し，またそれがまだ回復していないときに，風冷の気が腰に侵入すれば，産後の腰痛が発生する。そして寒冷の邪気が脊背部にまで達して滞留すれば，疼痛が発生してなかなか治らなくなる。

　本症例の治療は，『済陰綱目』の当帰黄耆湯（当帰・黄耆・白芍）をもとにして加減したものである。当帰・黄耆・白芍は気血を補い，川芎・桂枝を加えることによって血液の循環を増強させ，背部経絡の寒凝を疏通させている。狗脊・杜仲・続断は肝腎を補い，山薬・山茱肉・海螵蛸は帯脈を固摂し帯下を収斂する。さらに金匱腎気丸は腎陽を温めて，腎陽虚で水をコントロールすることができなくなったために起きた尿量の増加を治療する。このように薬は平凡でも，病機に適合していれば高い効果をあげることができる。

13. 産後の排便困難

■|症　例|■

患　者：于〇〇，既婚，労働者。

初　診：1959年10月

主　訴：最近第1子を出産したが，出血が多かったために，めまいと目の
　　　　かすみが現れ，顔色が黄ばんできた。分娩後数日間，食事は通常
　　　　通り摂れたが，すっきりと排便することができず，この3日間は
　　　　排便がない。舌質淡・薄苔・脈細渋。悪露は多くなく，色は薄い。
　　　　腹部にも膨脹感はない。
弁　証：血枯腸燥
治　法：養血潤腸
処　方：油当帰9g，炒黒芝麻12g，柏子仁9g，製香附6g，炒枳殻4.5g，
　　　　焦白朮6g，甜蓯蓉9g，全栝楼9g，雲茯苓9g，陳皮6g
予　後：薬を服用後，大便がすっきり出た。

　産後の排便困難について，『金匱要略』は次のように述べている。「新産婦に三病有り。一つは痙を病み，二つは鬱冒を病み，三つは大便難し」。分娩後は気血が急激に虚して津液が不足し，腸が乾燥して伝送力がなくなるので，排便困難になる。

　このうち軽症のものには，食事療法を実行する。手軽で適当な方法として，2種類あげることができる。1つはホウレンソウを大量に食べるという方法であり，ホウレンソウは血を補って腸を潤し，排便しやすくする。もう1つは，朝空腹時に蜂蜜を1匙なめてからお湯を1杯飲むという方法である。こうすれば，腸を潤して便通を促すことができる。

　本症例の処方は，油当帰が主薬である。それはこの薬味が血を補うとともに腸を潤すことができるからである。このほかに黒芝麻と甜蓯蓉も，正気を傷つけずに腸を潤すことができる。数日間排便がないときには，全栝楼を加えて大腸を潤し，積滞を導く。このほか佐薬として，香附子・枳殻・白朮・陳皮など芳香順気・健脾悦胃作用のある薬味を使い，脾気を丈夫にして運化を促し，大腸の伝送力を助ける。

　産後に排便困難があり，口乾と心煩があるものには，二地（生地黄・熟地黄）と二冬（天門冬・麦門冬）で虚熱を除き腸を潤せば，効果が現れる。また五仁丸（『世医得効方』，桃仁・杏仁・柏子仁・郁李仁・松子仁・陳

皮）を湯剤に代えて服用してもよい。しかし朱先生の経験によれば，これよりも油当帰・甜蓯蓉のほうが適しているということである。1つには産後の便秘は虚証が多いのに対し，この2つの薬味が肝腎を補うとともに腸を潤すことができるからである。またもう1つの理由は，五仁丸の中の郁李仁には，腹痛を起こさせるという副作用があるからである。したがって腸を潤すときにあまり郁李仁を使わず，使うとしても3gを超えないようにするのは，このためである。

14. 産後の瘧疾（ぎゃくしつ）

■症 例■

患　者：尤〇〇，28歳，既婚，農民。

初　診：1959年8月3日

主　訴：第3子を出産してから40日目である。数日前から瘧疾〔間歇性の悪寒戦慄・高熱・発汗を特徴とする疾病〕が発生し，寒熱の発作が1日おきに起きる。また，めまい・体がだるい・顔色が黄色い・全身の関節が痛むなどの症状が現れたので来診した。今晩はちょうどその発作の時期にあたる。脈細緊・舌質絳・苔薄白。

弁　証：血虚に瘧を併発している。

治　法：扶正達邪

処　方：当帰9g，姜半夏6g，炒枳殻4.5g，炒檳榔4.5g，常山6g，草果6g，焦建曲9g，茯苓皮9g，柴胡3g，佩蘭6g，陳皮6g

　　　　　上記の処方を，発作の3時間前に服用した。

第2診：8月4日。薬の効果が現れ，昨晩は間日瘧の発作が起こらなかったが，めまいと腰のだるさと精力減退がある。

治　法：再び当初の方針に沿って治療を行う。

処　方：柴胡4.5g，甜茶6g，常山6g，草果6g，檳榔4.5g，当帰9g，姜半夏6g，焦建曲9g，新会皮6g，茯苓9g，製首烏9g
第3診：8月7日。間日瘧は続けて2回発生しておらず，完治したものと思われる。現在は精力減退・めまい・目のかすみ・四肢の関節のだるさがある。
弁　証：産後で体が虚しているうえに，瘧疾がさらに元気を損傷したのである。
治　法：補養調整して予後の万全を期す。
処　方：当帰9g，黄耆9g，製首烏9g，大熟地9g，白朮6g，杜仲9g，続断9g，秦艽9g，甜茶6g，茯苓6g，陳皮6g，青蒿9g

　産後の瘧疾は，通常の瘧疾よりも治りにくい。『婦人良方』は，陳無択（ちんむたく）の次のような説を引用している。「産後の寒熱には，1～2日に1回発生するもの，2～3日に1回発生するもの，まず悪寒があって後から発熱するもの，発熱してから悪寒が起きるもの，悪寒の時間が長く発熱が少ないもの，発熱の時間が長く悪寒が少ないもの，悪寒だけのもの，発熱だけのものなどがあるが，いずれもが瘧疾であり，非常に治りにくい」。産後気血が虚しているときに瘧疾が発生すれば，虚しているものはますます虚すので，治療は扶正と達邪の両方を考慮しなければならない。蕭慎齋はこう述べている。「産後の瘧疾は，外邪があっても，気血両虚を治療しなければならない」。これが，通常の瘧疾の治療とは異なる点である。
　瘧疾を断ち切る薬の中で，常山は悪心嘔吐などの副作用を伴うので，姜半夏を佐薬として使って予防する。同時に気血を補う薬を併用して，虚弱になった体を補うだけでなく，生体本来の力を回復させて邪気を透達させるとよい。
　また瘧疾の治療にはタイミングが重要であり，『素問』刺瘧篇はこう述べている。「およそ瘧を治すに，発するに先んずること食頃のごとくせば，すなわちもって治すべく，これを過ぐせばすなわち時を失うなり」。臨床経験によれば，発作の3時間前に服用するのが適当である。

また瘧疾が治っても，気血がまだ回復したわけではないので，再発の可能性を考えておかなければならない。補気益血薬・健脾和胃薬を去邪薬で補佐すれば，体質を改善し，治療効果を確実にすることができる。

15．産後の痢疾

■症　例■

患　者：張〇〇，45歳，既婚。
初　診：1959年10月3日
主　訴：夏，第7子を出産したあと食事に気をつけなかったために，腹痛と下痢が始まり，一昼夜のうちに10回余りも下痢をし，裏急後重となった。便は赤と白のゼラチン状で膿汁が混じり，ときどき潮熱が出る。中西医治療を受けたが効果がなく，そのまま4カ月余りが過ぎてしまった。精神疲労・めまい・目が眩むといった症状がある。また，痢疾を放置したために，痔瘡を併発している。また顔色が黄ばみ，精力が減退している。脈細弱・舌質絳・苔薄白。
弁　証：血虚気弱で湿が停滞している。
治　法：止血して脱証を防ぎ，固本を基本にして，補佐的に去邪する。
処　方：生黄耆9g，生地黄12g，生白朮6g，小川連3g，生甘草4.5g，仙鶴草12g，炒槐花12g，馬歯莧12g，無花果9g，炒地楡12g，藕節炭9g
第2診：10月5日。薬を服用後，腹痛と下痢は減少し，痔出血も少なくなった。現在はめまいがし目が眩み，腰がだるく，体質が虚している。
治　法：扶正固托
処　方：黄耆9g，生地黄12g，白朮6g，白芍6g，杜仲9g，続断9g，白頭翁12g，地楡炭12g，槐花炭9g，臓連丸（『証治準縄』方，黄連・公猪大腸）9g，茯苓9g

第3診：10月8日。めまい・腰のだるさ・胸悶・動悸は治り，精力もやや充実し，下痢の回数も1日に2～3回に減少した。正気が次第に回復してきているので，残りの邪気を除去する。
処　方：黄耆9g，焦白朮6g，陳皮6g，甜蓯蓉9g，白頭翁9g，黄柏炭9g，槐花炭9g，生地黄9g，焦山梔9g，馬歯莧12g，臓連丸3g（別に呑む）
第4診：10月17日。痢疾は完治し，痔出血も止まったが，体がまだ虚弱で，めまいがし膝に力が入らない。
治　法：健脾固托し，治療効果を固める。
処　方：黄耆9g，白朮6g，茯苓9g，陳皮6g，生地黄6g，無花果9g，槐花炭9g，白芍6g，煨訶子9g，煨粟殻6g，臓連丸3g（別に呑む）

　痢疾の原因について，『素問』は次のように指摘している。1つは食事に気をつけなかったことであり，「飲食に節あらず，起居に時あらざるものは，……久しうすれば腸澼をなす」（太陽陽明篇）と述べている。もう1つは時邪の感染であり，「太陽の司天，……風湿こもごも争えば，……赤白を注下す」と述べている。しかし産後の痢疾の場合は，体の虚弱と血虚が原因であるので，治療が難しい。『婦人大全良方』はこのように述べている。「産後の痢疾が起きるのは，飲食六因七情のために脾胃を損傷したからである。大腸に血液が滲出したりし，みな治療が困難である」。本症例では，産後の痢疾が長引いたために，痔疾を併発している。さらに下痢の後に後重するので，力むたびに痔核が圧迫されて破裂し，大量に出血する。そのためにますます気血が虚弱になり，息も絶え絶えといった状態である。
　初診時には，固本止血を治療の中心に据え，体力を増強するとともに，ひび割れた杯を補修して，血脱気陥に陥るのを防いだ。黄耆・白朮・地黄は気血を補い，生甘草は解毒し，川連・馬歯莧は邪を取り除いて湿熱を清利する。また仙鶴草・地楡炭・藕節炭などの止血固渋薬を大量に使うとと

もに，無花果で腸を潤すことによって，下痢をしたときの痔核への刺激を和らげた。

第2診では，下痢の回数が減り出血も次第に減少してきたので，本を増強して，正気が回復するのを待ってから残りの邪気を取り除いた。黄耆・白朮・茯苓は補気健脾し，地黄・芍薬は養陰して血を生み出し，杜仲・続断は肝腎を補って腰と膝を丈夫にし，臓連丸・地楡・槐花は痔出血を止める。

第3診では，次第に正気が回復し精力が充実してきたので，残りの邪気の清粛に重点を移した。白頭翁・黄柏炭・馬歯莧・焦山梔は清熱利湿して下痢を止める。このほかに補気健脾薬で，正気を鼓舞した。

第4診では，湿熱が除かれて下痢が止まり，体内に邪気は残されていなかったので，補養と固渋の両方に力を入れ，黄耆・白朮・茯苓・陳皮と訶子・罌粟殻とを併用した。患者の体内に積滞が残っていない場合には，大変有効である。

産後の痢疾の治療には，蕩滌は禁忌である。気血が虚弱になっていて，体力を支え切れないからである。繆仲淳(ぼくちゅうじゅん)もこの点をこう戒めている。「産後の痢疾は，どんなに積滞が多く，どんなに腹痛が激しくても，大黄などの瀉薬を使ってはならない。胃気を傷つけてしまい，ついには救済することができなくなってしまう」。体が虚していて症状が実しているときには，補養薬の中に，鶏内金・馬歯莧・白頭翁・枳殻などの消導去邪薬を加えるとよい。もしも気血がひどく虚していて，虚脱に陥る恐れがあるときには，大量の補薬で扶正し，正気が回復してから，再び扶正と去邪を同時に行えば，宿痾を治療することができる。

16．産後の左脚のだるさと痺れ

■|症　例|■

患　者：陶〇〇，25歳，既婚，労働者。

初　診：1960年2月4日
主　訴：初産から1カ月余りが経ち，悪露はすでに終わっているが，突然左脚がだるくなって痺れ，歩行が困難になったので来診した。現在産後40日である。左脚のだるさと麻痺が出てから数日経つが，いまだに思うように屈伸したり歩いたりすることができない。顔色が黄ばみ，めまいと目のかすみがある。舌質絳・苔薄白・脈細弦。
弁　証：産後血虚になっているところを寒邪に襲われた。
治　法：養血活絡
処　方：当帰9ｇ，絡石藤9ｇ，焦川芎4.5ｇ，川牛膝9ｇ，宣木瓜9ｇ，鶏血藤膏9ｇ，白朮6ｇ，炒枳殻4.5ｇ，桂枝4.5ｇ，製香附9ｇ，伸筋草9ｇ

第2診：2月7日。薬を服用後，脚と膝のだるさは治ったが，まだ歩きにくく，めまい・動悸・精神疲労・悪寒がある。
弁　証：気血が虚弱で，脈絡に寒邪が凝滞している。
治　法：気血を補い，経絡を温めて疏通させる。
処　方：当帰9ｇ，黄耆9ｇ，牛膝9ｇ，川芎4.5ｇ，熟地黄9ｇ（砂仁2.4ｇと混ぜる），白朮6ｇ，鶏血藤膏9ｇ，海風藤9ｇ，伸筋草9ｇ，肉桂2.4ｇ，木瓜9ｇ

第3診：2月11日。前回処方を3剤服用したところ，左脚のだるさと痺れは消失し，自由に歩けるようになったが，食欲不振と精神疲労がある。脈細軟・舌質絳・苔少。血虚による食欲不振である。健脾養血する。
処　方：当帰9ｇ，川芎4.5ｇ，熟地黄9ｇ，鶏血藤膏9ｇ，淮山薬9ｇ，焦白朮6ｇ，川牛膝9ｇ，宣木瓜9ｇ，茯苓9ｇ，陳皮6ｇ

　産後の失血過多で全身の関節が空疎になったときに，ちょうど厳寒の季節であったために，患者は起床時左脚に風寒の邪を感受し，経脈が凝滞して，だるさと痺れが現れるようになった。痺証の一種であり，『素問』痺論篇にはこう説明されている。「風寒湿三気雑わりて至り，合して痺とな

るなり」。

　初診時には，当帰・川芎・鶏血藤膏で補血行気したうえで，桂枝・牛膝を加えて薬効を下降させ，通絡行滞して患者の気血の循環を正常に戻した。絡石藤・伸筋草は去風通絡するとともに，だるさや痺れや疼痛などの感覚を消失させる。枳殻・香附子は行気して痛みを止める。薬を服用したところ症状は取れたが，完治にまでは至らなかった。

　第2診では，黄耆1味を加えて補気することによって，補血薬の血を生み出す能力を強化した。気と血とは表裏の関係にあって陰陽互根であり，血が失われれば気もまた消耗されるという原理にもとづいてのことである。そこに肉桂を加えて辛温駆寒し，気血を流通させた。また苦辛温で去風通絡し舒筋緩急作用のある伸筋草は，四肢がだるくて痺れ屈伸できないという状況を治療する専門薬であり，本症に最適である。

　第3診では，痺証はすでに治癒していたので，健脾養血を中心に，佐薬として活血通絡薬を加え，予後に万全を期した。

17．産後の浮腫

■症　例■

患　者：汪○○，37歳，既婚。
初　診：1963年9月
主　訴：出産後35日目であるが，食欲不振があり，顔と眼瞼部の浮腫が全身の浮腫へと拡がってきている。また精神疲労があって，顔色が蒼白く，眼瞼部が蚕のように膨らんでいる。脈虚緩・舌淡苔膩。小便は正常である。利水薬を飲んだことがあり，そのときには少し浮腫が引いたが，数日のうちにまた浮腫が現れた。
弁　証：産後の脾虚による浮腫である。
治　法：健脾補中

処　方：潞党参2.4ｇ，黄耆９ｇ，白朮６ｇ，黄精９ｇ，茯苓９ｇ，陳皮６ｇ，
　　　　枳殻4.5ｇ，薏苡仁12ｇ，赤小豆12ｇ，綿花根30ｇ，紅棗７枚
予　後：上記の処方を加減し数剤を服用したところ，浮腫は消失し，精力
　　　　も充実してきた。

　本症例では，出産で体が虚弱になったために，食欲不振が現れている。
これは脾が虚して気が滞ったからであり，浮腫が現れたのもそのためである。脾臓は消化吸収を主り，また水をコントロールするので，脾が虚せば土が水を制御することができなくなり，水湿が氾濫して皮膚に溢れ出す。『素問』至真要大論篇は「諸湿腫満,皆脾に属す」と述べ,脈要精微論篇も「脾脈軟にして散，色沢わざるものは，まさに足腫脹して水状のごときを病むべきなり」と述べている。脾陽が不足すれば，全身倦怠感が現れて力が入らず，白昼でも瞼が重く，ひたすら眠くなる。また頻尿になり，ときには失禁することもある。本症例の治療では,助気分水湯(『石室秘録』方,白朮・人参・茯苓・薏苡仁・陳皮・莱菔子）を加減して用いた。党参・黄耆・白朮・黄精は補脾益気することによって，水分をコントロールする能力を強化する。脾が健康になれば運化機能が正常になるので，水分が蓄積することはなくなる。茯苓・薏苡仁・赤小豆は滋養し，利湿して浮腫を消す。枳殻・陳皮は気を巡らせて腫脹を消す。腫脹が消えれば，浮腫もまたやがて消失する。
　綿花根と紅棗を併用したのは，民間療法を採用したものであり，非常に効果がある。綿花根は，気を補って健脾するとともに，利水して腫脹を消す。これに紅棗を加えることによって，中焦を安定させて脾気を養うとともに，強壮し浮腫を消すことができる。ただしこの薬味は通経作用があるので,悪露がなくならないうちに使用すると,悪露を増加させる恐れがある。

18. 産後の乳汁欠乏症

■|症　例|■

患　者：王〇〇，27歳，既婚，農民。

初　診：1959年10月22日

主　訴：患者は9月に第3子を出産した。現在は産後45日目になるが，顔色が黄ばみ，めまい・目が眩む・精神疲労・腰がだるい・胸悶・腹脹などの症状があり，乳汁が欠乏しているために嬰児が飢えて泣き，産婦を悩ませている。脈細軟・舌質淡・苔薄白。

弁　証：気血が虚損しているために，乳汁を供給することができないのである。

治　法：健脾益血し，乳汁を増加させる。

処　方：当帰6g，黄耆9g，川芎4.5g，焦白朮6g，白芍6g，陳皮6g，鬱金6g，路路通6g，炒枳殻4.5g，通草6g，茯苓9g

第2診：10月26日。薬を服用後，乳汁は次第に増加し，めまいや胸悶などの症状も次第に好転してきた。現在は腰がだるくて四肢に力が入らず，大便がすっきり出ない。

弁　証：肝腎の虚損で，血少腸燥である。

治　法：固腎養血し，乳汁の出をよくし腸を潤す。

処　方：当帰9g，黄精9g，川芎4.5g，黄耆9g，淮山薬9g，甜蓯蓉9g，黒芝麻9g，杜仲9g，狗脊9g，白朮6g，絲瓜絡9g

　産後気血が虚損しているものは，乳汁が不足ぎみになる。『婦人大全良方』もこのように述べている。「乳汁が出ないのは，気血が虚弱で経絡が調わないためである」。乳汁は血から化生されるので，乳汁の源である血が虚せば，乳汁が不足するのは当然のことである。したがって，このようなときには行乳薬で疏通するだけでは役には立たない。まず気血を補うべきで

あり，そのうえで佐薬として1～2味通乳薬を加えれば，効果が現れる。本症例の処方は，黄耆八物湯（『医略六書』方，熟地黄・黄耆・白朮・茯苓・当帰・川芎・白芍・炙甘草）を加減したものである。当帰・白芍・川芎は補血・養血・活血し，黄耆は気を補い，白朮・陳皮・茯苓は脾胃を丈夫にして気血の源泉を充満させ，鬱金は寛中解悶し，枳殻は気をめぐらせて腫脹を消す。路路通と通草は，性質が穏和で，乳汁を促す作用が強い薬である。

第2診では，本を補ったうえで，絲瓜絡1味だけを加えて乳汁の出をよくした。乳汁の源泉である気血が充足すれば，乳汁は自然に増加するので，通乳薬だけに頼る必要はない。

虚証の乳汁不足には，薬を服用する以外に，補助的に食事療法を組み合わせるとよい。たとえば猪蹄煎湯や赤豆湯などを飲むという方法である。このほかに，もう1つ簡単で有効な方法がある。それは重湯であり，お粥が沸騰したときに表面にできる泡だった濃い汁を，少し冷まして温かいうちにお茶代わりに飲めば，和胃して津液を発生させ，乳汁を増加させる効果がある。安価で効果があるので，一度試してみるとよい。

虚証の乳汁欠乏症の場合は，体が虚弱なために乳汁が少なくなっているので，通常乳房が脹ることはない。しかし実証の乳汁欠乏症の場合は，体は丈夫で乳汁が鬱滞しているので，突然乳汁が減少して乳房部が脹痛する。治療は，涌泉散（『医宗金鑑』婦科心法篇方，王不留行・白丁香・漏芦・天花粉・僵蚕）に香附子・砂仁・枳殻・合歓皮を加えて，理気通乳する。

婦人科雑病

1．月経不順による不妊症

■症 例■

患　者：孔〇〇，25歳。

初　診：1961年4月12日

主　訴：患者は生まれつき虚弱であり，初潮を迎えたのは19歳であった。その後月経は3カ月に1回あったが，結婚して7年になるがまだ妊娠していない。顔色が黄ばみ，精神疲労・胸悶・めまい・腰がだるい・四肢に力が入らないなどの症状がある。月経は3カ月に1回であり，今現在で2カ月余り月経が来ていない。近頃では精神状態が悪く，夜安眠できない。脈細弦・舌質淡・苔白。

弁　証：腎虚肝鬱証であり，気血が不足している。

治　法：補腎養血・健脾解鬱

処　方：当帰9ｇ，川芎4.5ｇ，香附子9ｇ，白朮6ｇ，陳皮6ｇ，茯神9ｇ，丹参9ｇ，黄耆9ｇ，巴戟天9ｇ，仙霊脾12ｇ，菟絲子9ｇ

第2診：4月14日。薬を服用後，胸悶は治り，夜も安眠できるようになった。しかし全身の関節がだるくて痛み，ときどき冷えを感じ，腰がだるく膝に力が入らない。

弁　証：肝木はすでに条達しているのだが，血虚と腎虚が残っている。

治　法：補腎益血・温経活絡

処　方：狗脊9ｇ，杜仲9ｇ，続断9ｇ，当帰9ｇ，亀板12ｇ（先煎），阿膠9ｇ，川芎4.5ｇ，黄耆9ｇ，熟地黄9ｇ，桂枝2.4ｇ，陳

艾6g

第3診：4月19日。治療後，四肢の関節の疼痛はやや好転し，月経も2カ月ぶりに始まって今日で3日目になる。しかし出血量が少なく，色が薄い。腰背部にだるさと痛みがあり，小腹部が冷え，顔色が悪い。脈細遅・舌質淡・苔薄白。

弁　証：腎虚血少であり，衝任の虚寒である。

治　法：肝腎を補い，子宮を温め調経する。

処　方：当帰9g，白朮6g，陳皮6g，狗脊9g，続断9g，鹿角霜9g，秦艽9g，黄耆9g，阿膠9g，香附子9g，肉桂2.4g

第4診：6月3日。3カ月に1回であった四季経が，治療のおかげで昨日1カ月半ぶりに始まった。これはよい徴候であり，出血量も色も前回よりもよい。ただ腰がだるく，四肢に力が入らない。肝腎を補い，経水を調える。

処　方：当帰9g，川芎4.5g，熟地黄9g，香附子6g，巴戟天9g，丹参9g，紫河車6g，杜仲9g，続断9g，陳皮6g

第5診：6月7日。そろそろ月経が終わるが，腰がだるく，めまいと精力減退がある。

弁　証：体の虚弱がまだ回復していない。

治　法：2日間，気血を増強する。

処　方：熟地黄9g，製首烏9g，白芍6g，黄耆9g，杜仲9g，続断9g，紫河車6g，狗脊9g，白朮9g，蘇梗6g，茯苓9g

第6診：6月23日。めまい・胸悶・食欲不振・精神疲労がある。患者は生まれつき虚弱で，疰夏〔夏期に幼弱な児童に発生。体質により夏ばて・夏季熱などの症状が現れる〕の既往歴がある。脈細緩・苔薄膩。

弁　証：暑湿が結合して胸部を塞いでおり，気虚血少である。

治　法：寛胸和胃・益気養血

処　方：当帰9g，黄耆9g，五味子4.5g，藿香2.4g，蘇梗4.5g，薔薇花2.4g，黄柏1.5g，砂仁2.4g（後下），製黄精9g，川芎4.5g，

陳皮6g
第7診：6月29日。脈細弦・舌質淡・苔薄。腰背部が痛み，冷える。腎虚血少で，気血が凝滞している。経絡を温めて疏通し，衝任を補填する。
処　方：鹿角霜9g，当帰6g，熟地黄9g，製首烏9g，阿膠9g，紫河車6g，黄精9g，嫩桑枝9g，桑寄生9g，秦艽9g，桂枝4.5g
第8診：8月3日。月経がまたこの2カ月間来ていない。胸悶・食欲不振があり，食欲がやや落ちている。舌苔薄膩・脈細緩。
弁　証：脾が湿に塞がれている。
治　法：肝腎を補い，暑湿を除く。
処　方：当帰9g，川芎4.5g，熟地黄9g，白芍6g，五味子4.5g，杜仲9g，黄精9g，白朮4.5g，藿香4.5g，佩蘭6g，仏手柑6g
第9診：8月8日。前日から月経が始まった。前回からは2カ月余りの間があいているが，四季経よりは早くなっている。量は少なく，色は正常である。また胸悶があり，少し腰がだるい。
治　法：調経益血し，衝任を補う。
処　方：当帰9g，紫河車9g，熟地黄9g（砂仁2.4gと混ぜる），丹参9g，巴戟天9g，菟絲子9g，黄耆9g，白朮6g，製香附9g，炒枳殻4.5g，陳皮6g
第10診：1962年1月27日。前年，薬を服用して治療したところ，8月16日と10月の初めに月経があった。間隔は1カ月半であり，周期が次第に正常になりつつあり，症状も好転していた。しかし現在はまた3カ月余り月経がなく，めまい・精神疲労・潮熱・悪寒・悪心・頻尿があり，脈は滑数である。これは妊娠の兆候である。
治　法：寛中和胃
処　方：蘇梗4.5g，白朮6g，陳皮6g，茯苓9g，炒枳殻4.5g，白芍6g，代代紅2.4g，荷梗60cm（棘を取る），左金丸2.4g（包），

　　　　太子参4.5g
第11診：2月28日。妊娠4カ月であり，胸悶・めまい・足腰がだるいなど
　　　　の症状がある。
治　　法：健脾安胎
処　　方：焦白朮9g，陳皮6g，太子参9g，菟絲子9g，覆盆子9g，
　　　　杜仲9g，続断9g，熟地黄9g，蘇梗6g，苧麻根9g

　不妊症は月経不順との関わりが深く，『女科切要』はこう述べている。
「女性で子供ができないのは，月経不順が原因である。そして月経不順の
原因は，七情損傷などの内因や，六淫などの外因，気血の偏りや陰陽相乗
などである」。つまりこの一文は，月経不順が不妊症の重要な原因の1つ
であることを説明している。また朱丹渓は「子供が欲しいと思ったら，ま
ず月経を調整するしかない」と述べている。月経が周期通りになれば，妊
娠する機会が増えるからである。そして月経を調整するには，弁証求因・
審因論治し，虚であれば補い，鬱であれば疏泄し，寒であれば温め，熱で
あれば清熱するしかない。月経が正常になり体が健康になれば，妊娠でき
るようになる。

　そして月経周期が正常になってきたときには，さらに次のような処置を
とるとよい。たとえば腎気が不足していて性欲が淡白なものは，排卵期前
後に，鹿角霜・紫河車・巴戟天・仙霊脾などの衝任を補う薬を服用すれば，
妊娠しやすくなる。

　本症例では，患者が19歳で初潮を迎えていることから，子宮の発育不全
があり，生まれつき虚弱であると考えられる。月経は3カ月に1回であり，
結婚後7年間妊娠しておらず，情緒もまた抑うつされている。そこで初
診時には，舒肝鬱と補腎気の両方を考慮し，加味交感丸（『女科要旨』方，
香附子・菟絲子・当帰・茯神）を主薬として，当帰・川芎などの養血調経
薬を加えた。

　第2診では，患者の情緒が安定し，症状に好転の兆しがみられたが，腎
虚血少で衝任の虚寒があったので，肝腎を補い子宮を温めた。百子建中湯

(『済陰綱目』方，当帰・川芎・白芍・熟地黄・阿膠珠・陳艾)を主薬とし，桂枝を加えて経絡を温め疏通するとともに，気血の寒凝を原因とする関節の疼痛を治療した。

第3診では，月経は始まったが，経血が少なく小腹部に冷感があったので，調経と子宮を温めることの両方に重点を置き，婦人帰附丸(『済陰綱目』方，香附子・当帰・鹿角霜)を主薬として，肉桂を加えて子宮を温める力を強化した。

第4，5診では，ちょうど月経が始まっており，周期が正常になりつつあったので，治療は養血補腎を中心として，紫河車を加えて子宮の発育を促した。

第6診では，ちょうど蒸し暑い時期だったので，患者にはもともと疰夏の既往歴があったこともあり，暑湿に塞がれて精力が減退し，食欲不振があった。そこで黄耆・熟地黄で気血を増強し，さらに藿香・蘇梗・薔薇花を加えて暑湿を清化し，胃気を鼓舞した。

第7診では，腰背部が冷えて痛んだので，鹿角霜で督脈を温めるとともに，紫河車で子宮の発育を促した。

第8診では，ちょうど暑い盛りで食欲が減退していたので，藿香・佩蘭・仏手柑などの時令薬で脾胃を丈夫にするとともに，四物湯で養血調経した。

第9診では，月経が始まっていたので，衝任を補養調整した。このあと1カ月余りでまた月経が訪れ，周期がほぼ正常に戻り，まもなく妊娠した。

第10診では，すでに妊娠3カ月余りになっており，月経を調整すれば妊娠するという説を証明する結果となった。臨床においてもこの説は大変有効であり，実践において大きな成果をあげている。

婦人科雑病

2．乳房部の脹満と不妊症

┃症　例┃

患　　者：陳○○，30歳，労働者。

初　　診：1960年8月13日

主　　訴：脈細弦・苔薄黄。以前1回出産したことがあるが，すぐに死亡してしまい，その後10年間妊娠せず，たびたび治療を受けているが，効果がない。月経は通常よりも2日早く，1週間ほど前から胸悶と乳房部の脹満などの症状がある。また月経が始まってからは，小腹部も脹満し，食欲がなく，腹の中を気が上下に遊走する。これらの症状は，月経が始まってから2日後には消失するが，このようなパターンが数年以上続いている。また精神状態が悪くてイライラし，肝気が鬱結している。そこで疏解治療を施すとともに，患者にこう伝えた。「以前1度出産したことがあるので，胸悶気脹などの症状が取れれば，妊娠する可能性がある。信念をもってのんびりと構えることです」。

処　　方：香附子9g，鬱金9g，白朮6g，当帰9g，白芍6g，陳皮6g，茯苓9g，合歓皮9g，蘇羅子9g，路路通9g，柴胡2.4g

月経前胸悶と乳房部の脹満が現れたときから月経の1～2日目まで薬を服用するよう指示した。

予　　後：患者は4カ月半後に再び訪れ，このように述べた。月経前に薬を服用したところ，腹の中がごろごろと動きだし，まもなくおならとげっぷが出て胸脘部がすっきりし，小腹部の脹満や乳房部の脹満もなくなった。今日でもう50日間月経がないと。そこで診察してみたところ，脈は滑数で，舌苔は薄く黄色い。また悪寒・悪心・頻尿などの自覚症状がないかを訊ねたところ，患者はうなずいて精神疲労もあると述べた。間違いなく妊娠の症状である。患者は

その後1961年10月に無事出産した。

　月経前に胸悶や乳房部の脹満などの症状が現れるもののうち，6～7割は不妊症を伴っている。そもそも乳房部は胃に属し乳頭部は肝に属しているので，気持ちが塞ぎ込み肝気が鬱滞し，木が横逆して土を克せば，月経前に胸悶・腹脹・乳房部の脹痛などの症状が現れ，同時に妊娠を邪魔していることがよくある。

　本症例では，若いうちに出産してその子がすぐに亡くなったために，気持ちが抑うつされ，10年間妊娠できなかった。治療は逍遙集成方（柴胡・当帰・白朮・白芍・茯苓・炙甘草）を加減して使用した。香附子・鬱金・合歓皮は開鬱行気して怒りを鎮め，肝木を条達させて気持ちをのんびりさせる。当帰・芍薬は養血斂陰し，白朮・陳皮・茯苓は脾胃を丈夫にし，和中補土して気持ちを安らかにする。蘇羅子・路路通は肝経の気滞を疏泄し，胸腹部の気脹を消す。柴胡は厥陰経の引経薬であり，鬱熱を冷まして疏泄し，煩躁を除く。以上の処方は，月経前乳房部の脹満が現れたときから，月経が始まって1～2日目まで服用するとよい。そして次回もまた同じことを繰り返し，3～4クール続ければ，効果が現れる。

3．気瘕〔気滞で生じる腹部の積塊〕

■|症　例|■

患　者：王〇〇，35歳。
初　診：1959年12月4日
主　訴：患者は27歳のときに結婚したが，結婚後8年経っても妊娠しておらず，月経周期が乱れている。7月2日，腹痛のために入院し，3週間後に退院した。11月には，腸閉塞のために再び入院した。そして12月にも腹部が膨張して激しく痛んだので，来診した。腹

部に瘕塊があり，膨張して痛む。塊は押すと動き，音がする。胸悶・食欲不振・食べ物の味がしないなどの症状がある。脈虚緩・苔薄白。

弁　証：瘕塊は気が集まってできたものであり，瘀結である。
治　法：温中理気
処　方：製香附9ｇ，広鬱金6ｇ，小茴香4.5ｇ，川楝子9ｇ，酢呉萸2.4ｇ，枳殻4.5ｇ，蘇羅子9ｇ，路路通9ｇ，広木香2.4ｇ，烏薬4.5ｇ，生甘草2.4ｇ

第2診：12月6日。患者の訴えによれば，薬を服用後，お腹がぐるぐると鳴りだし，気塊が跳ね回り始めたという。やがてすぐにおならが連続して出ると，瘕塊が次第に小さくなっていき，腹痛も治った。
治　法：薬が的中したので，引き続き温中行気する。
処　方：製香附9ｇ，広鬱金6ｇ，炒枳殻4.5ｇ，陳皮6ｇ，呉茱萸4.5ｇ，川楝子9ｇ，小茴香2.4ｇ，炒烏薬9ｇ，生甘草3ｇ，焦山楂9ｇ，沈香曲9ｇ

第3診：12月8日。腹部の瘕塊は消え，疼痛も8割程度は治ったが，胸悶と悪心があり，口の中が苦くて食べ物の味がわからず，夜安眠できない。脈虚弦・舌苔薄白。
弁　証：木鬱克土
治　法：理気和胃
処　方：柴胡4.5ｇ，当帰9ｇ，白芍6ｇ，枳殻4.5ｇ，青皮6ｇ，川楝子9ｇ，小茴香4.5ｇ，広木香4.5ｇ，呉茱萸2.4ｇ，炒川烏6ｇ，台烏薬6ｇ，甘草2.4ｇ

第4診：12月10日。腹部の瘕塊は消え疼痛も治ったが，外見的には腹部がまだ大きく膨らんでいる。脈細弦・舌苔白膩。
弁　証：まだ気が滞留している。
治　法：さらに疏達させなければならない。理気疏泄する。
処　方：製香附9ｇ，小茴香4.5ｇ，広木香4.5ｇ，炒芍薬6ｇ，炒枳殻4.5ｇ，焦山楂9ｇ，白蒺藜9ｇ，沈香米2.4ｇ（後下），呉茱萸2.4ｇ，川楝子9ｇ，炒檳榔4.5ｇ

第5診：12月13日。腹部の脹痛は消え，外見も正常に戻り，食欲も出てきた。
治　法：脾胃を調整し，原状回復させる。
処　方：当帰9 g，炒川芎4.5 g，煨木香4.5 g，炒烏薬6 g，炒枳殻6 g，焦山樝9 g，白蒺藜9 g，小茴香4.5 g，焦白朮6 g，新会皮6 g

　本症例は純然たる気聚であり，胃腸の気滞が原因である。そして気塊が腸管を塞いだために，腹部が大きく膨張したのである。この塊は押すと音がして移動し，夜も動き回って安眠できず，腹痛・胸悶・食欲不振などの症状を伴っていた。
　本症例の治療は，温中理気が原則であり，『医宗必読』もこのように述べている。「気積のうち軽症のものには，木香・枳殻・厚朴・橘紅を使い，重症のものには枳実・牽牛子を使う」。その意図するところは，気分を疏泄することである。本症例で使用している茴香・木香・沈香・呉茱萸は温中し，胃腸の機能を促進して運化能力を強化することによって理気している。また蘇羅子・路路通・香附子・鬱金・枳殻・青皮などの理気薬は渋滞を散逸させ，ガスを排出させる。薬を服用したところ，腹腔内が騒ぎ出し，おならがたて続けに出て，結塊が次第に消失し，腰痛も治った。
　通気作用が最も強力なのは，蘇羅子と路路通である。蘇羅子とは娑羅子のことであり，『本草綱目』では，天子栗と呼んでいる。性味は甘温で，理気寛中・殺虫し，胸脘部の脹痛や疝積痢疾などを治療する。路路通とは楓実のことであり，九孔子・楓果・摂子ともいう。その効能は，目がよく見えるようにし，湿を除き，経絡の拘攣を和らげることであり，香りがよいので，寛胸理気する作用もある。現代ではこれを単味で丘疹の治療に使っている。両者を合わせて使えば，腹腔内が音を立てて動き出し，まもなく上からはげっぷが，下からはおならが出て，腹脹は消失する。非常に優れた駆風薬である。

4. 炙臠症(しゃれん)（梅核気）

■症 例■

患　者：余〇〇，51歳，既婚。

初　診：1960年1月5日

主　訴：10年前，崩漏が止まらなくなって子宮切除手術を受けたことをきっかけに，精神的に落ち込み，胸が塞がれ，食欲不振を覚えるようになった。やがて物を呑み込むと，喉に1塊の肉が張り付いているような感覚を覚えるようになり，呑み込むことも吐き出すこともできず，食事にも支障をきたし，非常に不快である。いつもめまいと不眠があり，炙った肉に喉を塞がれたようであり，精神状態も悪い。脈細数・舌苔薄黄。

弁　証：この疾患は，気が喉に鬱結したものであり，現代でいうところの梅核気である。

治　法：鬱結を散逸させる。

処　方：香附子9g，鬱金9g，川芎4.5g，炒枳殻4.5g，佩蘭根6g，合歓皮9g，帯殻砂仁2.4g（後下），焦梔子9g，青蒿9g，烏梅1枚，炙甘草2.4g

第2診：1月7日。薬を服用後，喉の塞がりは少しよくなったようだが，咽喉部の乾燥と心煩・不安感があり，イライラして怒りっぽい。

弁　証：気鬱が熱に変わったのである。

治　法：疏肝清熱

処　方：柴胡2.4g，黄芩6g，青蒿9g，木香2.4g，枳殻4.5g，蘇梗2.4g，砂仁2.4g（後下），合歓皮9g，烏梅1枚，炙甘草2.4g，荷梗60cm（棘を取る）

第3診：1月11日。患者の訴えによれば，前日内熱があって口が乾き，胸に気が突き上げ，心煩して不安感があったが，今日は少しよいと

弁　証：胃が不和であるために気が上逆しているのである。
治　法：昇鬱降逆
処　方：旋覆梗4.5ｇ（包），柴胡2.4ｇ，青蒿９ｇ，合歓皮９ｇ，炒枳殻4.5ｇ，姜半夏６ｇ，全栝楼９ｇ，薤白頭６ｇ，新会皮６ｇ，焦穀芽９ｇ，荷梗60㎝（棘を取る）

第４診：１月18日。治療後，胸がすっきりし，喉に肉があるような感覚もなくなった。顔色が黄ばんでいる。
治　法：養血扶土
処　方：柴胡4.5ｇ，当帰９ｇ，白芍６ｇ，枳殻4.5ｇ，鬱金15ｇ，青蒿９ｇ，旋覆梗4.5ｇ（包），合歓皮９ｇ，全栝楼９ｇ，佩蘭６ｇ，蘇梗６ｇ
予　後：薬を服用後，完治した。

　炙臠についての最も早い記述は，『金匱要略』婦人雑病脈症併治篇である。「婦人の咽中に炙臠有るがごときは，半夏厚朴湯（半夏・厚朴・茯苓・生姜・蘇葉）これを主る」。また『千金方』もこの疾患を形容して，こう述べている。「喉の中に炙った肉が貼りついているようで，吐こうとしても吐き出せず，呑もうとしても呑み込めないのがこの症状である」。後世の人々は，この疾患の症状が，梅の種が喉を塞いで呑み込むことも吐き出すこともできない状態に似ていることから梅核気と名づけた。情志疾患に属し，精神が抑うつされてあれこれと思い悩むために，肝鬱胃呆〔胃の収納機能が停滞〕となって気が喉を塞ぎ，発症するのである。『王氏簡易方』も，このように解釈している。「物事にこだわってくつろぐことのできない女性は，七気が損傷されることがよくある。すると気が胸膈部を塞いで，梅の種に喉を塞がれているように感じるようになり，なかには満悶して昏倒しそうになる者さえいる。特に産婦にはこの症状が多く，ときどき香附子を交えながら，半夏厚朴湯を根気よく飲み続ければ，治すことができる」。

　本疾患は自覚症状だけであり，検査してみると実体が存在するわけではない。治療は開鬱寛胸・健脾散結を中心とする。半夏厚朴湯は温薬である

ので，気鬱があってしかも胃寒のあるものに適応する。しかし臨床においては，もともと内熱があり口渇のあるものが多いので，その場合には，越鞠丸（朱丹渓方：香附子・蒼朮・川芎・神麹・山梔子）を使用する。

本症例では，喉の塞がりと鬱熱があったので，初診時には香附子・鬱金・合歓皮で寛胸開鬱して，憂うつ感を取り除いた。枳殻は破気散結し，砂仁・佩蘭は脾胃を丈夫にし，山梔子・青蒿は清熱散鬱する。

第2診では，肝熱症状が強かったので，柴胡・黄芩を加えて，肝経の鬱熱を取り除いた。荷梗は通気寛胸する。

第3診では，胃の具合が悪く，気が上逆していたので，旋覆梗・姜半夏を加えて降逆し，薤白頭で開胸泄気した。鬱熱が除かれ，気結が消滅したので，喉が塞がれるという症状もなくなった。

第4診では養血疏肝・健脾通気したところ，症状は完治した。

5．陰挺〔子宮脱〕

■症 例■

患　者：毛〇〇，35歳，既婚，農民。
初　診：1960年6月23日
主　訴：産後すぐに動き始めたため，しゃがんで洗濯をしていたときに突然下腹部が脹満し，子宮が脱出してしまった。それからは横になっていれば治まっているが，立ち上がると下垂して脱落するようになった。また腰がだるく，帯下と精神疲労がある。現在，子宮脱になってから3カ月が経つ。検査では2度の子宮下垂と診断された。顔色が蒼白く，腰がだるく膝に力が入らない。舌質淡・多苔・脈虚弱。
弁　証：気虚のために下垂したのである。
治　法：扶正固托

処　方：潞党参9g，生黄耆9g，淮山薬9g，焦白朮9g，白芍6g，升麻2.4g，五味子4.5g，炒枳殻4.5g，丹参9g，大熟地9g，新会皮6g

　　　　ほかに外治法として，薫洗方を併用した（川黄柏9g，金銀花9g，蛇床子12g，炒枳殻12g，五倍子9g）。

第2診：6月25日。治療後子宮は上昇したが，歩くと小腹部に下垂感があり，足腰がだるい。

治　法：固腎益気して治療効果を高める。

処　方：黄耆9g，升麻3g，白朮6g，白芍9g，五味子4.5g，炒枳殻4.5g，杜仲9g，川断9g，狗脊9g，丹参9g，陳皮6g

第3診：6月29日。子宮脱は治り，下垂感も消失した。現在は食べ物がおいしくなく，少し腰がだるい。

治　法：固腎健脾

処　方：白朮6g，新会皮6g，茯苓9g，白芍6g，黄耆9g，丹参9g，炒枳殻3g，蘇梗6g，佩蘭6g，狗脊9g，杜仲9g，金桜子12g

　陰挺を，民間では「落袋」という。また清代・陸以恬の『冷廬医話』は，浙江省の方言として，「魚袋」という異名を書き残している。これは，脱垂した子宮の形状が袋に似ているからであり，江蘇省の病名もまたこれと似たものになっている。また宋代の『婦人良方』にも「陰挺下脱」という名称が記載されており，これは内経にある「㿗疝」のことであると『医宗金鑑』が指摘している。病因は，体の虚弱からくる中気不足であり，そのために腎気が固摂できなくなり，胞絡が弛緩したのである。そもそも脾は後天の本であり，気血の源であるので，脾気が虚弱になれば運化作用が働かなくなって，中気が不足する。また腎は先天の本であり，子宮に繋がっているので，腎気が損傷されれば，胞絡が弛緩して子宮が脱垂しやすくなる。また産後1カ月も経たないうちに労働したり咳嗽を患ったりすれば，腹圧が増大して発作を発生させる誘因となる。

治療は，脾腎を補い，昇提固脱を中心とする。常用される成方は，補中益気湯（李東垣方，黄耆・人参・甘草・白朮・陳皮・当帰・升麻・柴胡）である。しかしこの処方は，中気を補うことに重点があり，腎虚については想定されていない。ところが本症例の患者にはいつも腰のだるさがあり，下垂の度合いが強ければ強いほど腰のだるさが強くなっていることからも，胞絡と腎経との深い関わりを推測することができる。そこで本症例では，脾腎双方を治療することにした。人参・黄耆・白朮・陳皮は中気を補い，杜仲・続断・狗脊・五味子は肝腎を補う。また升麻は下陥を昇提して固托し，丹参・枳殻と併用することによって，いっそう効果を高める。現代の実験結果によれば，この薬味は子宮を収縮させて子宮の血液循環を促し，その栄養状態を改善することによって，子宮の靱帯を強靱にすることができるという。

　また子宮が脱垂すると，子宮自体が衣服や寝具と摩擦を起こして表層部が擦過傷を負い，そこから感染して，腫痛やびらん，白帯の増加を引き起こすことがある。このような症状を，薛己の『女科撮要』は，「肝経の湿熱」であると述べている。この場合には，竜胆瀉肝湯（『局方』，竜胆草・柴胡・沢瀉・車前子・木通・生地黄・当帰尾・山梔子・黄芩・甘草）を服用するとともに，薫洗方（初診時を参照）で治療して，湿熱症状が消失するのを待ってから，下陥を昇提する。

6. 膣内が乾燥して引きつって痛む

▌症　例▌

患　者：鄒〇〇，27歳，既婚，労働者。
初　診：1962年2月11日
主　訴：患者はたびたび出産し，現在も16カ月の離乳した幼児がいる。産後，現在に至るまで月経がなく，顔色が黄ばむ・めまい・目のかすみ・

　　　　　腰がだるい・四肢に力が入らない・精神疲労・性欲が淡白である
　　　　　などの症状がある。そして膣内の分泌物が欠乏して乾燥し，とき
　　　　　どき引きつって痛み，性交時には滑りが悪く不快感がある。また
　　　　　小腹部には虚冷感がある。尺脈微弱・舌質淡・舌苔薄白。
弁　証：命門の虚弱であり，腎陰が不足している。
治　法：命門を強化し，腎水を滋養する。
処　方：淡附片9g，肉桂3g，巴戟天9g，仙霊脾12g，紫河車9g，
　　　　　紫石英9g（先煎），当帰9g，山萸肉9g，女貞子9g，狗脊9g，
　　　　　肥玉竹9g
第2診：2月19日。薬を服用後，気持ちがやや高揚し，性交時にも分泌物
　　　　　が出るようになって疼痛はなくなった。現在は陰部に虚冷感があ
　　　　　り，腰がだるい。
弁　証：命門の火が衰えている。
治　法：衝任を温めて補う。
処　方：淡附片6g，肉桂2.4g，鹿角霜9g，仙霊脾12g，紫石英9g
　　　　　（先煎），巴戟天9g，五味子4.5g，製冬朮6g，肥玉竹9g，
　　　　　製首烏9g，狗脊9g
第3診：2月24日。治療後すべての症状がなくなり，性感も戻って膣内の
　　　　　乾燥した感じがなくなり，下肢が温まるようになって，気持ちも
　　　　　落ち着いた。さらに腎気を温めて補い，治療効果を高める。
処　方：鹿角霜9g，紫河車9g，仙霊脾12g，巴戟天9g，金桜子9g，
　　　　　菟絲餅9g，製首烏9g，肥玉竹9g，淮山薬9g，杜仲9g，
　　　　　続断9g

　腎は水を主るとともに，相火の源でもある。明代・虞摶の『医学正伝』
は，次のように述べている。「両腎は真元の根本であり，生命を左右する
ものである。また腎は水臓でありながら，その中には相火が存在してい
る。それはいわば水栓のような役割を果たし，それが開くことによって水
が流れ出す」。また清代・周自閑は「命門とは，人体の真陽であり，腎中

の元陽である」と指摘している。ところが本症例の患者は，多産のために妊娠がしっかりせず，性欲が淡白で，小腹部や下肢に虚冷感がある。これは命門の火が衰えているのであり，そのために膣内が乾燥するのである。そして腎もまた欠損しているので，虚症状が次々と起こっている。

そこで初診時には，命門を温め，腎水を滋養することによって，命門を補った。周自閑によれば，「古来から命門の治療法とは，腎陽を温めて補うことにほかならず，ほかに方法はない」という。そこで附子・肉桂・巴戟天・仙霊脾・狗脊などの薬で腎を温めて陽を助け，当帰・山茰肉・女貞子・玉竹などで腎水を潤し，紫河車で傷ついた子宮を補填した。薬を服用後は，腎陰が回復し膣内の分泌物は増加したが，陰部の虚冷感が残った。

そこで第2診では，動物性の薬味である鹿角霜を加えて，おおいに補った。すると下肢が温まり，性感も回復した。

第3診では，肝腎を補うために杜仲・続断・金桜子・菟絲子を加え，治療効果を高めたところ完治した。

7．内性器炎

■症 例■

患　者：胡〇〇，38歳，既婚。
初　診：1963年6月28日
主　訴：患者は3回の出産と2回の流産経験がある。2月，2回目の流産のあと，4カ月余り熱が下がらず，病院で抗生物質の注射を受けたが効果がなかった。現在は胸悶・潮熱・足腰がだるい・精神疲労などの症状があり，悪臭を伴う膿状の帯下があり，ときどき血液が混じる。検査の結果，内性器炎と診断された。脈細数・舌苔薄黄。患者の訴えによれば，今回の流産のあとすぐに避妊をしたが，現在まで3カ月間月経がきていないという。小腹部に鈍痛があり，

　　　　膣から悪臭を伴う膿状の帯下が流れ出し，小便にも糸状の血液が
　　　　混じり，口の渇きがある。
弁　証：湿熱内蘊・陰虚火旺
治　法：養陰清熱
処　方：鮮生地30ｇ，大紅藤15ｇ，川柏９ｇ，知母９ｇ，甘草梢4.5ｇ，淮
　　　　山薬９ｇ，粉丹皮９ｇ，茯苓９ｇ，山萸肉９ｇ，樗白皮12ｇ
再　診：上記の処方を加減し，９月末から10月15日までの半月間服用させ
　　　　た。すると潮熱は消失し，濁った帯下が減少し，血尿も止まり腹
　　　　部が軽く感じられるようになった。ただ精神疲労が残り，大便が
　　　　乾燥してすっきり出ない。
治　法：健脾固腎し，残りの邪気を取り除く。
処　方：黄耆９ｇ，白朮６ｇ，新会皮６ｇ，生地黄９ｇ，菟絲餅９ｇ，山
　　　　萸肉９ｇ，甜蓯蓉９ｇ，川黄柏９ｇ，茯苓９ｇ，白槿花９ｇ，甘
　　　　草梢4.5ｇ

　本症例は，流産して体が虚弱になったときに，感染症に罹ったのである。病気に対する抵抗力が弱まっていたために，湿熱が内蘊し，小腹部が疼痛し膿状の帯下が出るようになった。そしてこれを半年余りも放置していたために，心身ともに疲弊し，非常に治りにくい状態になっていた。陰虚火旺症状であるので，知柏八味丸を加減して投与した。鮮生地は清熱滋陰し，山薬は脾を補って腎を固摂し，山萸肉は肝を温めて帯脈を固摂し，牡丹皮は君相火の伏火を清解し，涼血して熱気を冷ます。茯苓は健脾化湿し，沢瀉は膀胱の湿邪を瀉し，知母・黄柏は清熱化湿して下焦の虚火を消去する。金銀花は清熱解毒し，樗白皮は燥湿して帯下を止める。甘草梢は清熱解毒作用が強く，『本草逢原』が癰疽腫毒の治療に特に効果があると認めている。また『珍珠嚢』は，「陰茎痛」を治療すると指摘している。頻尿や血液の混じった膿状の帯下にも有効である。
　紅藤はアケビ科の植物であり，大血藤ともいう。『本草綱目』では，茜草の条の付録に血藤として記載されている。別にもう１種類，省藤という

ものがあり，これが紅藤ともいわれることがあるが，こちらはヤシ科に属する植物である。両者は非常に混同されやすいが，前者は清熱解毒し散結消腫する薬であり，後者は駆虫利尿薬である。本医案で使用しているのは，『本草綱目』が「血藤」と称しているものであり，臨床において陽癰腹痛を治療するのに使われている紅藤である。また婦人科の臨床においては，子宮付属器炎，特に輸卵管炎に優れた効果を発揮している。使用量は，通常12〜15gである。

本疾患はきわめて難治性であるので，各腫症状が消失したあとも，一定期間継続して治療しなければ，再発する可能性が強い。治療法は，気血を増強する薬の中に川連・黄柏などの清熱化湿薬を加える。1つには体力を増強して疾病に対する抵抗力をつけるためであり，もう1つには残りの邪気をすべて除去し，再発の恐れをなくすためである。

8. 臓躁症

■|症 例|■

患　者：方〇〇，38歳，既婚，労働者。
初　診：1959年冬
主　訴：患者には2回出産経験があるが，月経周期が一定していない。この数カ月間は，精神的な抑うつ感があり，驚いたりしたために夜安眠できなくなった。日中はだるくてしばしばあくびをするが，精神的な緊張感があり，物音などに怯えて動悸が起きる。食欲はあったりなかったりで，ときどき胸悶と悪心があり，情緒が不安定である。患者の訴えによれば，この数週間熟睡できず，頭の中で話し声が聞こえ，動悸がひどく，全身が苦しいという（言葉を尽くして慰め，自信をつけさせた）。脈細弦・舌質絳・苔薄黄。
弁　証：情志鬱結・陰虧心虚

治　法：養心滋陰
処　方：炒棗仁9g，淮小麦9g，茯神9g，遠志6g，当帰6g，芍薬6g，麦門冬6g，甘松香24g，淡竹筎9g，焦山梔9g，陳皮6g
予　後：上記の処方を4剤服用したところ，夜安眠できるようになり，情緒が安定し完治した。

　臓躁症という名称は，最初『金匱要略』にみられる。「婦人の臓躁，悲傷して哭かんと欲し，象は神霊のなすところのごとく，しばしば欠伸す」。この疾患は，精神的な刺激をきっかけとして，肝が鬱結して心が損傷され，陰液が不足し虚火が燃え上がることによって起きる。
　本疾患の症状は非常に複雑であり，しきりにあくびをしたり，怯えたり，ぶつぶつと独り言を言ったり，立ったり座ったりとさまざまで，一定しない。これらの症状を帰納すると，2種類に分類することができる。1つは感覚の退行であり，見たり聞いたりすることができなかったり，記憶力が減退したりする。もう1種類は感覚の亢進であり，情緒が過敏になって，泣いたり笑ったり，ときにはひどく興奮したりする。治療は，前者には甘草丸（『千金方』，甘草・遠志・菖蒲・人参・麦門冬・乾姜・茯苓・沢瀉・肉桂・大棗）に五味子を加える。後者には，甘麦大棗湯（『金匱要略』方，甘草・小麦・大棗）に甘松香・淡竹筎・焦山梔・陳皮を加える。
　本症例をみてみると，精神的な刺激から，血虚による内火が燃え上がったために，体が虚弱なのに，かえって神経が高ぶっている。そこで治療は，甘麦大棗湯に安心湯（『千金方』，遠志・甘草・人参・茯神・当帰・芍薬・麦門冬）を合わせた。またこの疾患には内熱症状が現れることが多く，この患者にも不安感・口乾・舌苔黄・悪心などの症状があったので，焦山梔・竹筎を加えるとともに，甘松香と陳皮を合わせた。そうすることによって，処方全体をこの疾患に適合するようにし，精神異常を沈静化することができた。また芳香気味の薬物で，寛胸開胃し，嘔吐を止めて抑うつ感を取り除いた。ただし使用量が多すぎると，口や喉の乾燥という副作用を引き起こすので，3g程度に留めた。

本疾患を治療する場合には，患者に医師や薬物に対する信頼感を抱かせれば，治療効率を高めることができる。また疾患が治癒したあとも，気持ちをおおらかに保ち，怒ったり心配したりしないようにすることが重要である。

9. 頻尿

■ 症 例 ■
患　者：顧○○，29歳，既婚。
初　診：1962年9月16日
主　訴：患者は3回の出産経験があるが，みなすぐに亡くなっている。最近も妊娠3カ月で流産し，その後月経周期が非常に短くなり，出血量が多くなった。また，ときどきめまい・目がかすむ・腰がだるい・腹脹・小便が冷たいなどの症状がある。患者の顔色は黄ばみ，まぶたが浮腫し，精神疲労がある。患者の訴えによれば，最近頻尿のためにゆっくり眠ることができず，非常に苦痛であり，昨晩も20回余り手洗いに立ったために，一晩中ほとんど眠ることができなかったという。小便の色は薄い。脈細遅・舌質淡・苔薄白。
弁　証：中気不足・腎気虚寒
治　法：固腎寧心・益気挙陥
処　方：桑螵蛸9g，肉桂2.4g，潞党参9g，茯神9g，淮山薬9g，山茱肉9g，焦白朮6g，遠志6g，菟絲子9g，当帰6g，益智仁6g
再　診：上記の処方を2剤服用したところ，小便の回数が8割方減少し，夜間も安眠できるようになった。しかし腰のだるさが残り，膝に力が入らない。さらに健脾温腎し，衝任を補填する。
処　方：鹿角霜9g，肉桂2.4g，巴戟天9g，狗脊9g，淮山薬9g，山

萸肉9g，焦白朮6g，白芍6g，黄耆9g，益智仁9g，五味子4.5g

予　　後：薬を服用後，頻尿は完治し，小腹部と下肢が次第に温まってきて，精神状態や顔色も好転してきた。患者は2カ月後に妊娠し，翌年の8月26日，無事出産した。

　頻尿は，主に脾臓と腎臓とを原因として起きる。脾臓は中宮であって土に属し，消化機能と運化作用を主る。したがって中気が不足すれば，水分をコントロールすることができなくなり，膀胱機能にも影響を与える。いわゆる上が虚せば下を制御できないという状態である。『霊枢』口問篇は述べている。「中気足らざれば，溲便これがために変ず」。

　腎臓については，この疾患との関係はさらに深い。それは腎が二便を主り，膀胱と表裏の関係にあるからである。腎が虚して水液をコントロールすることができなければ，頻尿になり，小便が冷たくなる。『素問』至真要大論篇が「諸病水液，澄澈清冷，みな寒に属す」と述べている通りである。

　本症例は，脾腎が虚弱で下元が不安定なために起きた頻尿であり，不眠や精神萎縮・顔面部や眼瞼の浮腫を伴っている。治療は本を育成するために，桑螵蛸散（『本草衍義』方，桑螵蛸・遠志・竜骨・石菖蒲・人参・茯神・亀板・当帰）を加減して使用した。渋味によって脱落を食い止める桑螵蛸は君薬であり，固腎益精し小便を収斂する。また補助的に菟絲子・益智仁・山萸肉で肝腎を補い，小便を固摂する。潞党参・山薬・白朮は，中気を補い脾胃を丈夫にする。当帰は心血を滋養し，茯神・遠志は安心寧神する。また肉桂の辛温は下元を温め，膀胱の気化機能を回復させる。薬を服用後，効果が認められた。

婦人科雑病

10. 陰吹〔女子の陰道から空気が排出され音を発する病症〕

■症 例■

患　者：李〇〇，24歳，既婚。

初　診：1963年9月

主　訴：患者の訴えによれば，このごろ白帯が多くなり，排尿回数が多くてすっきり出ず，ときどき膣からガスが出るという。最近は仕事が忙しく，体の向きを変えるたびに，陰部から続けざまに音を立ててガスが出る。顔には血色がなく蒼白い。脈虚細・舌質淡・苔白。ときどきめまいと腰のだるさがある。

弁　証：腎気不足・中気下陥

治　法：固腎益気・昇陥固托

処　方：升麻2.4g，黄耆9g，肉桂2.4g，甘草梢4.5g，白芍6g，狗脊9g，巴戟天9g，白朮6g，菟絲子9g，覆盆子9g，五味子4.5g

予　後：上記の処方を加減して合計6剤服用したところ，陰吹の症状は好転し，白帯も減少し，排尿回数も正常に戻った。

　陰吹という疾患は，臨床においては珍しいものではないが，女性にとっては言い出しにくい疾患である。『金匱要略』に，次のような記述がみられる。「胃気下泄し，陰吹してまさに喧しきは，これ穀気の実なり。膏髪煎これを主る」。『金匱要略』が記載している陰吹では，津液が不足し，大便が乾燥して出にくくなっているので，油類で滋潤して治療している。しかし臨床でよくみられるのは，気血が虚弱で腎が欠損し，中気が下陥している症例が多いので，治療は扶気固托する。『赤水玄珠』にも，このような医案が載せられている。「令息である長卿の婦人が，……このあと濁気が下垂するような感覚があり，膣から屁が出たので，補中益気湯に酒炒黄

連を加えて服用させたところ，治まった」。

　本症例の患者は，腎気が欠損し中気が下陥したために，陰吹・帯下・頻尿などの症状が現れている。そこで治療は，升麻で胃気を昇提し，気の下陥を食い止めた。黄耆・白朮は健脾益気し，肉桂・狗脊は腎陽を温めて補い，頻尿を治療する。甘草梢は小便が出渋るのを治療し，白朮は健脾燥湿して，運化機能を促進する。服用後，薬効が認められた。

11. 外陰瘙痒症

■|症　例|■

患　者：洪〇〇，48歳，既婚。

初　診：1959年10月12日

主　訴：患者は閉経してから10カ月が経つ。外陰瘙痒症と帯下が2カ月間続き，いても立ってもいられない。普段は肝陽が高ぶり，常に心煩とめまいがあり，イライラする。また腰がだるく，膝に力が入らず，夜も安眠できない。脈浮数・舌苔黄膩。

弁　証：脾虚血少・湿熱内蘊

治　法：健脾益血・清熱化湿

処　方：淮山薬9g，焦白朮9g，生地黄9g，陳皮9g，茯苓9g，川柏皮9g，蛇床子9g，金銀花12g，炒枳殻9g，綿杜仲9g，鶏冠花9g

第2診：10月14日。治療後，帯下は次第に減少し，陰部の瘙痒感もよくなったが，肝陽が上昇し，めまいが再発した。

治　法：平肝瀉火し，湿熱を除去する。

処　方：竜胆草4.5g，夏枯草9g，決明子9g，蛇床子9g，黄柏9g，淡子芩9g，茯苓皮9g，新会皮9g，焦白朮9g，樗白皮9g，生地黄9g

第3診：10月17日。外陰瘙痒症は治り，白帯も止まったが，少しめまいがある。肝陽が上昇している。
治　法：平肝瀉火し，残りの邪気を除去する。
処　方：夏枯草9ｇ，竜胆草4.5ｇ，苦丁茶9ｇ，川黄柏9ｇ，陳青蒿6ｇ，桑寄生9ｇ，決明子9ｇ，茯苓9ｇ，炒枳殻4.5ｇ，海螵蛸12ｇ，樗白皮12ｇ

　外陰瘙痒症は，いずれも湿熱が原因である。そして湿熱が内蘊するのは，体が虚弱になっているからである。『女科経論』は，本証について次のように説明している。「肝経の血が減少し，津液が枯渇すると，気血が循環できなくなり，鬱滞して湿を生じ，湿が熱を発生させる」。本疾患は重篤な病症ではないが，痒くて我慢できず，特に暖まったときなどはさらに悪化するので，布団に入ると一晩中眠ることができない。またこの疾患には帯下を伴うことが多いが，汚濁した帯下が外陰部の皮膚を刺激して，さらに瘙痒感を増幅させるので，非常に治りにくい。

　本症の治療には，一般に竜胆瀉肝湯（竜胆草・柴胡・沢瀉・車前子・木通・生地黄・当帰尾・山梔子・黄芩・甘草）を加減して使用する。『女科経論』によれば，この処方は「本元を回復させ，肝血を滋養し，脾土を補い，陰を養って燥湿する」という。

　今回は詳細に弁証し，標本の両方を治療することにした。本症例の場合は，瘙痒感とともに肝陽症状があったので，初診時には生地黄で養陰補血し，白朮・茯苓・陳皮・山薬で脾胃を健康にし，湿邪を取り除いた。また川柏・金銀花・蛇床子は清熱化湿し，鶏冠花は帯下を止め，杜仲は肝腎を補う。服用後，外陰瘙痒症は治ったが，肝陽の高ぶりが残った。

　第2診では，平肝瀉火薬が中心である。竜胆草・夏枯草・川柏・黄芩は，肝陽を平定するとともに湿濁を取り除くことができ，2種類の症状を同時に治療することができる。

　第3診では症状はなくなっていたが，再度，瀉火化湿薬を投与し，残りの邪気を取り除いた。竜胆草・夏枯草・川柏・金銀花・蛇床子は，さまざ

まな湿熱を清利する薬である。

　外用薬は，一般に殺虫抗菌作用があり，痒みを止めて湿を取り除く。朱先生がこの疾患を治療するときには，患者自身に薬を煎じさせ，最初の1～2煎は内服させ，3煎目は外用薬として薫洗法に使うよう指示している。特に睡眠前に患部を薫洗させれば，寝てからも痒くならないので，安心して眠ることができる。これは薬物の有効利用であり，費用を節約することにもなる。

12. 頑癬

■ 症 例 ■

患　者：胡○，45歳，既婚。

初　診：1960年1月9日

主　訴：耐え難い外陰部の瘙痒感が始まってから，すでに13年になる。特に膣口の皮膚が黒くなって一部感覚が麻痺し，山桃の棘状の細粒ができて痛くてたまらず，夜も安眠できない。それでも恥ずかしくて言い出すことができず現在に至ってしまったが，我慢できなくなり，来診した。脈細数・舌苔薄白。

弁　証：陰部の乾癬に属する。

治　法：湿濁を清利する。

処　方：生地黄30ｇ，地膚子12ｇ，茯苓皮9ｇ，竜胆草4.5ｇ，川柏9ｇ，炒枳殻4.5ｇ，赤芍9ｇ，牡丹皮9ｇ，金銀花9ｇ，天花粉9ｇ，車前子9ｇ

　　　　　外治薫洗方（薬は中に入れない）：蛇床子12ｇ，羊蹄根12ｇ，土槿皮12ｇ，川楝子9ｇ，白鮮皮9ｇ

第2診：1月12日，内外から治療したところ，瘙痒感が軽くなり，黒くなっていた膣口の皮膚が紫色に変わって，好転の兆しがみられる。し

かし内熱があり，口が乾燥し，小便に熱感があって赤い。
治　　法：平肝瀉火
処　　方：竜胆草6g，夏枯草9g，苦丁茶6g，地膚子12g，蒼耳子12g，
　　　　　赤苓9g，牡丹皮9g，炒枳殻4.5g，蛇床子9g，苦参片9g，
　　　　　陳皮6g
第3診：1月15日。瘙痒感は大幅に減少し，夜も安眠できるようになった。
　　　　患部の症状も好転し，皮膚に潤いが出て，棘状の細粒も消失した。
　　　　しかし食欲不振があり，膝や脚に力が入らない。
治　　法：健脾化湿
処　　方：焦白朮6g，新会皮6g，茯苓皮9g，大腹皮9g，蛇床子12g，
　　　　　地膚子12g，車前子12g，蒼耳子12g，赤芍9g，宣木瓜9g，
　　　　　炒枳殻4.5g

　この疾患は，外陰部に侵入した風熱湿邪が長期間鬱滞したために風が強くなり，それが虫に変わって，患部に癬を引き起こし，痒みが止まらなくなったものである。また長期化したために，患部の皮膚が乾燥し，掻き崩したところに湿疹が生じて，治りにくくなっていた。治療は，清熱・滲湿化濁する。内服薬の中の竜胆草・地膚子・蒼耳子・苦参片・黄柏は，いずれも駆風滲湿し，制菌化濁することができる。外用薫洗薬の中の羊蹄根・土槿皮・川楝子は，癬症に対して有効であり，その優れた効果は現代の科学実験によっても証明されている。内外から3回治療をしたところ，症状は基本的に好転し，高い効果が確認された。
　薫洗後，もしも患部がまだ湿っぽく，黄色い液体が流出するようであれば，黄柏・烏賊骨各等分を粉末にして患部に塗り込めば，燥湿消毒し，治療効果を高めることができる。

13. 吊陰痛〔陰部の引きつれた痛み〕

■|症 例|■

患　者：〇〇〇，52歳。

初　診：1970年8月

主　訴：患者は5回の出産経験と1回の人工流産経験がある。閉経して3年になるが，膣の中が引きつって痛むようになってやはり3年になる。ところが1週間前，突然痛みが激しくなり，現在まで続いている。両脚まで引きつり，歩くこともできず，立ったり座ったりすることも困難である。精神委縮・心煩・胸悶・咳嗽・痰が多いなどの症状がある。舌苔薄黄・脈弦細。

弁　証：これは足厥陰経の疼痛である。

治　法：『竹林女科』十七症中の川楝子散加減をもとに，疏肝理気し，温中止痛する（婦人科検査では異常は認められなかった）。

処　方：川楝子9ｇ，小茴香3ｇ，桂枝6ｇ，川芎4.5ｇ，当帰9ｇ，細辛2.4ｇ，烏薬9ｇ，枳殻3ｇ，煨木香4.5ｇ，呉茱萸2.4ｇ，陳皮9ｇ

再　診：上記の処方を3剤服用したところ変化が現れ，疼痛が消え，足取りも軽くなり，気持ちも高揚した。当初の方針を踏襲して，前回の治療効果を確実にする。

処　方：川楝子9ｇ，小茴香3ｇ，呉茱萸2.4ｇ，煨木香3ｇ，旋覆梗3ｇ，全栝楼12ｇ，鬱金9ｇ，枳殻3ｇ，細辛1.8ｇ，桂枝3ｇ，青陳皮（各）4.5ｇ，甘松4.5ｇ

　『竹林女科』の川楝湯で治療した。処方のうち，川楝子は君薬であり，小茴香・木香・烏薬でその作用を強化する。佐薬である細辛は止痛効果が高く，当帰・川芎は養血活血し，桂枝は血脈を温めて疏通する。呉茱萸は温中散寒し，陳皮・枳殻は理気疏通する。そして全体では，川楝湯を基礎

として加減した結果，疏肝理気・温中止痛する処方となっている。投薬してすぐに，疾病が除かれた。

再診時には，原方から当帰・川芎・烏薬を除き，旋覆梗・全栝楼・鬱金・甘松を加えて，理気寛胸作用を強化した。すると随伴症状である心煩・胸悶・咳痰などの症状に改善がみられた。

吊陰痛は，閉経前の女性によくみられ，月経時に発作がある。しかし臨床においては，閉経後に現れることもあり，本症例はその1例である。今回婦人科検査で患者に器質的な病変は認められなかったので，本症は衝任が衰えて血液が枯渇し，気が滞ったために発生したものと思われる。そこで古方の川楝湯を基本方剤として加減し，一方では養血活血し，血脈を温めて疏通し，もう一方では疏肝理気し，温中して疼痛を止めた。これは気が血の帥であり，血は気に従って循環するという原則にのっとって，気血両面から治療したものである。養血扶土・理気止痛したところ，すぐに痛みは減少し，患者と家族を喜ばせることができた。

14. 妊娠中に皮膚が黒くなる

■|症 例|■

患　者：林〇〇，27歳。

初　診：1970年8月19日

主　訴：はじめての妊娠で5カ月余りになるが，これまでは特に具合いの悪いところはなかった。ところが2週間前から足趾に痒みが発生し，1週間後にはその痒みが四肢にまで広がって，我慢できなくなった。特に風や太陽の光にあたると痒みが増し，ついには上下肢の皮膚が黒ずんできた。脈弦滑・舌苔薄白。

治　法：清血・健脾利湿

処　方：生地黄12g，茯苓皮9g，櫓豆衣12g，忍冬藤12g，嫩鉤藤9g，

　　　　　地膚子9g，蒼耳子9g，黄芩9g，当帰身9g，生甘草3g，
　　　　　白朮6g，赤小豆9g　5剤
第2診：8月26日。薬を2剤服用したところ，瘙痒感が軽くなったように
　　　　感じられ，四肢の皮膚の黒ずみが薄くなってきた。この処方を7
　　　　剤服用させた。
第3診：9月19日。薬を服用後，気持ちが落ち着き，四肢の黒ずみはなく
　　　　なり，手掌部と足底部にかすかな痕跡を残すだけとなったが，夜
　　　　安眠できず，四肢が痺れる。胎動は良好である。
治　法：涼血安胎
処　方：生地12g，茯苓9g，黄芩9g，白朮6g，緑豆衣12g，櫓豆衣12g，
　　　　赤小豆12g（打つ），金銀花9g，甘草3g，夜交藤15g，釣藤鈎
　　　　12g
予　後：6剤連続して服用させ，治療効果を確実にした。

　この患者ははじめての妊娠であるが，5カ月目に，上肢は手掌部から肘の上まで，下肢は足趾から膝蓋骨の上までの皮膚が黒ずみ，痒くて一晩中眠れなくなった。顔面部と体幹部は正常である。最初患者はある病院の皮膚科で診療を受け，過敏性皮膚炎と診断された。そして毎日チオ硫酸ナトリウムの静脈注射を受けるとともに，外敷法を組み合わせて半月間治療したが効果がなかった。本院でも，最初は外科で受診したが，その後婦人科に回されてきた。

　妊娠中，血液は胎児を育てるために集中するので，もともと虚弱だった患者は，血液が四肢にまで届かなくなったのである。そこで養血するために，当帰9gを使用した。また妊娠中に血液を清らかにしておくために，生地黄12gで養血涼血し，黄芩で清熱安胎した。また皮膚が黒ずんできたのは，胎火が燃え上がって，熱毒に皮膚が薫蒸されたためなので，清熱解毒するために，扁鵲三豆飲（櫓豆・緑豆・赤豆・生甘草）を投与した。赤豆にも養血作用があり，金銀花を忍冬藤に変えることによって清熱和絡し，血液を四肢にまで送り込むことができる。また脾は四肢を主るので，白朮

婦人科雑病

で健脾し，茯苓皮で健脾利水した。蒼耳子・地膚子は去風して痒みを止め，釣藤鈎は清熱・平肝・去風する。

　上記の処方を2剤服用したところ，激しい痒みは減少し，5剤で皮膚の黒ずみが薄くなり，手掌心部と中手指節関節を残すだけになった。さらに7剤服用したところ，すべて消失した。

15. 子宮の外傷性腹痛

■ 症　例 ■

患　　者：孫○○，24歳，既婚。
主　　訴：患者は月経前に小腹部を蹴られたために，激しい疼痛と月経が始まった。そして8日間大量の出血が止まらなかったので，止血剤を注射して出血を止めたが，腹部の疼痛は治らなかった。膣検査をしたところ，小腹部の圧痛が強く，子宮の外傷であると診断された。以前，活血去瘀・理気薬を飲んだことがあるが，効果がなかったので転院してきた。
治　　法：養血補宮法
処　　方：黄耆9g，党参9g，熟地黄12g，当帰9g，白芍6g，焦白朮9g，白茯苓9g，枳殻3g，陳皮3g，海螵蛸9g，甜蓯蓉9g
予　　後：3剤服用したところ，治癒した。

　病状は単純であり，診察は容易である。小腹部を蹴られて怪我をしたために発病したもので，予定日よりも前に月経が始まり，小腹部に脹痛があった。前の医師はその疼痛が気血の結滞によるものと考えて，活血去瘀・理気薬を数剤投与したが，効果がなかった。ところが朱先生の場合は，気血を補う薬を3剤投与しただけで治癒させている。気血を補う薬が効を奏し

277

た理由は，この患者が外傷を受けた後に月経が始まって，大量に出血したためである。つまり，この時点での疼痛は虚証に転化しており，気阻による実証の疼痛ではなかったということである。

用語索引

あ

暗経 …………………… 142, 144, 145
安胎法 ……………………………… 202

い

胃下垂 ……………………………… 78
痿証 ………………………………… 78
胃腸
　　──の気滞 ………………… 256
　　──を蕩滌 ………………… 187
遺尿 ………………………………… 156
痿躄 ………………………………… 78
維脈 …………………………… 51, 69
　　──薬 …………………………… 58
暗 …………………………………… 113
瘖 …………………………………… 113
陰維 …………………………… 50, 56
　　──病 ……………………… 56, 58
陰茄 ………………………………… 46
陰核の腫痛 ……………………… 116
陰虚
　　──火旺 …………… 15, 19, 95
　　──火旺型の崩漏 ………… 119
　　──の不眠 …………………… 67
陰蹻 ………………………………… 59
　　──の癇症 …………………… 63
　　──の疾患 ……………… 60, 62
　　──脈 ………………………… 60
引経治療 …………………………… 67
陰茎痛 ……………………………… 264
引経薬 ………………………… 48, 50

陰腫 ………………………………… 44
飲食積滞 ………………………… 193
陰吹 …………………………… 78, 269
陰癢 ………………………………… 46
陰挺 ……………………… 259, 260
　　──下脱 ……………… 78, 260
陰病 ………………………………… 54
陰部
　　──の腫脹 ………………… 162
　　──の疼痛 …………………… 57
　　──の引きつれた痛み …… 274
陰分の損傷 ………………………… 75

う

烏賊骨丸法 ………………………… 81
鬱冒 ……………………………… 237
運動失調 …………………………… 60

え

営血の内傷 ………………………… 56
営分 …………………………… 51, 53
衛虚気弱 …………………………… 52
エストラジオール ………… 38, 39
エストリオール ………………… 39
エストロン ……………………… 38
衛分 ………………………………… 51

お

黄瘕 …………………………… 83, 85
黄水淋漓 ………………………… 166
黄帯 ………………… 22, 35, 120
黄体ホルモン …………………… 38

嘔吐………………………………	173
月経時の——と泄瀉…………	147
黄白帯下……………………………	158
瘀結	
産後の——…………………	76
瘀血………… 69，80，217，	223
——の凝結…………………	221
腹中の——…………………	84
悪血	
産後の——…………………	77
悪阻………… 35，174，191，	199
——嘔吐……………………	173
悪露……… 35，79，208，212，	216
——が停止…………………	223
産後の——…………………	216
温養奇経方…………………………	37

か

瘕………………………… 82，	88
外陰瘙痒症……………… 28，	270
外感…………………………………	52
——証………………………	226
害喜…………………………………	174
咳嗽………… 54，182，184，	260
外治法……………… 27，89，	260
外反足………………………………	66
外敷法………………………………	276
潰瘍…………………………………	160
潰爛…………………………………	81
火旺…………………………………	5
下陥	
——症状……………………	41
——を昇提…………………	77
慢性化した——……………	48
角膜	
——が青や白に混濁する…	67
——に混濁ができる………	62

——に発生する青や白の混濁	60
下元	
——の虚冷…………………	69
茄子疾………………………………	46
下肢静脈瘤	
妊娠時の——………………	189
下肢麻痺……………………………	220
人工胎盤剥離後に現れた——	219
瘕聚…………… 6，68，76，	81
——滞結……………………	76
気滞による——……… 6，	77
慢性的——…………… 69，	70
過少月経………… 4，132，	134
滑泄…………………………………	40
滑胎………… 43，197，	199
滑脱…………………………………	187
過敏性皮膚炎………………………	276
肝陰…………………………………	5
——血虚……………………	6
——不足……………………	4
肝鬱…………………………… 4，	11
——胃阻……………………	12
——胃呆……………………	258
——火旺…………… 5，9，	11
——型の月経痛……………	102
——気滞……………………	4
——血虚…………………5，	9
——衝任虚寒………………	9
——腎虧……………………	8
——脾虚…………………8，	10
——脾虚型の月経痛………	102
寒瘀	
産後の——による腹痛……	221
肝火…………………………………	35
感覚	
——の亢進…………………	266
——の退行…………………	266

索引

眼科疾患…………………………	61
肝気	
──が横逆………………	4
──が上逆………………	4
寒凝証…………………………	219
肝経の鬱火……………………	34
寒証の月経痛…………………	97
肝腎虚虧…………………	15，16，18
──型の無月経…………	135
肝腎至陰の損傷………………	54
寒積……………………………	138
疳積痢疾………………………	256
関節痛…………………………	57
頑癬……………………………	272
寒痛……………………………	56
間日瘧…………………………	239
寒熱…………………………	54，69
肝熱	
──型の月経時発熱……	96
──の実証………………	95
肝は女性の先天である………	4
肝脾と陰維の合病……………	57
肝病…………………………	3，4
肝風相火の病…………………	97
顔面部の浮腫…………	139，268
肝陽亢進………………………	4

き

気鬱……………………………	100
──の実証………………	6
気瘕……………………………	254
気が心に上逆…………………	4
気塊……………………………	256
気街……………………………	33
気虚下陥………………………	78
奇経	
──の気滞………………	76

──の気滞瘀凝…………	77
──の虚証………………	72
──の虚衰………………	79
──の実証………………	69
──八脈…	4，31，50，55，59，68，69，106
──療法…………………	76
帰経薬物……………………	36，37
気血両虚……………………	15，16
気聚……………………………	256
気随血脱………………………	16
気積……………………………	256
気疝……………………………	45
気滞……………………………	6
──瘀結…………………	71
──血瘀…………………	33
──で生じる腹部の積塊…	254
気脱……………………………	156
機能性子宮出血……	14，17，19，20
稀発月経…………………	4，126，135
瘕……………………………	30，100
逆気裏急……………………	37，54
逆経……………………………	149
瘧疾…………………	30，52，238
慢性の──………………	53
吸血虫類薬…………………	71，77
丘疹……………………………	256
急性虫垂炎……………………	200
急性乳腺炎…………………	13，116
牛頭瘡…………………………	159
驚癇……………………………	97
胸脘部の脹痛…………………	256
脇痛……………………………	57
脇部の脹り……………………	4
月経時の──や腹痛……	6
胸満嘔逆………………………	148
蹻脈…………………………	61，69

──の虚癇証	63
──の疾患	65
──病	64
──薬	67
胸悶	4, 57, 253
虚寒気滞型	99
──の月経痛	100
虚汗不止	233
居経	142, 145
虚弱証	
産後の──	69
虚損による心痛	59
魚袋	260
虚脱	242
虚労	
分娩後の──	54
錦糸帯	171
筋腫	72

く

薫洗	28
──法	272
──薬	273

け

瘻	63
痙	237
痙瘲	60
経絡学説	51
稽留流産	203
厥陰と陰維の併病	58
血暈	211, 213
血瘀	15, 71, 76, 216
歇夏	142
血瘕	83, 86, 88
血海	31, 69, 80
血蔽有熱	24

血虚	7
月経過多	6, 17, 130, 164, 166
月経が停止	33
月経時心煩	152
月経時腹痛	5
月経痛	20, 30, 59, 97, 99, 149
瘀血性の──	30
肝鬱脾虚型の──	102
肝鬱型の──	102
寒証の──	99
肝胆の鬱熱型──	103
気鬱型の──	30
気滞による──	6
虚寒気滞型の──	100
口と鼻の乾燥と疼痛を伴う──	103
月経病	95
月経不順	4, 35, 68, 116, 129, 141, 251
──による不妊症	248
血枯	138
──経絶	33
血滞	138
血脱	212
──気陥	123
血癥	83
血虚腹痛	224
歇冬	142
血痺	80
血分	154, 211
血崩	5, 19, 123
血労	142
下痢	145, 147, 185, 188, 240
湿熱性の──	187
妊娠時の──	185
痃	83
眩暈	97
痃癖	85

痃癖諸気……………………… 83

こ

蠱……………………………… 82
香開蒸気法………………… 175
交感神経…………………… 51
行気解鬱方………………… 6
香芹蒸気法………………… 29
膏滋薬…………………… 75，119
後重………………………… 147
鉤足………………………… 66
狐瘕…………………… 83，86，88
黒帯………………………… 162
腰のだるさ… 36，184，190，197，198，
　　209，213，232，236，261
腰は腎の府………………… 235
五審………………………… 187
五積………………………… 83
狐疝………………………… 45
骨砕補……………………… 221
骨盤検査…………………… 14
昏厥…………… 14，101，174，211
混濁尿……………………… 147
昏迷………………………… 214

さ

座導方……………………… 89
産後病……………………… 211

し

至陰………………………… 54
脂瘕…………………… 83，86，89
子癇……………………… 4，31
　　産後の――………… 214
自汗………………………… 234
子気………………………… 179
四季経…………………… 142，249

子宮
　　――炎…………………… 10
　　――下垂……………… 259
　　――頸管粘液塗抹標本…… 39
　　――頸管炎………… 8，23，27
　　――後位………………… 71
　　――後屈…………… 146，181
　　――出血………………… 85
　　――切除手術…………… 257
　　――脱………… 41，46，78，259
　　――の外傷性腹痛……… 277
　　――の発育不全… 8，79，151，
　　　　172，251
　　――付属器炎…………… 265
衄血………………………… 149
子懸………………………… 175
四肢の黒ずみ……………… 276
痔疾………………………… 241
時邪の感染………………… 241
子腫………………………… 179
痔出血……………………… 241
子嗽………………………… 182
痔瘡………………………… 240
持続性子宮口拡大症……… 71
七星針……………………… 67
七疝…………………… 45，82
七癥………………………… 83
児枕………………………… 222
　　――疼痛……………… 223
　　――腹痛……………… 222
失禁…………………… 155，245
失血過多による失神……… 212
失声症……………………… 112
湿熱気滞…………………… 24
湿熱下注…………………… 21，27
子煩………………………… 4
子満………………………… 179

嗜眠	61, 65, 69
蛇瘕	83, 87
炙臠	257
聚	83
皺脚	179
住血吸虫病	230
柔養法	75
痊夏	249, 252
宿血	222, 225
宿瘀	205
蓐労	54
手掌と手背の水疱	108
出血過多	230
腫瘍	14
瘉	63
少陰の別	60
消化不良	193
昇陥固帯法	78
小産	35, 207
情志	
——の失調	4
——疾患	258
傷暑	229
小腸気症	45
昇提固脱	261
小児驚風	60
衝任	35
——虚寒	11
——血虚	33
——研究	31
——と肝	33
——と腎	34
——と脾胃	32
——の損傷	68
——脈の帰経薬物	37
——両脈の専門薬	36
——を補う薬	38, 40, 251

小腹痛	36
少腹痛	82
衝脈	31, 68
——に入る薬	38
——の逆を降下させる	38
——の気を補う	38
——の血を補う	38
——を構成する腎経の腧穴	35
——を固摂する	38
静脈瘤	189
少陽証	52
食事療法	237, 247
食癥	83, 85, 88
植物性薬物	38
暑病	229
腎下垂	44
腎間の動気	113
心肝の火	34
腎虚	36
辛苦芳香法	70, 71
辛香温散薬	76
人工胎盤剥離	220
人工流産	209, 274
人事不省	17, 122, 211, 214
心腎不交	232
——説	170
腎臓下垂	78
腎著	43, 48
心痛	56, 59, 69
心煩	
月経時の——	151
心理療法	108

す

水穀の海	32
水腫	154, 177, 179
水様便	145, 147

索引

頭痛
　　月経時の——……………… 109

せ

精液不守………………………… 21
青癃………………………… 83, 89
　　——坐導方………………… 85
精関不固………………………… 170
脆脚…………………………… 179
腥臭脂膏療法…………………… 80
清潤法…………………………… 72
生殖器疾患……………………… 116
精神萎縮………………………… 268
性神経麻痺……………………… 8
精神疲労………………………… 139
性腺ホルモン…………… 38, 40
正治法…………………………… 45
精の枯渇………………………… 80
石瘕……………………… 82, 87, 138
積聚……………………………… 83
積食……………………………… 187
積水…………………………… 179
積滞…………………………… 187
赤帯………… 22, 25, 47, 160, 163
脊椎の痛み……………………… 69
赤白帯下………………… 35, 160, 162
赤白痢………………………… 159, 188
赤白沃…………………………… 161
泄瀉…………………………… 146
疝………………………………… 44, 83
癬……………………………… 273
疝瘕…………………………… 82, 87
疝気………………………… 4, 45, 116
洗浄法…………………………… 28
全身倦怠感……………………… 245
全身浮腫………………………… 153
先天の虚虧……………………… 72

そ

躁………………………………… 152
燥瘕……………………………… 83, 85
相火旺盛………………………… 22
宗筋…………………… 33, 41, 44
　　——の萎縮………………… 116
早産…………………………… 42, 187
臓躁………………………… 4, 152
　　——症……………………… 265
搔爬……………………………… 74
　　——手術………… 15, 20, 210
臓をもって臓を補う……………… 76
足痿……………………………… 43
　　——症……………………… 44
足厥陰・足少陰と陰維の合病…… 58
足趾に痒み……………………… 275
足部の内反や外反……………… 60
塞流…………………………… 123
飧泄…………………………… 148

た

癩……………………………… 44
帯下……… 21, 27, 36, 40, 46, 48, 68, 73, 159, 188, 270
　　——医……………………… 41, 68
　　——が純白になる………… 35
　　——病………… 21, 158, 171
　　——崩中………………… 147
　　青い——…………………… 5
　　悪臭を伴う慢性の——…… 72
　　透明の——………………… 47
　　濁った——………………… 80
癩胡蘆………………………… 46
胎児が萎縮して成長しない…… 200
胎弱症………………………… 202
代償性月経………………… 4, 7, 145

285

癥疝	41, 44, 46, 48, 260
小児の——	45
代替症状	144
胎動不安	36, 185
胎盤	32, 34, 69
——残留	219
——の冷え	172
——の脈	172
帯脈	40, 69, 77, 102, 106, 235
——疾患の腹痛満	106
——に入る薬	43
——の引経薬	48
——の陰を補う	50
——の寒を温める	49
——の固摂機能	41, 43, 44
——の弛緩	44
——の疾患	43, 44, 159
——の湿熱を清利する	50
——の疼痛	49, 105
——不固	21
——を固摂する	77
——を固托する	49
——を昇提する	48
太陽と陽維との合病	52
太陽病	52
胎漏	41, 195
堕胎	201, 207
——薬	205
脱肛	147
脱証	87
打撲による損傷	221

ち

チオ硫酸ナトリウムの静脈注射	276
恥骨の疼痛	221
膣内が乾燥	261

中気	
——下陥	16
——不運	44
——不足	260
中暑	219
中西医結合快速療法	39
抽風	60
癥	83, 88, 91
吊陰痛	274
吊陰病	58
癥瘕	33, 36, 83, 88, 90
調肝方	5
癥結	83
澄源	123
腸覃	88
潮熱	95, 227
癥痞	83, 85
腸閉塞	254
癥癖	83, 91
腸澼	241

つ

通因通用法	159

て

癲癇	60, 63, 67
転胞	180

と

盗汗	234
同気	76
倒経	149
蕩滌	242
溏泄	147, 198
動風	96
動物性	
——で厚味膠質の薬味	119

──の厚味薬・・・・・・・・・・・・・・・・・・　79
　　　──の薬物・・・・・・・・・・・・・・・・・38, 74
督脈・・・・・・・・・・・・・・・・・・・・・・・・・・・68, 236
　　　──の疾患・・・・・・・・・・・・・・・・68, 210
　　　──を温める薬味・・・・・・・・・・・・　219
吐血・・・・・・・・・・・・・・・・・・・・・・・・・・・・・・　174
　　　月経前の腹痛や──・・・・・・・・・・・　7
トリコモナス腟炎・・・・・・・・・・・・・・・　28

な

内傷・・・・・・・・・・・・・・・・・・・・・・・・・・・53, 95
内性器炎・・・・・・・・・・・・・・・・・・・・・・・・・　263
内臓下垂・・・・・・・・・・・・・・・・・・・・・78, 218
内反足・・・・・・・・・・・・・・・・・・・・・・・・・・・　67

に

肉癥・・・・・・・・・・・・・・・・・・・・・・83, 85, 88
乳汁
　　　──が欠乏・・・・・・・・・・・・・・・・・・　33
　　　──欠乏症・・・・・・・・・・・・・・・・・　246
　　　──漏出症・・・・・・・・・・・・・・・・・・　4
乳房
　　　──結核・・・・・・・・・・・・・・・・・・・　13
　　　──部の脹痛・・・・・・・・・・・・・・・　4
　　　──部の脹満(脹り)・・・10, 116, 253
二陽の病・・・・・・・・・・・・・・・・・・・・・・・・・　138
妊娠
　　　──悪阻・・・・・・・・・・・・・・・・29, 34
　　　──下血・・・・・・・・・・・・・・・・・・・　191
　　　──時尿閉・・・・・・・・・・・・・・・・・　180
　　　──中に皮膚が黒くなる・・・・・・　275
　　　──病・・・・・・・・・・・・・・・・・・・・・　173
　　　──浮腫・・・・・・・・・・・・・・177, 179
任脈・・・・・・・・・・・・・・・・・・・・・31, 34, 68
　　　──に入る薬・・・・・・・・・・・・・・・　38
　　　──の気を補う・・・・・・・・・・・・・　38
　　　──の血を補う・・・・・・・・・・・・・　38

　　　──の疾患・・・・・・・・・・・・・・・・・　68
　　　──と胃経との交会穴・・・・・・・　33
　　　──と腎経の交会穴・・・・・・・・・　35
　　　──と脾経との交会穴・・・・・・・　33
　　　──を固摂する・・・・・・・・・・・・・　38

ね

熱厥現象・・・・・・・・・・・・・・・・・・・・・・・・・　96
熱痛・・・・・・・・・・・・・・・・・・・・・・・・・・・・・　56

の

膿状の帯下・・・・・・・・・・・・・・・・・・・・・・・　160

は

梅核気・・・・・・・・・・・・・・・・・・・・・・4, 257
背部の冷え・・・・・・・・・・・・・・・・・・・・・・・　69
排便困難・・・・・・・・・・・・・・・・・・・・・・・・・　236
肺癰・・・・・・・・・・・・・・・・・・・・・・・・・・・・・　160
白淫・・・・・・・・・・・・・・・・・・・・・・・・・26, 116
迫血下行・・・・・・・・・・・・・・・・・・・・・・・・・　16
白帯・・・・・・・・・・・・・・・・22, 127, 165, 169
　　　心腎不交型の──・・・・・・・・・・・　170
白崩・・・・・・・・・・・・・・・・・・・・・・・・・・・・・　164
　　　湿淫内蘊型の──・・・・・・・・・・・　164
破血攻瘀薬・・・・・・・・・・・・・・・・・・・・・・・　84
破血消瘀薬・・・・・・・・・・・・・・・・・・・・・・・　89
八瘕・・・・・・・・・・・・・・・・・・・・・・・・・83, 87
蜂蜜・・・・・・・・・・・・・・・・・・・・・・・・・・・・・　237
八脈が空虚・・・・・・・・・・・・・・・・・・・16, 21
発育不足・・・・・・・・・・・・・・・・・・・・・・・・・　35
発熱・・・・・・・・・・・・・・・・・・・・・・・・・・・・・　95
馬蹄足・・・・・・・・・・・・・・・・・・・・・・・・・・・　67
鼻血・・・・・・・・・・・・・・・・・・・・・・・・・・・・・　149
煩・・・・・・・・・・・・・・・・・・・・・・・・・・・・・・・　152

ひ

痞・・・・・・・・・・・・・・・・・・・・・・・・・・・83, 85

痞塊………………………………	255
脾虚………………………………	138，140
――型無月経……………	139，141
――気虧…………………	22
――気弱…………………	23
鼻衄………………………………	149
鼻出血……………………………	150
痺証………………………………	243
尾骶骨の疼痛……………………	210
避年………………………………	142
脾の運化作用……………………	5
皮膚針……………………………	67
脾不統血…………………………	15
牝瘧………………………………	53
頻尿…………………	155，245，267
月経時の――……………	155
頻発月経………	5，17，124，164

ふ

風寒発熱…………………………	225
風湿	
――による痺痛…………	116
副交感神経………………………	51
腹帯法……………………………	217
腹中瘀血…………………………	83
腹痛……	4，57，59，185，193，240
――昏厥…………………	101
――泄瀉…………………	203
月経時の脇部の脹りや――……	6
月経前の――や吐血……	7
産後の――………………	222
産後の寒瘀による――…	221
妊娠時の――……………	192
浮腫……………………	141，153
月経時の――……………	154
産後の――………………	244
婦人科雑病………………………	248

婦人科調肝方……………………	5
不正子宮出血……………………	195
不妊症………	4，7，10，31，36，47，
68，73，79，116，172，251，254
維脈の失調による――……	59
月経不順による――……	248
不眠………………	61，65，69，268
――症………………	65，230
陰虚による――症………	61
産後の――………………	230
プロゲステロン…………………	39
分胎法……………………………	201

へ

併経………………………………	145
併月………………………………	142
痞塊………………………………	255
癖病………………………………	83
癥瘕…………………………	83，87
便溏………………………………	198
月経時の――………	145，147

ほ

崩下………………………	15，165
膀胱を滲利………………………	187
胞阻………………………………	194
崩帯……………………	74，188
暴脱………………………………	14
崩中…………………	48，85，160
胞転………………………………	180
暴崩…………………	14，35，122
――昏厥…………………	122
崩漏……	14，17，73，118，130，257
陰虚火旺型の――………	119
難治性――………………	117
胞漏………………………………	196
――下血…………………	206

索引

鷲溏…………………………………… 140
ポリープ……………………………14，88
ホルモン治療………15，19，75，118

み

未産型………………………………71，73
耳鳴り………………………………… 232

む

無月経……5，6，135，137，140，142，
　　　　144，151，154，162
　　肝腎虚羸型の──…………… 135
　　寒熱を伴う──……………… 54
　　虚寒型──経………………… 144
　　虚証の──…………… 141，144
　　血枯による──経…………… 139
　　脾虚型──…………… 139，141

め

命門………………………………69，262

も

目中赤痛……………………………… 62
目痛…………………………………… 61

や

薬物帰経……………………………… 36

ゆ

輸卵管炎……………………………… 265

よ

陽維………………………50，52，55，58
陽蹻…………………………………59，60
陽虚
　　──衛弱……………………… 53
　　──の嗜眠…………………… 67

羊歯状結晶…………………………… 39
癰腫……………………………81，160
癰疽
　　──腫毒…………………… 264
　　産後の──…………………… 77
腰背部のだるさと痛み…………… 235
腰脊部の刺痛と血淋……………… 55
腰痛………………………… 191，236
陽明証………………………………… 52
陽癰腹痛…………………………… 265

ら

落袋………………………………… 260
卵管炎………………………………… 8
卵管閉塞………………………… 8，10
卵巣ホルモン………………………… 38
卵胞ホルモン………………………… 38

り

リウマチ性神経痛…………………… 44
理学療法…………………………… 147
裏急後重……………… 185，187，240
痢疾
　　産後の──………………… 240
　　積滞を伴う──…………… 187
　　妊娠時の──……………… 187
理中四逆法…………………………… 56
流産……… 42，166，168，187，195，
　　　　199，206，263，267
　　習慣性──… 43，192，197，200

ろ

漏下………………… 68，79，162，194
漏胎…………………………… 42，193
漏胞………………… 35，42，68，191
六鬱…………………………………… 6
六聚………………………………… 83

289

人名索引

あ行

王旭高 …………………… 45, 54, 59
王好古 …………………… 37, 106, 152
王肯堂 …………………… 3, 83, 177
王叔和 …………………… 36, 56, 58, 63
汪石山 …………………………… 199
王燾 ……………………………… 83
王孟英 …………………… 21, 24, 37, 177

か行

何松庵 …………………………… 154
虞摶 ……………………………… 262
倪維徳 …………………………… 62
呉鞠通 … 47, 53, 61, 68, 75, 79, 80
呉球 ……………………………… 76

さ行

周自閑 …………………………… 262
朱丹溪（震亨）… 6, 125, 150, 207, 232, 251
朱南山 …………………………… 29
蕭慎齋 …………………… 225, 239
章太炎 …………………………… 51
蒋宝素 …………………… 46, 59, 65
徐霊胎 …………………… 32, 36, 68
沈金鰲 …………………… 56, 63, 187
秦天一 ……………………………… 3, 32
震霊丹 …………………………… 21
嵩崖 ……………………………… 63
斉有堂 …………………………… 170
薛己（立齋）………… 78, 89, 261

銭国賓 …………………………… 34
巣元方 …………………… 83, 161, 191, 199
曹成伯 …………………………… 45
蘇頌 ……………………………… 221
孫思邈 …………………………… 66, 83

た行

胎元飲 …………………………… 190
戴愈震 …………………………… 64
張介賓（景岳）………… 139, 196
趙学敏 …………………………… 124
張潔古 …………………… 56, 63, 66, 89
張子和（戴人）………… 40, 45, 88
張仲景 ………… 54, 106, 109, 232
張璐 ……………………… 20, 121
陳士鐸 …………………… 78, 172
陳自明 ……… 83, 99, 123, 184, 202
陳修園 …………………………… 144
陳蔵器 …………………………… 226
陳無択 …………………………… 239
董炳 ……………………………… 160
唐容川 …………………… 34, 234

は行

范汪方 …………………………… 160
繆仲淳 …………………………… 242
傅青主 …………… 5, 21, 118, 194
扁鵲 ……………………………… 55
龐安常 …………………………… 226
彭用光 …………………………… 191
浦天球 …………………………… 154

や行

尤在涇…………………………… 82
喩嘉言…………………………… 37
葉天士 …24，32，34，37，47，50，53，
　　61，64，70，75，78，107

ら行

羅謙甫…………………………… 89

李梴………… 62，131，156，177
陸以恬…………………………… 260
李時珍……36，40，53，56，68，95，
　　141，210
李東垣…… 33，45，49，63，89，140
劉完素（河間）………… 3，6，21
劉柏楷…………………………… 51
柳宝詒…………………………… 36

書名索引

あ行

餲塘医話………………………… 3
医学源流論…………………… 32，68
医学正伝……………………… 262
医学心悟……………………… 215
医学入門 ……… 62，131，156，177
医経精義…………………… 34，35
医宗金鑑……… 77，160，179，196，
　　247，260
医宗必読……………………… 256
医略六書……………………… 247
王氏医案訳注…………………… 37
王氏簡易方…………………… 258

か行

解産難…………………………… 75
格致余論………………… 207，232
韓医道…………………………… 6
簡易方………………………… 156
串雅内編…………………… 6，77

環渓草堂医案………… 45，54，59
韓氏医通…………… 70，77，79
奇経八脈考…… 4，31，36，40，42，50，
　　53，56，59，68，210
奇経薬考………… 43，48，58，67
奇効良方……………………… 13
杏軒医案……………………… 55
杏軒医案輯録………………… 38
金匱今釈……………………… 44
金匱要略… 43，59，64，79，82，138，
　　140，145，148，179，181，193，
　　196，232，237，258，266，269
寓意草………………………… 37
景岳全書… 139，156，190，222，226
継志堂医案…………………… 45
外台秘要………………… 83，162
原機啓微……………………… 62
広嗣紀要……………………… 175
呉鞠通医案…………………… 47
古今医案按………………… 61，64

さ行

- 済陰綱目……20, 37, 121, 124, 213, 234, 236, 252
- 済生方……………………………………35
- 雑病源流犀燭…………………48, 50, 63
- 史記………………………………………41
- 集効方………………………………… 156
- 儒門事親…………………………… 41, 45
- 傷寒論………………… 52, 107, 227, 232
- 証治準縄………………… 35, 156, 240
- 女科経綸………………………… 34, 271
- 女科撮要……………………………… 261
- 女科準縄……………………………6, 213
- 女科指要……………………………… 25
- 女科正宗……………………………… 154
- 女科切要……………………………… 251
- 女科要旨………………… 38, 144, 251
- 諸病源候論……35, 68, 99, 161, 163, 172, 180
- 神農本草経……………… 37, 50, 161
- 瑞竹堂方……………………………… 13
- 世医得効方………………… 226, 237
- 石室秘録………………… 78, 172, 245
- 赤水玄珠……………………………… 269
- 薛氏医案……………………………… 156
- 千金方…… 83, 184, 192, 258, 266
- 巣氏病源………………………… 83, 84
- 続名医類案…………………………… 63

た行

- 胎産心法……………………………… 174
- 体仁滙編……………………………… 191
- 太平恵民和剤局方…………………… 5
- 丹渓心法………………………… 125, 134
- 竹林女科………………………… 154, 274
- 中蔵経………………………………… 170
- 張氏医通………………… 20, 121, 187
- 沈氏尊生書……………………… 56, 99
- 珍珠嚢……………………………… 264
- 得配本草……37, 43, 48, 58, 67, 210, 219

な行

- 内外傷弁惑論………………………… 45
- 難経…… 33, 40, 51, 56, 60, 66
- 難産経………………………………… 68

は行

- 万全婦人秘科……………………… 131
- 備急千金要方……………………… 104
- 筆花医鏡……………………………… 96
- 婦科玉尺………………………… 159, 187
- 婦科心法要訣……………… 207, 212
- 普済方……………………………… 139
- 婦人秘科……………………………… 35
- 婦人大全良方…… 83, 184, 196, 217, 241, 246
- 婦人良方……21, 32, 35, 78, 99, 123, 202, 212, 222, 233, 236, 239, 260
- 婦人良方補遺……………………… 160
- 傅青主女科……16, 35, 37, 42, 46, 48, 107, 125, 159, 161, 205
- 本事方……………………………… 177
- 本草衍義…………………………… 268
- 本草綱目… 13, 37, 49, 76, 97, 147, 152, 160, 256, 264
- 本草綱目拾遺……………………… 124
- 本草拾遺…………………………… 188
- 本草従新…………………………… 188
- 本草備要…………………………… 147
- 本草逢原…………………………… 264

ま行

脈経 ……………………………… 36, 63, 154
名医別録 ………………………… 80, 106
問齋医案 …………………………… 47, 59

や行

薬徴 ……………………………………… 106
湯液本草 ………………………………… 37
葉案存真 ………………………………… 65

ら行

蘭室秘蔵 ………………………… 33, 63
李東垣十書 ……………………………… 62
柳選四家医案 …………………………… 36
臨証指南医案 … 32, 36, 50, 53, 61, 70, 80, 107
冷廬医話 ………………………………… 260
六科準縄 …………………………………… 83

生薬索引

あ行

阿膠 ………………………………………… 79
烏賊骨 ……………………………………… 49
鬱金 ……………………………………… 226
黄耆 ………………………………… 43, 58
黄芩 ………………………………………… 50
黄柏 ………………………………… 24, 50

か行

艾葉 ………………………………………… 49
荷葉 ……………………………………… 226
乾姜 ………………………………………… 49
甘松香 …………………………………… 152
甘草 ………………………………… 38, 49
甘草梢 …………………………………… 264
亀板 ……………………………… 38, 79, 210
玉蝴蝶 …………………………………… 114
金果欖 …………………………………… 114
枸杞子 …………………………………… 38

桂枝 ………………………………………… 58
紅花 ……………………………………… 205
紅棗 ……………………………………… 245
紅藤 ……………………………………… 264
黒芝麻 …………………………………… 237
虎骨 ………………………………………… 67
虎骨膠 ……………………………………… 79
呉茱萸 ……………………………………… 38
五味子 ……………………………… 48, 67

さ行

娑羅子 …………………………………… 256
酸棗仁 ……………………………………… 67
山薬 ………………………………………… 38
紫河車 ……………………………… 38, 76, 79
紫石英 ……………………………………… 38
赤石脂 …………………………………… 166
車前子 ……………………………………… 50
熟軍炭 ……………………………… 20, 121
熟地黄 ……………………………………… 50

293

秫米	67
升麻	48, 147, 261
秦皮	188
摂子	256
仙鶴草	124, 141
川芎	38, 59, 226
穿山甲	67
仙桃草	124
桑螵蛸	156
続断	43
蘇羅子	256

た行

大血藤	264
糯稲根	234
丹参	38
釣藤鈎	97
樗根皮	49
椿根皮	188
天子栗	256
当帰	38, 50, 59
当帰身	43
杜仲	38

な行

肉蓯蓉	38
肉桂	67

は行

巴戟天	38
白芷	162
白芷炭	50
白芍	43, 49, 58

白果	37
檳榔	38
楓果	256
楓実	256
覆盆子	38
浮小麦	234
附子	219
鱉甲膠	79
鼈甲	38
防已	67
墓頭回	160
牡蛎	49

ま行

綿花根	141, 245
木香	38

や行

油当帰	237
薏苡仁	160

ら行

劉寄奴	221
竜骨	49
蓮子	38
蓮蕋	170
鹿角膠	79
鹿角霜	39, 79, 210, 219
鹿筋	79
鹿茸	38, 79, 144
鹿蹄草	38
路路通	256

方剤索引

あ行

方剤	頁
阿魏膏	89
阿膠湯	196
安心湯	266
安胎寄生湯	192
一品丸	13
烏鶏煎丸	77
烏賊骨丸	72, 80
烏賊骨鮑魚汁丸	47
烏薬散	85, 89
越鞠丸	6, 259
延胡索散	56
黄耆建中湯	53, 55, 59
黄耆湯	234
黄耆人参湯	66
黄耆八物湯	247
黄土湯	145
黄連阿膠湯	232

か行

方剤	頁
回生丹	71, 76
艾附暖宮丸	99
加減四物湯	6
河車回春丸	72
葛根黄芩黄連湯	187
霞天膠	79
加味烏薬散	6
加味交感丸	251
加味四物湯	7
加味逍遙散	5
還陰救苦湯	62
甘姜苓朮湯	43, 49
乾漆散	87, 89
甘草丸	266
寛帯湯	48, 107
甘麦大棗湯	64, 232, 266
奇効四物湯	20
帰脾丸	27
帰脾湯	16, 26
芎帰湯	213
膠艾湯	194, 196
鞏提丸	156
玉陰煎	190
玉屏風散	226
亀鹿二仙膠	37
金匱腎気丸	45, 47, 172, 236
金鈴子散	56
九孔子	256
桂枝湯	52
桂枝茯苓丸	71
見晛丸	87
交加散	76
香砂六君子丸	27, 180
紅棗湯	234
膏髪煎	78, 269
固気湯	16, 19
黒逍遙散	5
黒神散	206
五仁丸	237
固本湯	118
紺珠正気天香散	6

さ行

柴胡疏肝散 …………………………… 96
滋陰腎気丸 …………………………… 62
脂瘕導散 ……………………………… 86
四逆湯 ………………………………… 56
四君子湯 ……………………………… 213
止血湯 ………………………………… 5
四制香附丸 …………………………… 13
紫蘇飲 ………………………………… 177
失笑散 …………………………… 16, 56
指迷寛中丸 …………………………… 13
四物湯 …… 6, 37, 56, 58, 63, 252
芍薬甘草湯 …………………………… 106
麝香丸 ………………………………… 85
十灰丸 ………………………………… 16
十灰散 …………………………… 21, 121
十補湯 ………………………………… 64
縮泉丸 ………………………………… 156
順経湯 ………………………………… 7
小安腎丸 ……………………………… 45
小温経湯 ……………………………… 154
承気湯 ………………………………… 56
生地黄煎 ……………………………… 85
茸附湯 ………………………………… 37
生脈散 ………………………………… 114
逍遙散 …………………………… 5, 57, 108
昇陽湯 ………………………………… 63
生梨膏 ………………………………… 198
助気分水湯 …………………………… 245
所以載丸 ……………………………… 192
秦桂丸 ………………………………… 37
神仙聚宝丹 …………………………… 37
腎著湯 ………………………………… 44
進補奇経膏 …………………………… 74
震霊丹 ………………………………… 124
生化湯 ………………………………… 223

青帯丸 ………………………………… 6
青囊丸 …………………………… 70, 77
赤豆湯 ………………………………… 247
専翁大生膏 …………………………… 80
穿山甲散 ………………………… 85, 89
川楝子 ………………………………… 274
増損四物湯 …………………………… 16
皂莢散 ………………………………… 85
葱白丸 ………………………………… 77
桑螵蛸散 ………………………… 156, 268
臓連丸 ………………………………… 240

た行

大黄甘遂湯 …………………………… 82
大黄䗪虫丸 ……………………… 71, 205
大黄煎 ………………………………… 85
大聖沢蘭散 …………………………… 37
断下湯 ………………………………… 37
丹梔逍遙散 …………………………… 5
知柏八味丸 ……………………… 24, 48, 264
虫草膏 ………………………………… 124
地楡膏 ………………………………… 25
調生丸 ………………………………… 37
猪蹄煎湯 ……………………………… 247
通補奇経丸 …………………………… 53
抵当丸 ………………………………… 71
天根丹窟膏 …………………………… 80
填補奇経膏 …………………………… 73
天麻鉤藤飲 …………………………… 111
当帰黄耆湯 …………………………… 236
当帰四逆湯 …………………………… 109
当帰芍薬散 …………………………… 194
当帰生姜羊肉湯 ……………………… 59
当帰湯 ………………………………… 56
当帰補血湯 ……………………… 55, 134, 225
桃仁煎 …………………………… 86, 89, 91
独参湯 …………………………… 16, 123

独行散……………………………… 213
杜仲丸……………………………… 177

な行

内補丸……………………………… 37
南岳魏婦人済陰丹………………… 37

は行

八物湯……………………………… 53
八珍湯……………………………… 16
半夏厚朴湯………………………… 258
半夏秫米湯…………………… 65, 67
礬石丸……………………………… 82
百合知母湯………………………… 232
百子建中湯………………………… 251
茯菟丸……………………………… 156
伏竜肝散…………………………… 37
附子湯……………………………… 194
婦人帰附丸………………………… 252
扁鵲三豆飲………………………… 276
防已黄耆湯………………………… 179
補中益気湯… 45, 78, 156, 261, 269

保孕丸………………………… 184, 192
補陽湯……………………………… 62

ま行

妙香散……………………………… 56
木香調胃湯………………………… 154

や行

涌泉散……………………………… 247
愈帯丸……………………………… 29
養営湯……………………………… 56
養精種玉湯………………………… 7

ら行

理中湯……………………………… 56
六君子湯…………………………… 145
竜薈丸……………………………… 37
竜胆瀉肝湯…………………… 261, 271
露姜飲……………………………… 53
六味丸………………………… 25, 64
六味地黄丸………………………… 170

【著者略歴】

朱　小南（しゅ・しょうなん）（1901〜1974）

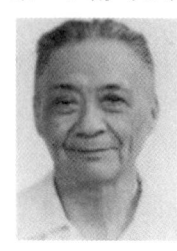

江蘇省南通県（現在の海門県）の出身。本名は鶴鳴。16歳のとき父親の朱南山ついて医学を学んだ。20歳のとき上海に開院し，内科・婦人科・小児科・外科に携わり，中年以降は婦人科を専門にした。1936年，父を助けて上海に新中国医学院を創設し，副院長兼婦人科教授に就任，後に院長を務めた。1952年，上海中医門診所（第五問診部の前身）に婦人科医師として迎えられた。上海中医学会婦人科分科会会長を務め，中華医学会産婦人科分科会委員も兼任した。

朱　南孫（しゅ・なんそん）（1921〜）

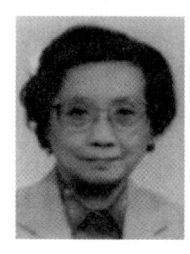

江蘇省南通県（現在の海門県）の出身。1942年，上海新中国医学院卒業。1952年，上海市第五問診部に婦人科医師として迎えられた。上海中医薬大学婦人科教室副主任・岳陽医院婦人科副主任・婦人科研究室主任・中華全国中医薬学会第二届理事・全国中医婦人科委員会委員・上海中医学会副理事長兼婦人科学会主任委員・全国名老中医専門家学術経験研究班指導教師・博士課程指導教師を歴任。現在，上海中医薬大学専門家委員会委員・中医文献館館員。

【訳者略歴】

柴﨑瑛子（しばざき・えいこ）
1952年 富山県生まれ。
1975年 慶応義塾大学中国文学科卒業。
特許事務所・鍼灸院勤務を経て、中国医学の翻訳に従事。
訳書：『現代中国針灸配穴事典』（共訳、燎原書店）、『中医病因病機学』（東洋学術出版社）、ほかに『中医臨床』誌上で文献翻訳多数。

症例から学ぶ 中医婦人科――名医・朱小南の経験

2004年 4月 5日　第1版　第1刷発行
2015年10月10日　　　　第3版発行

■著　者　朱　小南
■翻　訳　柴﨑　瑛子
■発行者　井ノ上　匠
■発行所　東洋学術出版社

　本　　社　〒272-0822　千葉県市川市宮久保3-1-5
　営　業　部　〒272-0823　千葉県市川市東菅野1-19-7-102
　　　　　　　電話 047(321)4428　FAX 047(321)4429
　　　　　　　e-mail　hanbai@chuui.co.jp
　編　集　部　〒272-0021　千葉県市川市八幡2-11-5-403
　　　　　　　電話 047(335)6780　FAX 047(300)0565
　　　　　　　e-mail　henshu@chuui.co.jp
　ホームページ　http://www.chuui.co.jp/

印刷・製本――丸井工文社

© 2004　Printed in Japan　　ISBN978-4-924954-78-6 C3047

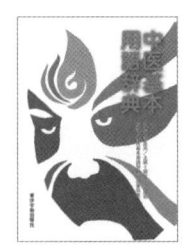

中医基本用語辞典

監修／高金亮　主編／劉桂平・孟静岩
翻訳／中医基本用語辞典翻訳委員会
Ａ５判　ビニールクロス装・函入　872頁　　　本体8,000円＋税
中医学の基本用語約3,500語を，収載。引きやすく，読みやすく，中医学の基礎がしっかり身に付いて，学習にも臨床にも役立つ１冊。
- 中医学の専門用語を，平易な説明文で解説。
- 用語を探しやすい五十音順の配列を基本にしながら，親見出し語の下に子見出し語・孫見出し語を配列してあるので，関連用語も参照しやすい。
- 中医病名の後ろには，代表的な弁証分型が子見出し語として併記されており，用語の解説に加えて弁証に応じた治法・方剤名・配穴など，治療の際の参考になる情報もすぐに得られる。
- 類義語集・年表・経絡図・中薬一覧表・方剤一覧表など，付録も充実。

中医臨床のための温病学入門

神戸中医学研究会編著　Ｂ５判並製　216頁　　　本体4,200円＋税
神戸中医研究の『温病学』が装いを新たにリニューアル。温病の概念と基礎理論および基本的な弁証論治をひととおり学ぶことができる。本邦唯一のテキスト。

中医病因病機学

宋鷺冰著　柴﨑瑛子訳　Ａ５判並製　608頁　　　本体5,600円＋税
病因病機は中医学の核心中の核心。患者の証候を分析し，病因と病態メカニズムを明らかにすることによって，治療方針を立てるのが中医学の最大の特徴。その病因病機を専門に解説した名著の１冊。

わかる・使える漢方方剤学

小金井信宏著
[時方篇]　Ｂ５判並製　352頁　　　本体4,200円＋税
今までにない面白さで読ませる方剤学の決定版。知らず知らずのうちに広大な中医学の世界へと誘う魅力ある解説書。経方（傷寒・金匱）以降に開発された中国歴代の名方20処方を徹底的に解説。
[経方篇１]　Ｂ５判並製　340頁　　　本体4,200円＋税
『傷寒・金匱』の経方11処方の解説。各方剤を図解・表解・比較方式で系統的に解説。これほど興味を引き立てる方剤解説はそう多くはない。

中医学ってなんだろう ①人間のしくみ

小金井信宏著　Ｂ５判並製　336頁　２色刷り　　　本体4,800円＋税
文化の壁を越え，中医学的な考え方を学ぶ。読めば読むほど，中医学が面白くなる一冊。やさしいけれど奥深い，中医学解説書。はじめて学ぶ人にもわかりやすく，「陰陽五行」「生命と精」「経絡・臓象・気血津液」など，中医学独特の考え方も詳しく紹介。

ご注文はフリーダイヤルＦＡＸで
0120-727-060

東洋学術出版社

電話：（047）321-4428
Ｅメール：hanbai@chuui.co.jp

標準　中医内科学

張伯臾主編　董建華・周仲瑛副主編　鈴木元子・福田裕子・藤田康介・向田和弘翻訳　B5判並製　424頁　　本体4,600円＋税

内科でよく見られる代表的な48病証の弁証治療を解説。老中医たちが心血を注いで編纂した，定評ある「第五版教科書」の日本語版。古典文献の引用が豊富。日常の漢方診療に役立つ基本知識が確実に身につく標準教科書。

図表解　中医基礎理論

滝沢健司著　B5判並製　312頁　2色刷り　　本体4,800円＋税

図表解を豊富に取り入れ，初学者にもわかりやすく解説した基本テキスト。「陰陽五行・五臓六腑・気血津液・経絡・病因病機・予防と治療」の基本を完全マスター。漢方を運用していくうえで，理論的な基礎固めに最適。

［実践講座］中医弁証

楊亜平主編　平出由子翻訳　A5判並製　800頁　本体5,800円＋税

医師と患者の会話形式で弁証論治を行う診察風景を再現。対話の要所で医師の思考方法を提示しているので，弁証論治の組み立て方・分析方法・結論の導き方を容易に理解できる。本篇114，副篇87，計201症例収録。

問診のすすめ
――中医診断力を高める

金子朝彦・邱紅梅著　A5判並製　2色刷　200頁　本体2,800円＋税

患者の表現方法は三者三様，発せられる言葉だけを頼りにすると正しい証は得られません。どんな質問を投げかければよいのか，そのコツを教えます。問診に悩む臨床家の問診レベルを高め，弁証力向上へと導く1冊。

中医診断学ノート

内山恵子著　B5判並製　184頁　　本体3,200円＋税

チャート式図形化で，視覚的に中医学を理解させる画期的なノート。中医学全体の流れを俯瞰的に理解できるレイアウト。平易な文章で要領よく解説。増刷を重ねる好評の書。

やさしい中医学入門

関口善太著　A5判並製　204頁　　本体2,600円＋税

入門時に誰もが戸惑う中医学の特異な発想法を，爽やかで楽しいイラストと豊富な図表で解説。3日間で読める中医学の入門書。本書に続いて『中医学の基礎』を学ぶのが中医学初級コース。

中医学の基礎

平馬直樹・兵頭明・路京華・劉公望監修
B5判並製　340頁　　本体5,600円＋税

中国の第5版教材をもとに，日本人が学びやすいように徹底的に吟味推敲された「中医学基礎理論」の決定版。日中共同編集による権威ある教科書。初学者が必ず学ぶ必読書。『針灸学』［基礎篇］を改訂した中医版テキスト。

中医学の魅力に触れ，実践する

［季刊］中医臨床

- ●定　　価　本体 1,571 円＋税（送料別 210 円）
- ●年間予約　本体 1,571 円＋税　4 冊（送料共）
- ●3 年予約　本体 1,429 円＋税　12 冊（送料共）

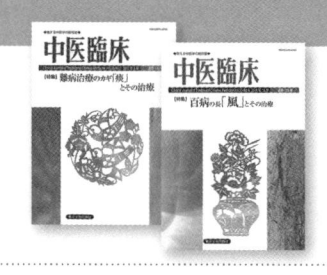

●──中国の中医に学ぶ

現代中医学を形づくった老中医の経験を土台にして，中医学はいまも進化をつづけています。本場中国の経験豊富な中医師の臨床や研究から，最新の中国中医事情に至るまで，編集部独自の視点で情報をピックアップして紹介します。翻訳文献・インタビュー・取材記事・解説記事・ニュース……など，多彩な内容です。

●──古典の世界へ誘う

『内経』以来2千年にわたって連綿と続いてきた古典医学を高度に概括したものが現代中医学です。古典のなかには，再編成する過程でこぼれ落ちた智慧がたくさん残されています。しかし古典の世界は果てしなく広く，つかみどころがありません。そこで本誌では古典の世界へ誘う記事を随時企画しています。

●──湯液とエキス製剤を両輪に

中医弁証の力を余すところなく発揮するには，湯液治療を身につけることが欠かせません。病因病機を審らかにして治法を導き，ポイントを押さえて処方を自由に構成します。一方エキス剤であっても限定付ながら，弁証能力を向上させることで臨機応変な運用が可能になります。各種入門講座や臨床報告の記事などから弁証論治を実践するコツを学べます。

●──薬と針灸の基礎理論は共通

中医学は薬も針も共通の生理観・病理観にもとづいている点が特徴です。針灸の記事だからといって医師や薬剤師の方にとって無関係なのではなく，逆に薬の記事のなかに鍼灸師に役立つ情報が詰まっています。好評の長期連載「弁証論治トレーニング」では，共通の症例を針と薬の双方からコメンテーターが易しく解説しています。

ご注文はフリーダイヤルＦＡＸで
0120-727-060

東洋学術出版社

〒 272-0823　千葉県市川市東菅野 1-19-7-102
電話：（047）321-4428
E-mail：hanbai@chuui.co.jp
URL：http://www.chuui.co.jp